李克绍 著

李克绍
中药讲习手记
第二版

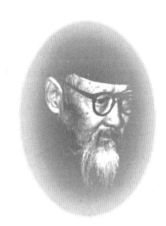

李克绍
医学全集

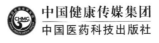

中国健康传媒集团
中国医药科技出版社

内 容 提 要

本书是伤寒大家李克绍生前学习、使用中药几十年的总结积累，是其读书勤记的见证，也是其生前临证常翻阅的重要参考资料。本书按照中药作用分类，扼要介绍了每味中药的功效主治和用法，并下附古代本草文献和现代临床文献。适合中医临床工作者参考。

图书在版编目（CIP）数据

李克绍中药讲习手记/李克绍著 . — 2 版 . — 北京：中国医药科技出版社，2018.5

（李克绍医学全集）

ISBN 978-7-5214-0043-4

Ⅰ . ①李… Ⅱ . ①李… Ⅲ . ①中药学－临床药学－经验－中国－现代 Ⅳ . ① R285.6

中国版本图书馆 CIP 数据核字（2018）第 046771 号

美术编辑　　陈君杞
版式设计　　也　在

出版　**中国健康传媒集团** | 中国医药科技出版社

地址　北京市海淀区文慧园北路甲 22 号

邮编　100082

电话　发行：010－62227427　　邮购：010－62236938

网址　www.cmstp.com

规格　710×1000mm $\frac{1}{16}$

印张　19 $\frac{3}{4}$

字数　274 千字

初版　2012 年 6 月第 1 版

版次　2018 年 5 月第 2 版

印次　2024 年 4 月第 3 次印刷

印刷　北京侨友印刷有限公司

经销　全国各地新华书店

书号　ISBN 978-7-5214-0043-4

定价　**55.00 元**

获取新书信息、投稿、为图书纠错，请扫码联系我们。

行醫座右銘

察方辨疾律、立意在精详、闻药
物用兵機、勿輕投。博學之、審
問之、慎思之、明辨之、無斯數語
臨床启发、可以蒙大通矣

李名绍　一九八〇年　月

再版前言

我的父亲李克绍先生，字君复，晚号齐东墅叟，山东牟平人。生于 1910 年，卒于 1996 年，享年 86 岁，是著名的中医学者、伤寒论学家。父亲自 20 世纪 50 年代起，任教于山东中医药大学（原山东中医学院），为山东中医药大学教授，全国仲景学说委员会顾问，全国首批中医专业硕士研究生导师，生前享受国务院政府特殊津贴。

早年做小学教员的父亲，靠深厚的国学根基，自学中医，终成一代大师。他一生博览群书，自到高校任教后，又对《伤寒论》进行了深入、系统的研究，并提出了他个人鲜明的学术观点，解惑了《伤寒论》研究史上许多重大疑难问题，对《伤寒论》的理论价值和临床价值都有所开拓。他说："勤求古训，博采众方，是张仲景的学习方法，也是学习张仲景的方法。"确实是这样，父亲的一生是读书的一生，学习的一生，又是勤于写作的一生。父亲生前发表了大量的学术论著，主要有：《伤寒论讲义》《金匮要略浅释》《伤寒论语释》《伤寒解惑论》《伤寒串讲》《伤寒百问》《胃肠病漫话》以及重要的学术论文 20 余篇。这些著述问世以来，深受广大中医学者的欢迎，有的书曾重印多次，仍然脱销，一书难求。为此，经与中国医药科技出版社商议，为满足中医学者的要求，将父亲一生著述以全集形式，再次修订出版。其中，《伤寒论讲义》《伤寒解惑论》《胃肠病漫话》《医论医话》《医案讲习录》《中药讲习手记》仍然单册再印；将《伤寒串讲释疑》分为《伤寒串讲》《伤寒百问》，首次以单本形式出版。

　　这些即将修订出版的文字，记录了父亲的学术思想，是他留给后人的宝贵财富。我想，此次父亲著作的修订出版，必将使他的学术思想进一步发扬光大，为更多的人所熟知，也为他学术思想的研究者提供了方便的条件。同时，这也是对父亲最好的缅怀与纪念。

李树沛

2017 年 12 月 17 日

李克绍
中药讲习手记

目 录

——— 第三章 ———
泻下药 / 027

——— 第四章 ———
清热药 / 038

───── **第五章** ─────
化湿药 / 077

——第九章——
开窍药 / 116

——第十章——
安神药 / 118

——第十一章——
平肝熄风药 / 126

—— 第十五章 ——
补虚药 / 178

李克绍中药讲习手记

—— 第十六章 ——
消食药 / 216

—— 第十七章 ——
止咳化痰平喘药 / 221

第一章 解表药

第一节 发散风寒药

麻　黄

辛、微苦，温。

宣肺气：发汗、平喘、消水肿。

透毛窍：除寒热。

附：麻黄根

甘平，入肺经，为止汗标剂，当随其体征证候作不同的配伍，亦可研末，外扑止汗。有表邪者忌用。

《名医别录》：止汗，夏月碎粉扑之。

《药性本草》：麻黄根节止汗。

【按语】麻黄主要是透毛窍，用以发汗，必须配桂枝。配附子、细辛则微发少阴表证之汗；配石膏（如麻杏石甘汤、越婢汤）、天冬（如麻黄升麻汤）等则透发郁阳；配五味子以治喘则不耗气（如小青龙汤），加少量于大剂量熟地黄中（如阳和汤）则防熟地黄之腻。《本经》称，麻黄破坚癥积聚，似可用桂甘姜枣麻辛附子汤说明，麻黄消水肿不论脉浮脉沉，其肿在表者可用。

【文献记载】《奇效良方》：盗汗不止，麻黄根、椒目等份为末，每服一钱，无灰酒下，外以麻黄根、故蒲扇为末扑之。

《汤液本草》：发太阳少阴经汗。去节煮二三沸，去上沫，否则令人心烦闷。

《外科证治全生集》：阳和丸，治一切阴疽初起，如红痈肿痛者忌服。肉桂一钱，麻黄五分，姜炭五分，各研细末，黄米饭捣烂为丸服之。

《医学衷中参西录》：古方中有麻黄，皆先将麻黄煮数沸，吹去浮沫，然后纳他药，盖以其所浮之沫发性过烈，去之所以使其性归和平也。麻黄带节发汗之力稍弱，去节则发汗之力较强，今时用者，大抵皆不去节，至其根则纯系止汗之品。

《慎斋遗书·腹痛门》：诸痛法宜温中，佐以升发，如麻黄之属。

《慎斋遗书·腹痛门》：腹痛用温中药不愈者，用生附子、干姜、肉桂、麻黄即愈。

《医学从众录》：麻黄力猛，能通阳气于至阴之下，肺主皮毛，配杏仁以降气，癃闭以八正散加此二味，其应如响。夏月不敢用麻黄，以苏叶、防风、杏仁三味等份，水煎温服，复取微汗而水即利矣，虚者以人参麻黄各一两煎服，神效。

《蒲辅周医案》：蒲老取麻杏石甘加味，外透肌表，内清郁热。妙在不用麻黄，取用麻黄根代麻黄，因患者多汗，取其和卫止汗，能透能涩。蒲老从临床中体会到麻黄根气辛味涩，具有通肺气、固正达邪之功，灵活运用于表邪未解，热郁汗多，此类疾患，临床屡用多效。

《中医杂志》1992年9期载湖北蕲县汪祯祥"麻黄解郁，妙在宣肺"一文，介绍用柴胡解六郁效果不理想时，方中加入麻黄6克，效果甚好，盖因诸气膹郁，皆属于肺故也。

桂　枝

辛、甘，温。

发汗解肌，温通经脉，通阳化气，壮心阳，降逆气。

【文献记载】《医学衷中参西录》：一妇人年二十余，因与其夫反目，怒吞鸦片，已经救愈，忽发喘逆，迫促异常，须臾又呼吸停顿，气息全无，约十余呼吸之顷，手足乱动，似有蓄极之势，而喘复如故，若是循环不已，势近垂危……其脉左关弦硬，右寸无力……欲治此症，非一药而能兼升陷降逆不为功，遂单用桂枝尖四钱煎汤饮下，须臾气息调和如常。

【按语】此即"潮式呼吸"。与"间歇呼吸"均系病理性产物作用于呼吸中枢，使其兴奋性减低的结果，如尿毒症。其他疾患多是中枢神经系统供血不足所致，如严重的血液循环功能不全，呼吸中枢的血管病变，脑疾患及外源性、内源性中毒等。桂枝能畅血行，所以对上述诸病的呼吸现象，能有良好的效果。

肝藏血，怒则血郁于上，桂枝能畅血行，即能平肝，前证因怒所致，所以用桂枝有效。

紫 苏

辛、温，入肺、脾经。

发表散寒，下气宽中，安胎。

【按语】治感冒兼咳嗽胸闷不舒，或呕吐不止者最宜。其安胎，亦行滞气之效。

【文献记载】《本草正义》：芳香气烈……外开皮毛，泄肺气而通腠里；上则通鼻塞而清头目；中则开胸膈醒脾胃，宣化痰饮，解郁结而利气滞。

《肘后备急方》：伤寒气喘不止，紫苏一把，水三升，煮一升，稍稍服之。

《千金方》：卒哕不止，紫苏浓煮，顿服三升良。

《普济方》：咳逆短气，紫苏茎叶二钱，人参一钱，水一盏，煎服。

《名医别录》：下气除寒温中。

《日华子本草》：利大小便，除癥结，利大小便，消五膈，消痰，止嗽，润心肺。

寇宗奭：治肺气喘急。

李时珍：顺气利膈，宽肠，解鱼蟹毒。

《简便方》：治上气咳逆，苏子入水研滤汁，同粳米煮粥食。

《太平圣惠方》：治风顺气，利肠宽中，苏子一升微炒杵以生绢袋，盛于三斗清酒中，浸三宿，炒饮之。

《圣济方》：治卒气短，紫苏汤。紫苏四钱，陈皮一钱，红枣二枚，水酒煎服。

荆 芥

辛、温，入肺、肝经。

【按语】荆芥理血中之风，凡风邪郁滞而致的头痛、目赤、咽喉肿痛、疮疹、头目眩晕、吐血、衄血、下血、血利、崩中痔漏，有血分现象且应宣散者，用之最宜。与防风相较，防风不理血，且其入较深，能治筋骨痛，而荆芥不能也。

【文献记载】《本草求真》：荆芥辛苦而温，芳香而散，气味轻扬，故能入肝经气分，驱散风邪。凡风在皮里膜外而见皮肤灼热，头目昏眩，咽喉不利，身背疼痛者，用此治无不效，不似防风之气不轻扬，驱风之必入人骨肉也。是以宣散风邪，用防风之必兼用荆芥者，以其能入肌肤宣散故耳。且既入肝经风木之脏，则肝即属于藏血之地，故又能通利血脉。俾吐衄、伤风、崩漏、产后、血晕、疮痛痈肿、血热等证，靡不借其轻扬以为宣泄之具。

苏颂：治妇人血风及疮疥为要药。

孟诜：产后中风身强直，研末酒服。

李时珍：其功长于祛风邪，散瘀血，破结气，消疮毒。

《本草纲目》：风热牙痛，荆芥根、乌桕根、葱根等份，煎汤含漱之。

又，中风口噤，荆芥穗为末，酒服二钱，立愈。

又，炒芥穗，童便服或酒服治产后迷闷、血运血眩、鼻衄等症，大抵产后易中风引起血滞血瘀也。

又，《直指方》治九窍出血，《经验方》治吐血不止，《集简方》治崩中不止，《经验方》治大便下血，俱用炒荆芥一味，或酒或童便或米饮服。

《龙木论》：一切眼疾血劳风气头痛头旋目眩，荆芥穗为末，每顿服三钱。

治荨麻疹发红者，生地黄一两，荆芥五钱，水煎服。

羌 活

辛、苦、温，入膀胱、肾经。

表散风寒，散湿通痹止痛。

【文献记载】《张氏医通》：凡内伤调理脾胃，必用羌活散其肝邪，此为正治。

《罗氏会约医镜》：睛出泡起，名曰肝胀，用羌活五钱，水煎服。

防　风

辛、甘、微温，入膀胱、肝、脾经。

祛风宣湿。

【按语】升阳益胃汤用防风，宣湿即所以升阳（湿散而有用谓之阳，阳陷而内滞谓之湿。防风以风胜湿，即是此意）。因此，舌燥无湿者禁用防风，治头目眩痛亦以兼湿有泪者为宜。

痛泻要方，痛则宜舒，故用防风、芍药、陈皮，泻宜升阳散湿，故用防风、白术、陈皮。凡久风飧泄，胃气郁而不升，及妇人白带之宜于升散者，皆可用防风。

【文献记载】《珍珠囊》：治上焦风邪，泻肺实，散头目中滞气，经络中留湿。

《本经》：主大风头眩痛，恶风风邪，目盲无所见，风行周身，骨节疼痛。

《名医别录》：烦满胁痛，头风面来去，四肢挛急。

《经验良方》：破伤中风，牙关紧急，天南星、防风等份为末，每服二三匙，童子小便五升，煎至四升，分二服，即止也。

《千金方》：煎汁饮，解乌头、天雄、附子毒。

《叶氏积善堂》：解诸药毒，已死，只要心间温暖者，乃是热物，犯之，只用防风一味，擂冷水灌之。

《张氏医通》：防风丸，治风入胞门，崩漏下血，色清淡者，防风，勿见火为末，醋丸梧桐子大，空腹葱白汤下二钱五分。

《孵溪单方选》：中砒霜毒，防风一两，研末，水调服。

白　芷

辛、温，入肺、胃经。

【按语】本品主要是芳香通窍以胜湿。主治风湿热，如漏带痈疽等证，又治血病胎病而排脓生肌止痛。

【文献记载】《本经》：妇人漏下赤白，血闭阴肿，头风侵目，泪出。

《本草纲目》：治鼻渊、鼻衄、止痛、眉棱骨痛，大肠风秘。

《珍珠囊》：解利手阳明头痛，中风寒热，及肺经风热，头面皮肤风痹，燥痒。

甄权：能蚀脓，止心腹血刺痛，女人沥血，腰痛血崩。

《大明本草》：治乳痈发背，瘰疬肠风，痔漏疮痍疥癣，止痛排脓。

李杲：白芷疗风通用，其气芳香能通九窍，表汗不可缺也。

寇宗奭：《药性论》言白芷能蚀脓，今人用治带下，肠有败脓，淋露不已，腥秽殊甚，遂致脐腹冷痛，皆由败脓血所致，须此排脓。白芷一两，红蜀葵根二两，白芍、枯矾各半两，为末，以蜡化丸，梧桐子大，每空心及食前米饮下十丸或十五丸。俟脓尽，乃以他药补之。

《丹溪纂要》：眉棱骨痛，属风热与痰。白芷、黄芩等份为末，每服二钱，茶清调下。

《经验方》：痈疽赤肿，白芷、大黄等份为末，米饮服二钱。

《余居士选奇方》：肠风下血，白芷为末，每服二钱，米饮下，甚效。

《秘传外科方》：乳痈初起，白芷、贝母各二钱为末，温酒服之。

《外科证治全生集》：初起膝盖骨内作痛，如风气一样，久则日肿日粗，而大腿日细者是鹤膝风。取鲜白芷，酒煎，至成膏，收贮瓷瓶，每日取膏二钱，陈酒送服。再取二三钱涂患，至消乃止。否则用阳和汤日服，外以白芥子为粉，白酒调涂亦消。

《慎斋遗书》：肠风下血不止，白芷、乌梅二味煎服，以肝藏血脾统血也。

《中药通报》（1959 年 2 期）：止痛良药，白芷一两，冰片二分，共研细。闻鼻内，一次约二三厘，主治牙痛、头痛，止痛迅速。

《中药学讲义》：胃及十二指肠溃疡疼痛，白芷二两，甘草一两，水煎服。或研末冲服，每次二钱。

《中药学讲义》：大剂量则发生强直性及间歇性痉挛，终至麻痹。少可用为中枢兴奋剂。

《罗氏会约医镜》：宣毒散，治痈毒在脏，脉实便秘。大黄煨、白芷各五钱，水煎服。（按：据传省中医院一老中医治腹膜结核，用白芷、大黄、葱白，捣丸，黄酒煮服。）

《名医类案》：有香白芷一味、麦冬汤调服解蛇毒记载。

《是斋百一选方》：王定国病风头痛，至都梁，求名医王介老治之，连进三丸，即时病失。其方白芷一味，洗晒为末，炼蜜丸，弹子大，每嚼一丸，茶清或荆芥汤下，遂名都梁丸。

藁　本

辛、温，入膀胱经。

祛风胜湿，辛温升散，善达巅顶。

【文献记载】《本经》：主妇人疝瘕，阴中寒肿痛，腹中痛，除头风痛。

《珍珠囊》：治太阳头痛，巅顶痛，大寒犯脑，痛连齿颊。乃太阳经风药，其气雄壮，寒气郁于本经头痛，必用之药，巅顶痛非此不能除。

《邵氏见闻录》：夏英公病泄，太医以虚治不效，霍翁曰，风客于胃也，饮以藁本汤而止，盖藁本能祛风湿故耳。

细　辛

辛、温，入心、肺、肾经。

散寒散水。能深入至阴之分以散寒水之结。

【文献记载】《河北中医》（1984年1期）：束鹿县医院冯恒等，"重用细辛治疗类风湿关节炎100例分析"，方用细辛30~160克，制附子10~30克，豨莶草30~100克。指关节肿胀变形加川芎3~9克，趾踝关节变形加牛膝3~9克，疼痛游走不定者加防风、羌活、独活各3~9克，关节肿胀明显加薏苡仁9~15克，腰痛明显加狗脊3~9克、川续断3~6克，颈胸腰椎骨增生变形，痛甚者加白芍、木瓜各3~9克。100例中10~18岁35例，19~40岁55例，40岁以上10例，病程1~3年55例，3~10年25例，25年以上20例，计痊愈76例，显效14例，有效10例。治愈时间，最短10天，最长180天，平均30~60天。每剂水煎2次，每次煎40分钟，两次煎取量200毫升。每次服50毫升，3小时服1次，日服4次，无不良反应，如一次服量过大，可发生心悸、恶心、呕吐现象，甚至心律紊乱。

《河北中医》（1986年4期）：甘肃省庆阳地区中医院南正九报道，两例成年女性，俱重用细辛30克，1例6剂痛减，40剂痊愈，一例12剂痊愈。

《鲁府禁方》：治口舌生疮，黄连、细辛各等份为末，干掺之效。

辛　夷

辛、温，入肺、胃经。

通肺窍，散风寒。

【文献记载】《名医别录》：利九窍，通鼻塞，涕出。治面肿引齿痛，眩冒。

生　姜

辛、温，入胃、肺、脾经。

止呕和胃。

【文献记载】《广心法附余》：凡中风中暑中气中毒中恶干霍乱一切卒暴之病，用姜汁与童尿服，立可解散。盖姜能开痰下气，童尿降火也。

《崔元亮集验方》：敕赐姜茶治痢方：生姜切细，和好茶一二盏，任意呷之便瘥。若是热痢留姜皮，冷痢去皮，大妙。

《鲟溪单方选》：中蟹毒，生姜汁或芦根汁、薤汁、蒜汁、冬瓜汁、黑豆汁、紫苏汁俱可解。

《种福堂方》：治老人上气喘嗽不得卧，生姜汁五两，黑砂糖四两，用水煎二十沸，时服半匙，渐渐咽之。

《杂病广要》引《资生》：舍侄偶食罢即饥，再食又饥，自碎生姜，浓泡二盏服愈。

《罗氏会约医镜》：凡自汗盗汗，忌用生姜，以其松腠理也。

徐灵胎曰：古人所谓劳病，非近人阴虚有火之劳病也。桂枝下咽，阳盛则毙，咳嗽者服生姜，必致音哑。

《不知医必要》：姜蜜饮，治呃逆久不愈，连连四五十声者，生姜汁半盅，加蜜调匀墩热服。

葱　白

辛、温，入肺、胃经。

走表通阳。

【按语】葱白通阳走表之力，有似细辛，但其力较小，温性亦差。

【文献记载】《鲟溪单方选》：胎动不安，腰痛，或胎上抢心，烦闷，或下血，葱白大者二十茎，浓煮汁饮，效。娄全善云：此方神效，脉浮滑者宜之。

李时珍：所治之症，皆取其发散通气之功。通气故能解毒及理血病，气者，血之帅也，气通则血活矣。金疮磕损，折伤出血，疼痛不止者，《王谬百一方》用葱白砂糖等份研封之，云痛立止，更无瘢痕也。

《医学衷中参西录》：通结用葱白熨法，治宿食结于肠间，不能下行，大便多日不通，其证或因饮食过度，或因恣食生冷，或因寒火凝结，或因呕吐既久，胃气冲气皆上逆不下降。大葱四斤，切作细丝，干米醋多备待用。将葱白丝和醋炒至极热，分作两包，乘热熨脐上，凉则互换，不可间断。其凉者仍可加醋少许，再炒热。醋之多少，以炒成布包后不致有烫为度。熨至六点钟，其结自开。此法不但可通二便，凡疝气初得，用此法熨之，无不愈者，然须多熨几次，疝气消后，仍宜再熨两三次，或加小茴香、胡椒同炒亦佳。

《千金方》：葱白香豉汤，治时疫伤寒，三日以内，头痛如破，及温病初起烦热。葱白连须一握，香豉三合，水煎，入童便一合，日三服，秋冬加生姜二两。

《不知医必要》：治虫积腹痛吐蛔，葱油饮。葱白捣汁一杯，真麻油一杯。先饮葱汁，随饮麻油。

《疑难杂症简方》：治吐蛔虫积腹痛，葱汁、菜油各半杯调服。（按上二方见《临床心得选集》，俱系蛔虫致成的肠梗阻。）

《鲟溪单方选》：腹皮麻木不仁，多煮葱白食之。

《上海中医杂志》（1965年5期）：治尿潴留。食盐一斤，生葱（细葱，非大葱）半斤切碎，和盐炒热，布包熨脐周围及小腹，冷则易之，约熨2~4小时。无效者连熨2~3天。治疗4例，1例结核性脑炎后遗症尿潴留，1例左股骨颈骨折手术后尿潴留，2例产钳助产术后尿潴留。治疗均能自主排尿。作者体会，此法仅适用于排尿系统无阻碍的尿潴留。

《张氏医通》：损伤诸寒，痛不可忍，用葱杵烂，炒热罨上，其痛立止。冷则温之。

香薷

辛、微温，入肺、胃经。

发汗解表，清暑化湿，利水消肿。

夏月乘凉饮冷，阳气被遏者，似为要药。煎汤宜冷服，若热服，恐致吐逆。

【按语】香薷作用有似麻黄，但宜于脉象有不足者，若伤暑，阳被阴遏，热服则以热助阳，且气味香窜，故易吐逆。

【文献记载】《外治秘要》：用香薷一觔，熬膏，加白术七两，丸如桐子，米饮送下，治通身水肿。

《永类钤方》：小儿发迟，陈香薷二两，水一盏，煎汁三分，入猪脂半两，和匀，日日涂之。

《子母秘录》：治白秃，用上方入胡椒粉和涂之。

《中药学讲义》：急性肾炎，身面浮肿，可与白茅根、益母草同用。

《寿世保元》：香薷治口臭甚捷。盖口臭是脾有郁火，溢入肺中，失其清和甘美之意，而浊气上干故也。

叶香岩《三时伏气外感篇》：香薷辛温气升，热服易吐，佐苦降如杏仁、黄连、黄芩则不吐。

苍耳子

辛、苦、温；叶苦辛微寒，入肺经。有小毒。

发汗通窍，散风祛湿。

用于鼻渊，风湿挛痹，皮肤痒疹，风疮及麻风病。

附：苍耳草虫

如蚕而小，长不过四五分，其竹甚速。夏秋之间，取苍耳草茎憔悴有穴孔处，拍开取虫，以纸包裹，置火炉中烘极干，藏瓶中，勿出气。用时研细末，掺在疔疮膏药中，先用银针向疔疮头上微挑开，将膏药贴向疔疮头上，当有水流出，约六时许，疔根自拔。(《冷庐医话》引《本草纲目》)

【文献记载】《本草纲目》：服苍耳最忌猪肉及风邪，犯之则遍身发出赤丹。

《本草备要》：善发散风湿，上通脑顶，下行足膝，外达皮肤，治头痛目暗，齿痛鼻瘜。

何廉臣批王经邦脑风头痛案云：苍耳能使清阳之气上升巅顶。

《冷庐医话》引刘云密《本草述》：苍耳根叶捣，和小儿尿绞汁冷服一升，日三服，治一切疔毒，拔根甚验。又云：治一切疔肿神方，苍耳草，（根茎苗子，但取一色便可）烧为灰，醋泔淀和如泥，涂上，干即换之，不过十度，即能拔出根（其法实本《千金》，《冷庐医话》引《三因极一病证方论》）。

《兰台轨范》：治牙痛方，苍耳子五升，以水一斗，煮取五升，热含之，痛则吐，吐复含，不过三剂愈。无子，茎叶皆得用之。（方出《千金翼方》）

《证治要诀》：鼻渊流涕，苍耳子（即缲丝草子）炒研为末，每白汤点服一二钱。

《外科证治全生集》：苍耳子去毛敲碎，治黄疸脾湿。

《中国药用植物图鉴》：果实和全草均入药。果实为解热、发汗、镇痉药。据最近研究，全草对麻风病及恶性痢疾，均有显著疗效。

《朱氏集验方》：治久疟不瘥：苍耳子或根茎亦可，焙，研末，酒糊丸，梧子大，每酒服三十丸，日二服，生者捣汁服亦可。

《中药学讲义》：新鲜苍耳子三两，捣烂水煮去渣，再打入 2~3 个鸡蛋，吃蛋喝汤，可治疟疾，于发作前后皆可服。

《中药学讲义》：苍耳草与苍耳子作用相似。惟鲜草捣烂外敷，可治湿疹、蜂刺、虫螫等症。

《中西医结合杂志》（1986 年 1 期）：苍耳子虫治耳鼻疖肿。8~10 月份取活虫，放入香油中窒死（每 50 毫升麻油加冰片 1g，浸虫 100 条）7 天后即可用，每取 1 条或半条放肿处。也可将虫研如糊状，放肿面，若有空隙，用棉球蘸浸虫油填满，使虫与疖肿接触，勿令移动，每日换药 1 次。共 85 例，除 10 例外耳道疖 8 例鼻前庭疖加用抗生素外，余 63 例均用单方治愈。最短者 1 次，最长者 5 次，平均 3 次，上药后痛即轻，无不良反应。

第二节　发散风热药

薄　荷

辛、凉，入肝、肺经。

疏解风热，清头目，利咽喉，辟秽恶，透痧疹。

【文献记载】《本草求真》：气味辛凉，功专入肝与肺，故书皆载能发散，而于头痛头风发热恶寒则宜，辛能通气，而于心腹恶气痰结则治；凉能清热，而于咽喉口齿眼耳，瘾疹疮疥，惊热骨蒸，衄血则妙。

《简便单方》：薄荷末，炼蜜丸，芡子大，每噙一丸，白砂糖和之亦可。能清上化痰，利咽膈，治风热。

《永类钤方》：风气瘙痒，薄荷、蝉蜕等份为末，每温酒调服一钱。

柽　柳

性平。

疏散，祛风解表。

治斑疹麻瘄不出，或因风而闭者，《经验方》用西河柳同樱桃核煎汤洗之，即透出。

【文献记载】《急救方》：小儿瘄疹不出，喘嗽烦闷躁乱，用西河柳叶风干为末，水调四钱，顿服立定。

《本草从新》：疹后痢，西河柳叶为末，砂糖调服。

《本草拾遗》：疹发不透，喘嗽闷乱，西河柳煎汤去滓，半温用芫荽蘸水擦之。但勿洗头面，并忌夜间洗之，盖痧疹昼发而夜敛也。乳母及儿，仍以西河柳煎服。

《良方集要》：酒积成病，西河柳晒干为末，每服一钱，温酒送下。

鹅不食草

又名鸡肠草、石胡荽、天胡荽、野园荽。

辛，寒。

通鼻气、利九窍、吐风痰。

【文献记载】陈藏器：去目翳，捼塞鼻中，翳膜自落。

孟诜：疗痔病。

《本草纲目》：散目赤肿云翳，耳聋，头痛脑酸，治痰疟，齁齁鼻窒不通，塞鼻，瘜自落，又散疮肿。

《集简方》：寒痰齁喘，野园荽研汁，和酒服即住。

又：脾寒疟疾，石胡荽一把，杵汁半碗，入酒半碗，和服甚效。

《原机启微集》云：治目翳嗜鼻碧云散，用鹅不食草解毒为君，青黛去热为佐，川芎之辛破留除邪为使，升透之药也。大抵如开锅盖法，常欲邪毒不闭，令有出路，然力小而锐，宜常嗜以聚其力，目中诸病，皆可用之，生捼更神。《玉玺集要》诗云，赤眼之余翳忽生，草中鹅不食为名，塞于鼻内频频换，三日之间复旧明。

《广东医学》（1964 年 4 期）：试用鹅不食草治疗百日咳 170 例，效果良好。法用鹅不食草 500 克，水 1000 毫升，煎至 500 毫升为第一液，药渣内再加水 700 毫升煎至 500 毫升为第二液。把二次煎液混合，浓缩至 500 毫升，加入糖浆 500 毫升，共 1000 毫升，滤过，候冷，加入防腐剂（2% 苯甲酸）和矫味剂。用法：1 岁以下 3~4 毫升，1~2 岁 5~7 毫升，3~4 岁 5~10 毫升，5~6 岁 11~15 毫升，7~8 岁 16~20 毫升。每日服 3 次。一般在 24 小时内痉咳开始减轻。除 9 例在治疗中时有断续而影响未愈外，余皆治愈。复发 14 例，经再治疗痊愈。在治疗过程中未发现并发症和死亡，亦无不良反应。疗程 3~14 天，平均 7 天左右。

《中医杂志》（1988 年 2 期）田乃庚报道：牛黄、麝香各 0.5 克，菊花心、雄黄各 1.5 克，鹅不食草 15 克，冰片少许，将鹅不食草、菊花心轧细入全药调匀，瓷瓶收贮，蘸药少许嗜鼻，每日 3~4 次。治鼻窦炎。

牛蒡子

辛、平，入肺、胃经。

内泄热邪，外透病毒，疏风散热，利咽散结，解毒透疹。气虚便溏及痈疽已溃者忌用。

【文献记载】《珍珠囊》：润肺散气，利咽膈，去皮肤风。

《袖珍方》：便痈肿痛，大力子二钱炒研，入蜜一匙，朴硝一匙，空心温酒服。

《经验方》：风热浮肿，咽喉肿闭，牛蒡子一合，半生半熟，为末，热酒服一钱匕。

《太平圣惠方》：痰厥头痛，牛蒡子炒，旋覆花，等份为末，腊茶清服一钱，日二服。

《医碥》：偏头痛，牛蒡子二钱，石膏二钱，为末，酒下，饮大醉，立愈。

《汤液本草》：连翘与鼠黏子同用，治疮疡别有神效。

蝉　蜕

甘，寒，入肺肝经。

散风热，透疹，退翳障，解痉挛。

治小儿夜啼，孕妇慎用。

【文献记载】《本草纲目》：治头风眩晕，皮肤风热，痘疹作痒，破伤风及疔肿疮毒，大人失音，小儿噤风天吊，惊哭夜啼，阴肿。

小儿夜啼，用蝉蜕后半截为末，钩藤或薄荷汤调服。

《医学衷中参西录》：善解外感风热……故又为治瘾疹要药。与蛇退并用，善治周身癫癣瘙痒；若为末单服，又善治疮中生蛆，连服数次，其蛆自化；为其不饮食而时有小便，故又善利小便；为其为蝉之蜕，故又能脱目翳也。

《本草纲目》：普济蝉花散，治小儿夜啼不止，状若鬼祟，用蝉蜕下半截为末，薄荷汤入酒少许调下。或者不信，将上半截为末煎汤调下，即复啼也。古人立方，莫知其妙。

《医学正传》：破伤风，发热，蝉蜕炒研，酒服一钱，神效。（《普济方》用蝉蜕为末，调涂破处，即时取去恶水，立效，名追风散。）

钱氏：痘后目翳，蝉蜕为末，每服一钱，羊肝煎汤下，日二次。

《集验方》：皮肤风痒，蝉蜕、荷叶等份为末，酒服一钱，日三次。

《中医药文摘汇编》：治破伤风，蝉衣一两至一两半，水煎，加黄酒一两至一两半为一付，每天一付，服后盖被出汗。或用蝉蜕去头足翅焙黄为末五钱，黄酒二两冲服，服后盖被出汗。注云，此方有确效，但以研末酒服为佳（按：后方亦见《寿世保元》作"好酒一盏煎滚，服之立瘥"。无"焙黄""取汗"等字样）。

《中医杂志》35 卷 5 期：现代药理研究，蝉蜕具有缓解支气管平滑肌痉挛，抗过敏等作用。

《中医杂志》35 卷 7 期：对婴儿夜啼烦闹而无器质性感染性疾患者，用蝉蜕 15~20 克，煎水加糖，睡前喂服，能安然入睡。

桑 叶

甘、苦、寒，入胃、大肠经。

【文献记载】《本经》：除寒热出汗。

李时珍：治劳热咳嗽，明目长发。

《圣济总录》：吐血不止，晚桑叶焙研，凉茶服三钱，只一服止后，用补肝肺药。

朱震亨：经霜桑叶研末米饮服止盗汗。

孟诜：采熟煎饮代茶止渴。

《傅青主女科》：加减当归补血汤，治老妇房帏不慎血崩，当归一两生，黄芪一两，三七根三钱研末，桑叶十四片，水煎服。自注云，加入桑叶者，滋肾之阴，又有收敛之妙也。

《民间方》：脱发，桑叶一斤，芝麻一斤，蜜丸服。

《新医药学杂志》（1978 年 4 期）魏龙骧"医话四则"：治夜汗者数例，不杂他药，独取桑叶一味治之，多能应手取效，于是桑叶有止夜汗之功，确信无疑矣。

菊 花

甘、平，入肝、肺经。

疏风热，轻清透达，解疔毒，养肝明目熄风。

【按语】1964 年济南中医学会年会报道，1 例过敏性肠炎，用菊花一味，每日一两，煎分二次服，得愈。吴少怀常用三白汤（菊花、金银花、白芍）

为主，加味治慢性腹泻有效，此正合菊花治过敏性肠炎之例。陈藏器既云野菊花调中止泻，则前二例亦当以用野菊花为佳。又按野菊花善治疔肿，足见其有入血解毒之功，则其调中止泻，当亦解毒之功，与血中有毒为宜。

【文献记载】《本经》：诸风头眩肿痛，目欲脱，泪出，皮肤死肌，恶风湿痹。

《名医别录》：疗腰痛来去陶陶，除胸中烦热，安肠胃，利五脉，调四肢。

甄权：治头目风热，风旋倒地，脑骨疼痛，身上一切遊风，令消散，利血脉。

王好古：主肝气不足。

《本草求真》：甘菊花，其味甘，故能保肺以滋水，其味苦，故能解热以除燥。其味辛，故能祛风而明目。

《急救方》：病后生翳，白菊花、蝉蜕等份为散，每用二三钱，入蜜少许，水煎服。

《简便方》：风热头痛，菊花、石膏、川芎各三钱为末，每服一钱半，茶调下。

《肘后备急方》：疔肿垂死，菊花一握，捣汁一升，入口即活。冬月采根。

《孙氏集效方》：一切无名肿毒，野菊花连茎捣烂，酒煎热服出汗，以渣敷之即愈。

《罗氏会约医镜》：瘰疬初起，以野菊花根擂酒服，渣敷。

附：野菊花

根茎花叶，俱苦辛温有小毒。陈藏器云：调中止泄破血。妇人腹内宿血宜之。朱震亨曰：野菊花，服之大伤胃气。李时珍云：治痈肿疔毒，瘰疬。

蔓荆子

苦、辛、平，入肝、膀胱经，兼入胃经。

散风热，止头痛（头痛头风连齿颊，或阳明风热齿痛），疗目疾，风邪所致目昏暗多泪。

【按语】从主治看，蔓荆子与菊花主治略同，但菊花甘微寒，蔓荆子辛平，菊花入肝、肺，蔓荆子入肝、膀胱、胃。从《本经》记载看，"菊花主治风、头眩肿痛、目欲脱、泪出、皮肤死肌，恶风湿痹"；"蔓荆子主筋骨间寒热，湿痹拘挛，明目坚齿"。一则"皮肤间"，一则"筋骨间"；一则"恶风"，一则"拘挛"。说明菊花的作用全在皮毛，而蔓荆子"坚齿"、"拘挛"，比菊花的力量更加深入。

【文献记载】《丹溪心法》：气血俱虚头痛，调中益气汤内加川芎、蔓荆子各三分，细辛二分，其效如神。

《本草纲目》：体轻而浮，上升而散，故所主皆头面风虚之症。

《本经》：筋骨间寒热，湿痹拘挛。

《大明本草》：利关节，治痫疾目赤。

张元素：太阳头痛头沉昏闷，除昏暗，散风邪，凉诸经血，止目睛内痛。

《危氏得效方》：乳痛初起，蔓荆子炒为末，酒服方寸匕，渣敷之。

《中药学讲义》：据介绍，炒蔓荆子三钱，水煎服，每日一剂，可治呃逆。

淡豆豉

辛、甘、微苦、寒，入肺、胃经。

宣发透达，解表除烦。

【文献记载】《鳟溪单方选》：用本品五钱煎服，治小便出血，尿痛不可忍。

《药性》：治时疾热病发汗，熬末能止盗汗除烦，生捣为丸服，治寒热风，胸中生疮，煮服治血痢腹痛，研涂阴茎生疮。

李时珍：下气调中，治伤寒温毒发斑呕逆。

《外台秘要》：赤白下重，豉心炒为末，一升，分四服，酒下。

《医学传灯》：伤煎炒厚味加淡豆豉。

大豆黄卷

甘、平，入胃经。

分利湿热，清解表邪，通达宣利。

【文献记载】《本经》：主湿痹筋挛膝痛。

《本草纲目》：除胃中积热，消水病胀满。

《普济方》：头风湿痹，筋挛膝痛，胃中积热，大便结涩，黄卷散。大豆黄卷炒一升，酥半两，为末，食前温水服一次，日二服。

《鳙溪单方选》：水病胀满，大豆黄卷服。

《谦斋医学讲稿》：宣透的药，以豆卷为最佳，能透发中焦陈腐之气从表外泄，不同于宣肺发汗。

浮　萍

辛、寒，入肺经。

发汗解表，行水消肿。

【按语】诸城刘松峰说疫书中谓，瘟疫之需汗亟矣，思能发瘟疫之汗，当无过于浮萍，其性凉散，入肺经，达皮肤，发汗甚于麻黄，取以治瘟疫辄效。

【文献记载】《本草求真》：古人谓其发汗胜于麻黄，下水捷于通草，一语括尽浮萍治功，故凡风湿内淫，瘫痪不举，在外而见肌肤瘙痒，一身暴热，在内而见水肿不消，小便不利，用此，疏肌通窍，俟风从外散，湿从下行。

《朱丹溪纂要》：身上虚痒，浮萍末一钱，以黄芩一钱，同四物汤煎汤调下。

葛　根

甘、辛、平，入脾、胃经。

解肌透疹，升津，解醒。

【按语】本经谓葛根"起阴气"，其所以能解酒，即鼓午胃气升津散热的作用。

朱丹溪：一男子年三十余，因饮酒发热，又兼房劳虚乏，乃服补气血之药加葛根，以解酒毒。微汗出，人反懈怠，热如故。此乃气血虚不禁葛根之散也。必须鸡距子解其毒，遂煎药中加而服之乃愈。

鸡距子，亦名癫汉指头，即枳椇子。能止渴除烦，去膈上热，润五脏，利大小便，止呕逆，解酒毒，功用同蜂蜜。甘平无毒。

【文献记载】《用药法象》：其气轻浮，鼓舞胃气上行，生津液又解肌热，治脾胃虚弱泄泻圣药也。

附：葛花

《名医别录》：消酒。

李时珍：肠风下血。

升 麻

甘、辛、微寒，入肺、脾、胃经。

【按语】升麻之治泄利带浊，主要是提举清阳，即所谓于阴中升阳。但升麻于阴中升阳，其另一意义是提血分之毒外出（有时可以代犀角用），如用于斑疹诸证即是。

凡言清阳下陷，必有脾湿不升之症状存在。如舌苔腻，饮食无味，气乏体倦，甚至泄利等症。

【文献记载】《本草正义》：其性与柴胡相近，亦恒与柴胡相辅而行，但柴胡宣发半表半里之少阳，而疏解肝胆之遏抑；升麻宣发肌肉腠里之阳明，而升举脾胃之郁结，其用甚近而主治不同……如久泄久痢，遗浊崩带，肠风淋露，久痔脱肛之类，苟非湿热阻结，即当提举清阳，非升麻不可。

《仁斋直指方》：胃热齿痛，升麻煎汤热漱，咽之。或加生地黄。

李时珍：升麻引阳明清气上行，柴胡引少阳清气上行，此乃禀赋素弱，元气虚馁，及劳役饥饱，生冷内伤，脾胃引经最要药也。升麻葛根汤乃发散阳明风寒药也。李时珍用治阳气郁遏及元气下陷，诸病时行赤眼，每有殊效，神而明之，方可执泥乎。一人素饮酒，因寒月哭母受冷，遂病寒中。食无姜蒜，不能一啜。至夏酷暑，又多饮水，兼怀怫郁，因病右腰一点胀痛，牵引右肋。上至胸口，则必欲卧。发则大便里急后重，频欲登厕，小便长而数，或吞酸，或吐水，或作泻，或阳痿，或厥逆，或得酒少止，或得热稍止。但受寒仓寒，或劳役，或入房，或怒，或饥，即时举发，一止则诸证泯然，如无病人。甚则日发数次。服温脾胜湿，滋补消导诸药，皆微止随发。李时珍思之，此乃饥饱劳役，内伤元气，清阳陷遏，

不能上升所致也。遂用升麻葛根汤合四君子汤加柴胡苍术黄芪煎服，服后仍饮酒一二杯助之。其药入腹，则觉清气上行，胸膈爽快，手足和暖，头目精明，神采迅发，诸症如扫。每发一服即止，神验无比。若减升麻葛根，或不饮酒，则效便迟。

《易氏医案》：滋肾饮，厚黄柏三钱，青盐一钱，升麻一钱，水五碗，煎汤频频嗽之，咽下。解曰：其脉上二部俱得本体，惟二尺洪数有力，按愈坚，是肾经火邪太盛也。肾主骨，齿乃骨余，肾经火盛，致令齿长。故用黄柏为君，以济肾水，泄肾火，青盐为之引，升麻升出肾经火邪。药一入口，便觉丹田火热上升，自咽而出，肾脏一清，齿自安矣。

《中药学讲义》：升麻用于肠肌弛缓及膀胱括约肌麻痹有效。

《名医绝招》：方药中谓重用升麻可以解诸毒。十余年来，曾重点对病毒性肝炎患者及其他药物中毒患者，在辨证治疗的同时，加入升麻，均在30~45 克左右，效果很好，无一例有不良反应。

木　贼

甘、苦、平，入肺、肝、胆经。

【按语】木贼之治肠风血痢，崩中赤白，盖亦升散能燥，兼入肝胆之故。《本经逢原》云："血虚者非宜"，亦足以说明其特性。

【文献记载】《嘉祐本草》：主目疾，退翳膜，消积块，益肝胆，疗肠风，止痢及妇人月水不断，崩中赤白。

《本经逢原》：主目病风热暴翳，取其发散肝胆风邪。久翳及血，虚者非宜，多服令人目肿。

《本草求真》：形质类麻黄，升散亦颇相似，但此气不辛热，且入足少阳胆、足厥阴肝，能于二经血分驱散风热，使血上通于目，故为去翳明目要剂。

《本草纲目》：解肌止泪止血，祛风湿疝痛，大肠脱肛。

《中国药物学》：有发散消炎之功效，适用于疮毒、皮肤病而成水肿者，又利尿之功甚强，多用久用有尿血之弊。

刘禹锡：木贼得牛角、麝香，治休息久痢，得禹余粮、当归、川芎，治崩中赤白，得槐蛾桑耳治肠风下血，得槐子根实，治痔疾出血。

《太平圣惠方》：治血痢不止。《广利方》治泻血不止，俱用木贼五钱，水煎温服，一日一服。

《太平圣惠方》：月水不断，木贼炒三钱，水一盏，煎七分温服，日一服。

《三因方》：大肠脱肛，木贼烧存性，为末掺之，按入即止。一加龙骨。

柴　胡

苦、平，入肝、胆、心包经。

【文献记载】《本草正义》：约而言之，柴胡主治，止有二层：一为邪实，则为外邪之在半表半里者，引而出之，使达于表而外邪自散；一为正虚，则为清气之陷于阴分者，举而升之，返其宅而中气自振。此外则有肝络不舒之症，在上为胁肋搐痛，在下为脐腹腹胀，实皆阳气不宣，木失条达所致，于应用药中少入柴胡以为佐使而作向导，奏效甚捷。

附：银柴胡

《本草纲目拾遗》：甘微寒无毒，行足阳明少阴，其性与石斛不甚相远，不但清热，兼能凉血。和剂局方治上下诸血，龙脑鸡苏丸中用之。凡入虚劳方中，惟银州者为宜，北柴胡升动虚阳，发热喘嗽愈无宁宇，可不辨而混用乎。按柴胡条下，本经推陈致新，明目益精，皆指银夏者而言，非北柴胡所能也。

治虚劳肌热，骨蒸劳疟热从髓出，小儿五疳羸热。

周一士：凡热在骨髓者，非银柴胡莫疗。

《本草正义》：退热而不苦泄，理阴而不升腾，固虚热之良药。

《医学传灯》：伤食而用柴胡，以其能升少阳之气也。

第二章 涌吐药

瓜 蒂

苦、寒，入胃经。

功能催吐，以新而味苦者为佳，盛夏时摘取青绿色之瓜蒂阴干即可，陈久者少效。炒黄为末，以酸水调服取吐。经方以赤小豆为末，香豉煮汁，温服吐之。风痫加蝎梢半钱，湿气肿满加赤小豆末一钱。

【文献记载】《本草衍义》：服本药良久，涎未出，可含砂糖一块，以助药力。

《惠美宁固》：吐不止，以砂糖水解之。

张子和云："吐至昏眩，切勿惊疑，如发头眩，可饮水立解；如无冰时，新汲水亦可。""如用藜芦吐不止者，以葱白汤解之，石药则以甘草贯众解之；诸草木者，可以麝香解之。"

《类证活人书》：湿家头痛，瓜蒂末嗜入鼻中，口含冷水，取出黄水愈。

《瑞竹堂方》：十种蛊气，苦丁香为末，枣肉和丸，梧桐子大，每服三十丸，枣汤下，甚效。

《孟诜食疗本草》：黄疸阴黄及身面浮肿，并取瓜蒂、丁香、赤小豆各七枚。为末，吹豆许入鼻，少时黄水流出，隔日一用，瘥乃止。

附：瓜子仁

甘寒无毒。

《名医别录》：腹内结聚，破溃脓血，最为肠胃脾内壅要药。

《寿域神方》：甜瓜子三两，酒浸十日为末，每服三钱，空心酒下，日三次。

按：1957 年在羊亭时，王家河于某腿痛甚剧，服药注射俱无效，后得一方：甜瓜子四两炒黄研末，核桃微炒研末，鸡腿一对焙研，共合黄酒冲服出汗，遂愈。

《太平圣惠方》：肠痈已成，小腹肿痛，小便似淋，或大便难涩，下脓，用甜瓜子一合，当归炒一两，蛇蜕一条，㕮咀，每服四钱，水一盏半，煎一盏，食前服，利下恶物为妙。

《医学衷中参西录》：一妇人，一月之间未睡片时，自言仿佛欲睡，即无端惊恐而醒，诊其脉左右皆有滑象，遂用苦瓜蒂十枚，焙焦轧细，空心时开水送服，吐出胶痰数盌，觉心中异常舒畅，于临眠之先，又服熟枣仁细末二钱，其夜遂能安睡。

《罗氏会约医镜》：吐法，瓜蒂一味亦可，炒黄研末，熟水调服二三钱，以指按喉必吐，吐时需令闭目，紧束肚皮。若吐不止者，葱白汤解之。

胆　矾

酸、涩、辛寒、有毒，入肝、胆经。

涌吐风痰，燥湿收敛。

用于催吐，极量三分，限服一次，研末用。外用洗目，作千倍水溶液用之。

【按语】自然生成，或人工制造之含水硫酸铜，原名石胆。

【文献记载】《慎斋遗书》：痰涎壅塞，胆矾三分，硼砂二分，研末，滚水调服吐之。

食　盐

咸、寒，入肺、胃经。

若中恶心痛，或连腰脐，则用盐烧赤，纳酒中服，当吐出恶物。亦可用盐烧赤，水煎服，探吐热痰。

【文献记载】《种福堂方》：治小便不通。独头大蒜一个，栀子二十一个，盐一匙，共捣敷脐中，良久即通。若不通敷阴囊上即愈。

《种福堂方》：治伤暑霍乱，上不得吐，下不得泻，身出冷汗，危在顷刻者。食盐一两，生姜五钱，同炒变色，以水一大盏煎服，吐出自愈。不可热服。好后不可遂吃饭食，俟极饿后方可吃稀粥。

《普济方》：小便不通，湿纸包白盐烧过，吹少许入尿孔中，立通。

青 盐

咸、寒，入肾经。

【文献记载】《本经》：明目，目痛，益气，坚筋骨，去毒蛊。

《名医别录》：心腹痛，尿血，吐血，齿舌血出。

《大明本草》：助水脏，益精气，除五脏癥结，心腹积聚，痈疮疥癣。

《金匮要略》：小便不利，戎盐汤。戎盐弹丸大一枚，茯苓半斤，白术二两，水煎服之。

《普济方》：风眼烂弦，戎盐化水点之。

《易氏医案》：一个患齿痛，每有房劳，齿即俱长，痛不可忍，热汤凉水，俱不得入，凡有恼怒，病亦如之。脉上二部俱得大体，惟二尺洪数有力，以滋肾饮，厚黄柏三钱，青盐一钱，升麻一钱，水五碗，煎汤，频频漱之，且漱且嚼，下二盏，觉丹田热气升上，自咽而出，复进二盏，其痛顿止，永不再作。

《种福堂方》：治大便下血。甘草一斤，青盐四两，将甘草研细末，用滚水冲入青盐，将青盐水炼甘草末为丸，如桐子大，早晚服之。

《医学从众录》：治中暑大小便不通。田螺三枚捣烂，入青盐三分，摊成膏，贴在脐下一寸即愈。

《本草求真》：青盐即名戎盐。味咸气寒无毒，能入少阴肾脏以治血分实热，故凡病因肾起而见小便不通，目中瘀赤涩昏，及吐血尿血，齿舌出血，牙龈热痛，及蛊毒邪气固结不解者，宜以此味投治。俾肾补而热除，咸入而坚软。

常山、蜀漆

有劫痰截疟之功。

生用上行必吐；酒蒸炒熟则气稍缓，少用亦不至于吐也。

【文献记载】《本经》：常山，伤寒寒热，热发温疟鬼毒，胸中痰结，吐逆。蜀漆，疟及咳逆寒热，腹中癥坚痞积聚，邪气蛊毒鬼疰。

甄权：常山治诸疟，吐痰涎，治项下瘤瘿。

《名医别录》：蜀漆疗胸中邪结气，吐去之。

《外台秘要》：截疟方，常山三两，浆水三升，浸一宿，煎取一升，欲发前，顿服取吐。

《千金方》：胸中痰饮，常山、甘草各一两，水五升，煮取一升，去滓，入蜜二合，温服七合，取吐。不吐更服。

《医学衷中参西录》：常山性凉，味微苦，善消脾中之痰，为治疟要药。少服则痰可徐消，若多服即可将脾中之痰吐出，为其多服即作呕吐，故诸家本草皆谓其有毒，医者用之治疟，亦因此不敢多用，遂至有效有不效。若欲用之必效，当效古人一剂三服之法，用常山五六钱，煎汤一大盅，分五六次徐徐温饮下，即可不作呕吐，疟疾亦有八九可愈。

《中国药用植物图鉴》：用常山治疟时，常佐以藿香，以解常山引起呕吐的不良反应。

藜 芦

辛、苦、寒，有剧毒，入肺、胃经。

吐风痰，外用于疥癣虫疮。

【文献记载】《鄞溪单方选》：中藜芦毒，雄黄一钱研水服。藜芦贴肉，毒气入内，煎葱汤服。

李时珍：吐药不一，常山吐疟痰，瓜蒂吐热痰，乌附尖吐湿痰，莱菔子吐气痰，藜芦则吐风痰者也。

《经验方》：诸风痰饮，藜芦十分，郁金一分为末，每以一钱，温浆水一盏和服，探吐。

《素问·病机气宜保命集》：久疟，痰多不食，欲吐不吐，藜芦末半钱，温齑水调下，探吐。

疹癣虫疮，藜芦末，生油和涂。

《圣济总录》：反花恶疮，恶肉反出如米，藜芦末，猪脂和敷，日三五上。

《罗氏会约医镜》：反细辛、芍药、诸参、诸酒。若同酒即杀人。畏葱白，服藜芦吐不止者，服葱汤即止。

人参芦

苦、微温，入胃经。

适用于体质较虚的痰饮蓄于胸中，必须涌吐，而又不宜使用峻烈药者。盐哮用参芦涌吐最妙。

第三章　泻下药

第一节　攻下药

大　黄

苦、寒，入脾、胃、大肠、心包、肝、胆经。

气味重浊，直降下行，走而不守，攻积导滞，泻火凉血，逐瘀通经。

【文献记载】《松峰说疫》：大黄酒，治便脓血，里急后重，腹痛，昼夜烦不止。大黄五钱，好黄酒一两盏，浸一宿，次日温服。

《医宗说约》：治实热大便燥结发狂，用大黄四两，酒浸一夜，水三升煎之，分三服。能食，脉沉实有力者立愈。

《简要济众方》：吐血刺痛，大黄一两为散，每服一钱，以生地黄汁一合，水半盏，煎三五沸，无时服。

《简便方》：赤白浊淋，大黄为末，每服六分，以鸡子一个，破顶入药搅匀，蒸熟空心食之，不过三服愈。亦兼治梦遗。

《集简方》：诸痢初起，大黄煨熟，当归各二三钱，壮人各一两，水煎服取利。或加槟榔。

《传信适用方》：暴赤痢痛，四物汤加大黄，酒煎服之。

《夷坚志》：汤火灼伤，大黄生研，蜜调涂之，不惟止痛，且灭瘢痕。

《丹溪纂要》：湿热眩晕不可当者，酒炒大黄为末，茶清服二钱。

《医方摘玄》：杖疮肿痛，大黄末醋调涂之。童便亦可调。

《肘后救急方》：痈肿焮热作痛，大黄末醋调涂，干即易。

《师梅方》：男子偏坠作痛（方同上）。

《外科证治全生集》：悬痈生肛门前，阴根后两相交界之处，初起细粒，渐如莲子大，数日后如桃李大，俗呼偷粪老鼠，溃经走浊，即成漏生管。于未成脓时，用生甘草、制军各三钱，酒煎空心服，一剂即愈。如成脓，以醒消丸愈之，倘患色白者，小金丹愈之。

《医学衷中参西录》：凡气味俱厚之药，皆忌久煎，而大黄尤甚，且其质经水泡即软，煎一二沸，药力皆出。与他药同煎宜后入，若单用之，开水浸服即可。若轧作散服之，一钱之力可抵煎汤者四钱。

《医学衷中参西录》：疔毒甚剧他药不效者，当重用大黄以通其大便自愈。治癫狂其脉实者，可用至二两；治疔毒之毒热甚盛者，亦可用至两许。愚在籍时，曾至邻县海丰治病，有杨氏少妇患奇疾，赤身卧帐中，其背肿热，若有一缕着身，即觉热不能忍，百药无效。后有乘船自南来赴北闱乡试者，言系阳毒，俾用大黄十斤，煎汤十碗，放量饮之。数日饮尽，霍然痊愈。为其事至奇，故附记之。

《张氏医通》：瑞金丹，治虚劳吐红瘀结者，川大黄酒拌炒至黑烟起为度，真秋石，各一两，右杵为末，煮红枣肉为丸，小豆大，空腹薄荷汤下二钱。瘀在心包，不时惊悸面赤神昏者，加真郁金三钱，瘀在胃，吐血成盆者，犀角地黄汤下。

《素问·病机气宜保命集》：大黄汤，治泻痢久不愈，脓血稠黏，里急后重，日夜无度，久不愈者。大黄一两，细剉，好酒二大盏，同浸半日许，同煎至一盏半，去大黄，将酒分为二服，顿服之，痢止一服，如未止，再服，以利为度。

【按语】此方《医鉴》名将军饮，治上症。并云治"及愈而复发，止而复作，名曰休息痢。"

《中西医结合杂志》（1984 年 2 期）：生大黄 50 克（儿童 25~30 克）煎成汤剂 200 毫升，每日顿服 1 次，连服 6 日为 1 疗程，老弱可服 2 天停 1 天，一般均服两个疗程，平均用药 16 天，治疗 80 例急性黄疸型肝炎，对退热、改善食欲、退黄、降酶均有显效。病人服后有不同程度的腹泻，为稀烂便，无一例水泻，腹泻时间最短 1 小时，最长 9 小时，平均 3.5 小时，一昼夜最多 12 次，最少 2 次，平均 5.5 次。泻前脐周、下腹部有轻微腹痛，便后痛解，全身有轻松感。

火 硝

一名焰硝，即消石。味辛、微咸。

【文献记载】《医学衷中参西录》：性与朴硝相近，其寒凉之力逊于朴硝，而消化之力胜于朴硝。若与皂矾同用，善治内伤黄疸，消胆中结石、膀胱中结石及钩虫病。

《灵菀方》：治五种淋疾：劳淋、气淋、血淋、热淋、石淋及小便不通至甚者，透格散。用硝石一两，不夹泥土雪白者生研为细末，每剂二钱。劳淋，葵子末煎汤下；通后便须服补虚丸散。血淋、热淋并用冷水调下。气淋，木通煎汤温调。石淋，将药末先入铫内，隔纸炒至纸焦为度，再研令细，用温水调下。小便不通，小麦汤下。卒患诸淋，并只以冷水调下。并空心先调使药消散如水即服之，更以汤使送下。服诸药未效者，服此立愈。

《蒋存斋医话》：朴硝治热之结，火硝治热之郁，一就下，一达上也。

张石顽：若口中有津液而仍作渴者，此痰饮聚于血分必加芒硝以祛逐之。

《冷庐医话》：牙缝出血，名牙红，用元明粉研细末掺之。

《女科临症集要》：胎死腹中，芒硝 6 克，用热童便冲开服之，死胎即下。

《中医杂志》（1993 年 10 期）："芒硝专题笔谈"内容有：外敷治阑尾炎、尿潴留，坐浴治前列腺肥大，配入汤散治泌尿系结石，含化治牙痛，手握围阴茎治阳强，俱有病例为证。并治癃闭、神经性皮炎、功能性皮炎。

《罗氏会约医镜》：心脾痛，服药已止而复痛，用前药不效者，可用玄明粉，一服立止。

附：芒硝

辛、咸、苦、大寒，入胃、大肠、三焦经。

涤热软坚。咸走血，亦能通经闭，破积血，除痰癖。

《医学衷中参西录》：为心火炽盛有实热者之要药，疗心热生痰，精神迷乱，五心潮热，烦躁不眠。且咸能软坚，其性又善消，故能通大便燥结，化一切瘀滞。

咸入血分，又善消瘀血，治孕妇胎伤未下。外用化水点眼，或煎汤熏洗，能明目消翳，愈疾红肿。本经谓炼服可以养生，所谓炼者，如法制为元明粉，则其性尤良也。然今时之元明粉，鲜有如法炼制者，凡药房所鬻之元明粉，多系风化朴硝，其性与朴硝无异。

又：硝菔通结汤，治大便燥结久不通，身体兼羸弱者。净朴硝四两，鲜莱菔五斤，将莱菔切片，同朴硝和水煮之。初次煮用莱菔片一斤，水五斤，煮至莱菔烂熟捞出，就其余汤再入莱菔一斤，如此煮五次，约得浓汁一大碗，顿服之。若不能顿服者，先饮一半，停一点钟，再温饮一半，大便即通。若脉虚甚不任通下者，加人参数钱，另炖同服。

《串雅》：风眼赤烂，明净皮硝一盏，水三碗，煎融，露一宿，滤净澄清，朝夕洗目，三日红即消散，虽年久亦愈。

又：痨病火动阳常起者，以皮硝放手心，两手合住自化，阳即痿矣。

《伤寒心要》：大小便不通，并有腹痛不能忍者，以无灰酒煎朴硝三两，热服即愈，亦按从治之法也。热中伏寒下之矣。或大承气汤加木香泻之尤妙。

《张氏医通》：朴硝雪白者治痛淋殊效，每服二钱。血淋用冷水下，气淋木通汤下，石淋，炒研，用温水下。

《寿世保元》：一妇人，六月恶寒之极，怕风，虽穿棉袄，亦不觉热，此火极似水也。六脉洪数，小便赤少，予以皮硝五钱，温水化服而愈。

番泻叶

甘、苦、大寒，兼有恶臭，入大肠经。

质黏而润滑，泻积热，润肠燥。

内服缓下 1~2 克，峻下 3~6 克，一般泡服即可。

巴 豆

辛、热，有大毒，入胃、大肠经。

【文献记载】《珍珠囊》：导气消积，去腑停寒，治生冷硬物所伤。

《本草图解》：仲景治伤寒传胃恶热者，多用大黄；李东垣治五积属脏恶寒者，多用巴豆。

《日华子本草》：开胃消痰，破血排脓，消肿毒。

《普济方》：泻血不止，巴豆一个，去皮，以鸡子开一孔纳入，纸封，煨熟去豆食之，其病即止，虚人分作二服，决效。

李时珍：一老妇年六十余，病溏泄已五年，肉食油物生冷，犯之即作痛。服调脾升提止涩诸药，入腹则泄反甚。延予诊之，脉沉而滑，此乃脾胃久伤，冷积凝滞所致。遂用蜡匮巴豆丸药五十丸与服，二日，大便不通，亦不利，其泄遂愈。自是每用治泄痢积滞诸病，皆不泻而病愈者近百人。

《张杲医说》：寒痰气喘，青橘皮一片展开，入刚子（巴豆）一个，麻扎定，火上烧存性，研末，姜汁和酒一盅呷服。天台李翰林用此治莫秀才，到口便止，神方也。

《医贯》：有一休息痢，经年累月，愈而复发，此系寒积在大肠底，诸药所不到，独巴豆一味炒研，蜡丸如龙眼大，空腹服之，再不复发。此亦通因通用之法也。（丹波元坚云："龙眼大"可疑。）

《罗氏会约医镜》：乌金膏，治一切痈疽溃烂。中央肉死，涂之即腐。未死，涂之即生。若初起肿痛，用点数处，则毒解肿消。若瘀肉腐黑，涂之即溃。若毒气散漫，中黯外赤，不腐不溃，内服大补之剂，中涂三四寸许，至五六日间，中央渐溃渐脱，内用纯阳之药以接元气，自能收敛。若涂凉药，则毒气不解而有害也。巴豆不拘多少，去壳炒黑研为膏，点肿处或涂瘀肉上，则自消化。或加乳香少许更妙。恶疮顽疮，中有毒根，久不收敛，以少许置其内，即化而愈。或加香油少许，调稀可用。此方简而效，为功不少。

芦 荟

苦、寒，入肝、胃、大肠经。

泻热导滞，杀虫凉肝。

适用于因热便秘而引起的头目眩晕，烦躁失眠者。消疳杀虫，亦为要药。

【文献记载】《刘禹锡传信方》：予少年患癣，初在颈项间，后延上左耳，遂成湿疮浸润，用斑蝥狗胆桃根诸药，徒令蜇蠚，其疮转盛。人教用芦荟一两，炙甘草半两研末，先以温浆水洗癣，拭净，傅之立干，便差，真神奇也。

《卫生易简方》：小儿脾疳，芦荟、使君子等份，为末，米饮服一二钱。

《新医药杂志》（1979 年 1 期）报道江苏省仪征县医院孙浩等资料：取芦荟粉治疗拔牙、鼻衄、血友病外伤、口腔溃疡、血小板减少性齿衄、肛裂、痔疮等各种出血 148 例，均一次止血。方法将粉敷于出血处，以敷盖出血部位为限，出血部位隐蔽者，应找出出血点，用消毒药棉，蘸粉堵塞出血处。

第二节　润下药

麻子仁

又名火麻仁。

甘、平，入脾、胃、大肠经。

润燥滑肠。

适用于老年虚人津枯血少性肠燥便秘。

【文献记载】《外台秘要》：血痢不止，麻子仁汁煮绿豆，空心食，极效。

郁李仁

辛、苦、甘、平，入大肠、小肠、脾经。

多脂滑降，润肠通便，苦辛而能散能降，导小肠之秘，使水去则肿消。

本品利水退肿功效较峻，故阴虚液亏者及孕妇慎用。

【文献记载】《本草求真》：郁李仁世人多与胡麻同用，以为润肠通便之需，但胡麻功止润燥，缓中和血，非若郁李仁性润，其味甘辛与苦，而能入脾下气、行水破血之剂也……而又可相需为用者也。

《宋史·钱乙传》：一乳妇因悸而病，既愈，目张不得瞑。乙曰，煮郁李酒饮之使醉即愈。所以然者，目系内连肝胆，恐则气结，胆横不下，郁李能去结，随酒入胆，结去胆下，则目能瞑矣。

《韦宙独行方》：脚气浮肿，心腹满，大小便不通，气急喘息者，郁李仁十二分捣烂，水研绞汁，薏苡捣如粟米大三合，同煮粥食之。

第三节　峻下逐水药

牵牛子

苦、寒，有毒，入肺、肾、大肠经。

泻下去积，逐水退肿，杀虫。

【文献记载】《用药法象》：除气分湿热，三焦壅结。

《本草正义》：此物甚滑，通泄是其专长，试细嚼之，惟其皮稍有辛味……，又荄气戟人喉舌，细味之，亦在皮中，所谓有毒，盖即在此。古方凡用末子，均称只用头末，正以其皮黏韧，不易细碎，只用头末，则弃其皮，而可无辛荄之毒，颇有意味可思。

李时珍：一宗室妇人，年几六十，生平苦肠结病，旬日一行，其于生产，服养血润燥药则腻膈不快，服硝黄通行药，则若罔知，如此三十余年矣。时珍诊其人，体肥膏粱，而多忧郁，日吐酸痰盏许乃宽。又多火病。此乃三焦之气壅滞，有升无降，津液皆化为痰饮，不能下滋肠腑，非血燥比也，润剂留滞，硝黄徒入血分不能通气，俱为痰阻，故无效也。乃用牵牛末，皂荚膏丸与服，即便通利，自是但觉肠结，一服就顺，亦不妨食，且复精爽。盖牵牛能走气分，通三焦，气顺则痰逐饮消，上下通快矣。

又：外甥柳乔，素多酒色，病下极胀痛，二便不通，不能坐卧，立哭呻吟者七昼夜。医用通利药不效，遣人叩予。予思，此乃湿热之邪在精道，壅胀隧路，病在二阴之间，故前阻小便，后阻大便，病不在大肠膀胱也。乃用楝实、茴香、穿山甲诸药，入牵牛加倍，水煎服。一服而减，三服而平。牵牛能达右肾命门，走精髓，人所不知。

《博济方》：三焦壅塞，气滞不快，胸满，头昏目眩，涕唾痰涎，精神不爽，利膈丸，牵牛子四两，半生半炒，不蛀皂荚，酥炙二两，为末，生姜自然汁煮糊丸，梧子大，每服二十丸，荆芥汤下。

《普济本事方》：气滞腰痛，牵牛不拘多少，以新瓦烧赤安于上，自然一半生，一半熟，不得拨动。取末一两，入硫黄末二钱半，同研匀，分作三分，每分用白面三匙，水和捍开，切作棋子，五更初，以水一盏煮熟，连汤温下，痛即已。未住，隔日再服。予常有此疾，每发，一服痛即止。

《苏沈良方》：遇仙丹，追虫逐积消癖利疾。黑丑头末、槟榔各四两，三棱、莪术醋炙各一两，大黄二两，木香五钱，共研细末，用大皂角去子打碎，煎浓汤去滓，煮面糊为丸；如梧桐子大，每服四五十丸，五更时清茶送下。如未通，再饮温茶助之，取尽虫积恶物，以白粥补之。"

罗谦甫：牵牛辛烈，泻人元气，比诸辛药尤甚，以辛之雄烈故也。

《寿世保元》：痈疽发背，及一切无名肿毒疼痛，医所不识。初起壮盛人，宜用黑白牵牛各一两，槌碎，好酒一碗，煎八分，露一宿，次日温服，大便下脓血即愈。

又：百消丸。能消酒消食、消痰消气、消水消痞、消积消痛，此药消而不见，响而不动，药本寻常，其功甚捷。黑丑头末二两，香附米炒、五灵脂各一两，为细末，炼蜜为丸，如绿豆大，每服二三十丸，或五六十丸，食后，姜汤下。

甘　遂

苦、寒，有毒，入脾、肺、肾经。

泻水逐饮，消肿散结。

【文献记载】《本经》：大腹疝瘕，面目浮肿，留饮宿食，破坚癥积聚，利水谷道。

《名医别录》：下五水，散膀胱留热，皮中痞热气肿满。

李时珍：泻肾经及隧道水湿，脚气，阴囊肿，痰迷癫痫，噎膈痞塞。

《外科证治全生集》：专消坚结痰块毒核。

子龙丸，治疗瘰疬初起，横痃，贴骨疽，甘遂、大戟、白芥子等份研细蜜丸，每日3次，每次3分，淡姜汤下。

大　戟

苦、寒，有毒，入脾、肺、肾经。

泻水逐饮，消肿散结。

【文献记载】《本经》：主蛊毒十二水，腹满急痛，积聚，中风，皮肤疼痛，吐逆。

《名医别录》：颈腋痈肿，头痛，发汗利大小便。

《大明本草》：天行黄病温疟癥结。

甄权：下恶血癖块，腹内雷鸣，通月水，堕胎孕。

李时珍：大戟能泄脏腑之水湿，甘遂能行经隧之水湿，白芥子能散皮里膜外之痰气。

张洁古：百祥羔。治嗽而吐青绿水，又治痘疮归肾，紫黑干陷，不发寒者宜下之，不黑者，慎勿下。红芽大戟，不拘多少，阴干，浆水煮极软，去骨，日干，复纳原汁尽，焙为末，水丸，粟米大，每服一二十丸，研赤脂麻汤下。

《罗氏会约医镜》：若中其毒，惟菖蒲可以解之。

芫 花

辛、温，有毒，入脾、肺、肾经。

泻水逐饮，消肿散结。

【按语】牵牛治湿热壅满，遂戟芫花，主痰癖留饮。

甘遂、大戟、芫花，功效相似，《本经》指出，甘遂主"大腹疝瘕"，大戟主"蛊毒"，芫花主"咳逆上气"，《名医别录》云：芫花消胸中痰水。可见三者相比，以甘遂为最峻，其应用面亦最广，是以攻决为用。大戟则适用疔肿痈毒痧胀及食物中毒之类。芫花性轻而扬，更善治上部胸胁之水，且以痰癖见长。甘遂又兼长通利谷道。

【文献记载】《本草求真》：此味苦而辛，苦则内泄，辛则外搜，故凡水饮痰癖，皮肤胀满，喘急痛引胸胁，咳嗽胀症，里外水闭，危迫殆甚者，用此毒性至紧，无不立应。不似甘遂苦寒，只泄经隧水湿，大戟苦寒，只泄脏腑水湿。芫花与此气味虽属相似，而性较此多寒之有异耳。（芫花辛苦而温，荛花辛苦而寒。）

《鲟溪单方选》：中芫花毒，防风煎汤服。

《中药学讲义》：已破溃流液的淋巴结核，每晚用甜酒二两，送服芫花末二分，同时给异烟肼（雷米封），5~7天后，其分泌即可显著减少，而趋愈合。

据南京医学院附属医院报道，去表皮之芫花根浸出液，蘸棉球，塞入鼻内至发热感5分钟后取出。治疗200例急性乳腺炎，疗效92.5%。

《是斋百一选方》：治腿臂之间，忽一两点痛，著骨不可忍。芫花根，研为细末，米醋调，随大小傅之，立止。庐州郭医云：此陶成一医者，曾以治一夫人产后而得止疾者良验。但敷贴不住，须以纸花覆其上，用绢帛扎定也。（按：此法亦见于本草纲目所引《袖珍方》）

《中医杂志》（1991年8期）：芫花6克，红花3克，浸入75%乙醇100毫升内，1~2周后，过滤去渣，备用。治疗和预防冻疮，部位在手足耳，肿胀痛痒，一般2~4天治愈。

商　陆

苦、寒，有毒，入肺、脾、肾经。

【按语】通便行水，次于甘遂、大戟、芫花，但消肿毒之力则较大。

【文献记载】《本经》：主水肿疝瘕、痹、熨除痈肿。

《日华子本草》：通大小肠、泻蛊毒、堕胎、消肿毒、敷恶疮。

李时珍：方家治肿满小便不利者，以赤根捣烂，入麝香三分，贴于脐心，以绵束之，得小便利即肿消。又，治湿水，以指昼肉上，随散不成文者，用白商陆、香附子，炒干出火毒，以酒浸一宿，日干为末，每服三钱，米饮下。或以大蒜同商陆煮汁服亦可。

张文仲：石痈如石坚硬不作脓者，生商陆根捣搽之，燥即易，取软为度。亦治湿漏诸疖。

《中医药研究》（1989年4期）："商陆治妊娠后期血小板减少性紫癜"，作者湖北省广水县第一人民医院中医科王承富，据《湖北科技》（1971年8期）"商陆煎剂治疗血小板减少性紫癜……"的报道，将商陆根洗净、切碎、晒干、研细过筛，拌红糖，每次9克，开水冲服，1日3次，患者除轻度嘈杂、腹泻、小便增多外，无其他不适反应。服药3天紫癜明显减少，齿龂止。1周后紫癜全退，减量续服1周症状全消。如有中毒症状，可备生甘草、生绿豆各30克，捣烂开水泡服或煎服。

续随子

辛、温，有毒，入肝、肾经。

破血散癥，逐水退肿。

【按语】与大戟甘遂……主疗亦相似。多作散剂及丸剂应用。李士材云，服后泻多，以醋同粥吃即止。

【文献记载】《开宝本草》：妇人血结月闭瘀血，症瘕疢癖，除蛊毒鬼疰，心腹痛。冷气胀满，利大小肠，下恶滞物。

《蜀本草》：积聚痰饮，不下食，呕逆，及腹内诸疾，研碎酒服，不过三颗，当下恶物。

乌桕根皮

苦、微温，入肺、脾、肾经。

通利二便之力甚强。

【文献记载】《本草纲目》：利水通肠，功胜大戟。

《肘后备急方》：治小便不通，乌桕根皮煎汤饮之；斗门方，治大便不通，乌桕木根方长一寸，劈破，水煎半盏服之立通；医方大成，鼠莽砒毒，乌桕根半两，擂水服之；摘玄方，盐齁痰喘，乌桕树皮去粗捣汁，和飞面作饼烙熟，早晨与儿吃三四个，待吐下盐涎乃佳，如不行，热茶催之。

《新修本草》：治暴水癥结积聚。

《大明本草》：疗头风，通大小便。

朱丹溪：解蛇毒。

《松峰说疫》：治赤斑方，独脚乌桕根，研酒服甚效。

《中药通报》1957年3卷3期：治疗晚期血吸虫病。古代早就取其煎剂、粉剂用医治暴水、癥结积聚、通大小便等。至于用药剂量，亦与目前利用治疗晚期血吸虫病剂量（每服二次）相暗合。

据安徽宁国县叶姓中医师，七代世传，专治大肚子经验，临床配成粉剂、水丸和枣泥丸三种剂型。它对消除腹水，缩小肝脾肿大，增加食欲，改善体征均有很好效果。

第四章　清热药

第一节　清热泻火药

石　膏

辛、甘、寒，入肺、胃经。

【文献记载】《医学衷中参西录》：石膏凉而能散，有透表解肌之力。外感有实热者，放胆用之，直胜金丹。《神农本草经》谓其微寒，则性非大寒可知。且谓其宜于产乳，其性尤纯良可知。医者多误认为大寒而煅用之，则宣散之性变化收敛，以治外感有实热者，竟将其痰火敛住，凝结不散，用至一两，即足伤人，是变金丹为鸩毒也……石膏之质甚重，七八钱不过一大撮耳，以微寒之药，欲用一大撮扑灭燎原之热，又何能有大效。是以愚用生石膏以治外感实热，轻症亦必至两许；若实热炽盛，又恒重用至四五两，或七八两，或单用，或与他药同用，必煎汤三四茶杯，分四五次徐徐温饮下，热退不必尽剂。如此多煎徐服者，欲以免病家之疑惧，且欲其药力常在上焦中焦，而寒凉不至下侵致滑泻也。

又：愚弱冠，后出游津门，至腊底还里，有本村刘氏少年，因腹痛卧病月余，昼夜号呼，势极危险。闻愚归，求为诊视，其脉洪长有力，盖从前之痛犹不至如斯，因屡次为热药所误，故疼益加剧耳。亦投以前方（生石膏两半，知母、花粉、玄参、生杭芍、川楝子各五钱，乳香、没药各四钱，甘草二钱），惟生石膏重用二两，一剂病大减轻，后又加鲜茅根数钱，连服两剂痊愈。盖此等证，大抵皆由外感伏邪窜入奇经，久而生热。其热无由宣散，遂郁而作痛。

《本经》：中风寒热，心下逆气惊喘，口干舌焦，不能息，腹中坚痛，产乳金疮。

《名医别录》：除时气头痛身热，三焦大热，皮肤热，肠胃中结气，解肌发汗，止消渴烦逆腹胀，暴气喘息。

《素问·病机气宜保命集》：热痰喘嗽，痰如泉涌，石膏、寒水石各五钱为末，每人参汤服三钱。

李杲：凡病脉数不退者宜用之，胃弱者不可用。

《串雅》：仙传急风散，治中风中痰，服之立效。生石膏十两，辰砂五钱，上药共研细末，和匀，大人每付三钱，小儿 1~3 岁一钱，4~7 岁一钱五分，8~12 岁二钱，13~16 岁二钱五分，用生蜜汤调服。庚生按：此方见于鸡鸣录，治痰热痉厥。如治大人痰厥类中，则须每服三五钱，亦用生蜜调服，无不验者。

《张氏医通》：石膏火煅，同琥珀、滑石乃石淋之要药，然须质壮初起者宜之。

《丹溪心法》：玉液丸，专能泻胃火，并治食积痰火。软石膏不拘多少，又云火煅红，出火毒。上为末，醋糊丸，如绿豆大，服之。

寒水石

辛、咸、寒，入胃、肾经。

功类石膏，其特点是其味咸寒，入肾走血，除热之功，同于诸盐。

【文献记载】《外科精义》：白龙散，主生肌止痛及耳中卒然大痛。寒水石四两，烧半白研，乌贼骨研，滑石，以上各一两研，硼砂三钱，轻粉一钱，上为细末，每用干掺。耳中痛者，油调如糊，滴于耳中，痛立止。

知　母

苦、寒，入肺、胃、肾经。

泻肺滋肾，治阴虚火盛，骨蒸劳热，消渴。

【按语】知母寒化下行，用于水肿症，亦以湿热者为宜。用以治嗽，亦以痰黏稠黏于气道而难咯者为宜。

【文献记载】《日华子本草》：消痰止嗽，润心肺。

《用药法象》：泻无根之肾火，疗有汗之骨蒸，止虚劳之热，滋化源之阴。

《本草纲目》：下则润肾燥而滋阴，上则清肺金而泻火。

《兰室秘藏》：正气汤，治盗汗。炒黄柏、炒知母各一钱五分，炙甘草五分，上为粗末，作一服，水二盏，煎至一盏，食前温服。

《医学衷中参西录》：液滑能通大便，其人大便不实者忌之。

栀 子

苦、寒，入心、肝、肺、胃经。

泻火除烦，泄热利湿（兼利小便），凉血治衄，止血炒黑用。

【文献记载】朱震亨：泄三焦火，清胃脘血，治热厥心痛，解热郁，行结气。其性屈曲下行，能降火从小便中泄去，凡心痛稍久，不宜温散，反助火邪，故古方多用栀子以导热药，则邪易伏而病易退。

《普济方》：冷热腹痛，疗刺不思饮食，山栀子、川乌等份，生研为末，酒糊丸，梧子大，每服十五丸，生姜汤下。小腹痛，茴香汤下。

《经验良方》：血淋涩痛，生山栀子末、滑石等份，葱汤下。

《丹溪纂要》：胃脘火痛，大山栀子七枚或九枚，炒焦，水一盏，煎七分，入生姜汁饮之立止。复发者，必不效，用元明粉一钱服，立止。

《师梅方》：热病食复，及交接后发动欲死，不能语，栀子三十枚，水三升，煎一升，服令微汗。

《普济本事方》：酒渣鼻，栀子炒研，黄蜡和丸，弹子大，每服一丸，嚼细茶下，日二服，忌酒麸煎炙。

《是斋百一选方》：酒渣鼻用凌霄花、山栀等份为末，每服二钱，食后茶汤调下。

《普济本事方》：治鼻渊，山栀子不拘多少烧存性，末之，入鼻中立愈。

竹 叶

辛、淡、甘、寒，入心、肾经。

治心经实热，小便不利，口舌生疮等症。

【文献记载】《慎斋遗书》：凡人夜间多思，致睡不宁者，淡竹叶、枣仁二味煎服即安。

《新中医》（1985年6期）：梁翰芬经验：鲜竹叶与淡竹叶比较，鲜竹叶长于解暑散热除烦，还可作凉胃透表之主药，淡竹叶长于利水祛湿。余对一些感冒病证，在对证药中加入鲜竹叶，效果甚佳。导赤散宜用淡竹叶，银翘散宜用鲜竹叶，竹叶石膏汤则可视病情而选用之。

酸浆草

又名金灯笼、红姑娘、褂金灯、野胡椒。

苦、寒，入肺经。

清热利湿化痰。

【文献记载】《本经》：治热烦满，定志益气，利水道。

《新修本草》：灯笼草治上气咳嗽，风热，明目，根茎花实并宜。

陶弘景：捣汁服，治黄病多效。

朱丹溪：灯笼草，苦能除湿热，轻能治上焦，故主热咽痛。此草治热痰咳嗽，佛耳草治寒痰咳嗽也。与片芩清金丸同用更效。

李时珍：酸浆利湿除热，除热故清肺治咳，利湿故能化痰治疽。一人病虚乏咳嗽有痰，愚以此加入汤中用之有效。

《医学正传》：灯笼草炒焦，研末，酒调呷之，治喉疮作痛。

《中国药用植物图鉴》：功能清热化痰，主治痰热咳嗽、咽痛喉痹、虚劳骨蒸等症。外敷可治天泡湿疮、疔疮。并有利尿作用，能治水肿痛风。鲜根和猪心、朱砂共食，能治糖尿病。

夏枯草

苦、辛、微寒，入肝、胆经。

宣肝胆之郁热，能于阴中宣阳，散结气。

治瘰疬，目珠夜痛（楼全善：用苦寒药点之反剧者）。

【文献记载】《本经》：寒热瘰疬鼠瘘，头疮，破癥，散瘿，结气，脚肿湿痹，轻身。

李时珍：《黎居士简易方》：夏枯草治目痛，用砂糖水浸一夜用，取其能解内热、缓肝火也。《徐氏家传方》：治赤白带下。《圣惠方》治血崩不止，俱用夏枯草为末，每付二钱，米饮调下。

《冷庐医话·卷三》载：《医学秘旨》治不睡方云，一人患不睡，心肾兼补之药遍尝不效，诊其脉知为阴阳不交，以半夏三钱、夏枯草三钱，浓煎服之，即得安睡，仍投补心等药而愈。盖半夏得至阴而生，夏枯草得至阳而长，是阴阳配合之妙也。

娄全善：夏枯草治目珠疼至夜则甚者神效。或用苦寒药点之则反甚者亦神效。一男子，至夜目珠痛连眉棱骨，及头半边肿痛，用黄连膏点之反甚，诸药不效，灸厥阴少阳，疼随止，半日又作，月余，以夏枯草二两，香附二两，甘草四钱，为末，每服一钱半，清茶调下，咽痛减半，至四五服，良愈矣。

《外科方》：瘰疬马刀，不问已溃未溃，或日久成漏，用夏枯草六两，水二盅，煎七分，食远温服。虚甚者则煎汁熬膏服。并涂患处。兼以十全大补汤加香附贝母远志尤善。

《中药学讲义》：据临床报道，夏枯草用治乳腺癌、淋巴肿瘤、纵隔肿瘤，均有一定疗效。有降压、利尿、收缩子宫等作用。

《浙江中医杂志》1985年7期）：夏枯草治足跟痛、笔者据《滇南本草》称夏枯草能止筋骨疼痛之说用治本症（本病多见于中老年人，疼痛多为针刺样，有的兼见麻木，或X线检查发现骨质增生）。用法：将夏枯草50克浸入食醋1000克内2~4小时，然后煮沸15分钟。待稍温后浸泡患处20分钟（先熏后洗）。

人　尿

咸、寒。

【文献记载】朱震亨：小便降火甚速。

陶宏景：若人初得头痛，直饮人尿数升，亦多愈。合葱豉作汤服弥佳。

《民间方》：治关节炎，草灰热尿和敷之。

《名医别录》：寒热头痛温气，童男者尤良。

《大明本草》：止劳渴，润心肺，疗血闷热狂，扑损瘀血在内，止吐血鼻衄，皮肤皴裂，难产，胎衣不下。

人中白

咸、平。

【文献记载】李时珍：降火消瘀血，治咽喉口齿生疮疳䘌，诸窍出血，肌肤血汗。

《太平圣惠方》：大衄久衄，人中白一团，鸡子大，绵五两，烧研，每服二钱，温水服。亦治诸窍出血。

《集简方》：口舌生疮，尿桶垽（人中白）七分，枯矾三分，研匀，有涎拭去，数次即愈。

《陆氏经验方》：小儿口疳，人中白煅，黄柏蜜炙焦，为末等份，入冰片少许，以青皮拭净掺之，累效。

秋 石

咸、温。

【文献记载】李时珍：虚劳冷疾，小便遗数，漏精白浊。

嘉佑：滋肾水，养丹田，返本还原，消痰咳，退骨蒸，软坚块，明目清心（服食方多用之）。

《摘玄方》：肿胀忌盐，只以秋石拌饮食，得肿胀消，以盐入罐煅过，少少用之。

《张氏医通》：淡秋石治血淋，茎中热痛，降火最捷，但元气下陷，小便多者禁用。老人绝欲太早成淋，生绿豆水浸捣汁服之。然不若淡秋石捣水饮之，其效如神。一切淋浊属实热者，应手获效。稍涉阴虚，甚于砒鸩，不可不慎。

人中黄

甘、咸、寒。

适用于各种热病之血中毒，出血性斑疹之呈紫黑色者，如丹毒、斑疹伤寒及天然痘等。

【文献记载】朱震亨：热毒湿毒，大解五脏实热。饭和作丸，清痰消食积，降阴火。

《外科证治全生集》：治狂热痘毒，脚麻，麻至小腹而死；或头麻，麻至心口而死者，一日死甦几次。腊月取孩结粪，阴干，泥裹煨炭，取末三钱，豆腐浆调服，立愈。

《摘玄方》：治赤白带下：真秋石研末，枣肉捣丸，梧桐子大，每服六十丸，空心醋汤下。

丝瓜、丝瓜络

甘、寒，入肺、胃、肝经。

丝瓜络祛风行血，通络。

【文献记载】《本草纲目》：煮食除热利肠。老者烧存性服，祛风化痰，凉血解毒，杀虫，通经络，行血脉，下乳汁，治大小便下血，痔漏崩中，寒积疝痛阴肿，气血作痛，痈疽疮肿，齿䘌痘疹胎毒。

《普济方》：喉闭肿痛，丝瓜研汁灌之。

《简便方》：乳汁不通，丝瓜连子烧存性，研末，酒服一二钱，被覆取汗。

《鲟溪单方选》：腰痛不止，丝瓜根研末，每温酒服二钱，效。

《中医验方汇选》：治大便下血。丝瓜蔓煅成炭，研细，大人每次五分，小儿减半，热黄酒送下，每夜一次（按本方见于《验方新编》）。

《医宗金鉴》：治控脑砂（鼻渊），头痛、鼻流血水腥臭。丝瓜藤，连根处者，烧存性，研末，黄酒调服。

第二节　清肝明目药

决明子

甘、苦、咸、微寒，入肝、胆经。

清肝明目，泄泻者忌用。

【文献记载】《药性本草》：治肝热风眼赤目。

《本草求真》：青盲目淫，肤赤白膜，眼赤泪出。

《医方摘玄》：目赤肿痛或头风热痛，决明子炒研，茶调敷两太阳穴，干则易之，一夜即愈。

武汉《新医药》2 期：佳木斯地区，用本品煎剂、糖浆或片剂，治疗 100 例高胆固醇患者，证明本品有降血脂作用。使用煎剂 25 例，每天 1 两，分 2 次服。用糖浆共 30 例，每 10000 毫升含生药 75 克，每天 3 次，每次 20 毫升。用片剂 45 例，每天 3 次，每次 5 片，每片含生药六分。结果：100 例患者，治疗前平均血胆固醇为 246.91 毫克／分升，治疗后平均为 153.7 毫克／分升，平均下降 87.9 毫克／分升，显示了良好效果。其降血脂作用可能与其促进肠管蠕动、抑制胆固醇吸收有关。

谷精草

甘、平，入肝、胃经。

疏风散热，明目退翳。

【文献记载】《开宝本草》：喉痹齿风痛，诸疮疥。

《本草纲目》：体轻性浮，能上行阳明分野……明目退翳之功，似在菊花之上也。

《中国药用植物图鉴》：本品有消炎、利尿、镇痛作用，为清凉性明目药，专治眼翳膜及各种炎性眼病，煎汁内服或洗眼均有效。对感冒性喉头炎及各种热性病所致之头部疼痛亦有疗效。

《罗氏会约医镜》：治目翳星障……疗风火齿痛喉痹。按：谷精草去星障，木贼去翳障，兼补肝肾药乃效，其功在菊花之上。

《医学广笔记》：黄学渝潜白，患风泪眼，每出则泪流盈颊。仲淳疏一方寄之。谷精草为君，蒺藜和枸杞之属佐之，羊肝为丸，不终剂愈。

密蒙花

甘、微寒，入肝经。

【文献记载】《开宝本草》：主青盲肤翳，赤涩多泪，消目中赤脉，小儿麸痘，及疳气攻眼。

《汤液本草》：入肝经气分，润肝燥。

《本草经疏》：此药甘以补血，寒以除热，肝血足而诸症无不愈矣。

刘守真：治羞明怕日。

青葙子

苦、微寒，入肝经。

有扩散瞳孔的作用，肝肾虚及瞳孔散大者忌用。

【文献记载】《本经》：主邪气，皮肤中热，风瘙身痒，杀三虫。

《药性本草》：治肝脏，热毒冲眼，赤障青盲翳肿。

李时珍：青葙子治眼与决明子、苋实同功。本经虽不言治眼，而云一名草决明，主口唇青，则其明目之功可知矣。目者肝之窍，唇口青者，足厥阴肝经之症，古人除热亦多用之，青葙子之为厥阴药，又可知矣。

《贞元广利方》：鼻衄不止，眩冒欲死，青葙子汁三合，灌入鼻中。

李时珍：青葙苗叶花实与鸡冠花一样无别，但鸡冠花穗或大而扁或圆者，此则梢间出花穗尖长四五寸，状如兔尾。

蕤 仁

甘、温。

【文献记载】《本经》：心腹邪热结气，明目，目赤痛伤泪出，目肿眦烂。

《名医别录》：破心下结痰，痞气，齆鼻。

藏器曰：生治嗜睡，熟治不眠。

刘禹锡《传信方》：眼风痒或生翳，或赤眦，一切皆主之。宣州黄连末，蕤核仁去皮研膏等份，和匀。取无虫干枣二枚，割下头去核，以二物填满，却以割下头合定，用薄绵裹之，大茶杯盛于银器中，文武火煎取一鸡子大，以绵滤罐收，点眼，万万不失，前后试验数十人皆应。

《经验良方》：治赤烂眼，蕤仁、杏仁各一两，去皮研匀，入腻粉少许为丸，每用，热汤化洗。

止泪蕤仁汤：治迎风流泪。蕤仁四钱，防风三钱，荆芥三钱，当归身三钱，菊花三钱，车前子三钱，牡丹皮三钱，草决明三钱，白芍三钱，桑叶三钱，甘草二钱。（此方未试，不记是何人所传）

夜明砂

辛、寒，入肝经。

【按语】夜明砂的功效主要是散血以消积，清热以明目，惟其寒而且散，又入血分，故古书载下死胎，孕妇慎用。

【文献记载】《图经本草》：治跌仆损痛。

《本草衍义》：治疟有效。

《本草求真》：入肝经血分，活血，为治目盲翳障之圣药……其或见惊疳，气血腹痛，得此辛以散邪，寒以清热，则血自活，而病无不可愈。

《本经》：面痈肿，皮肤洒洒时痛，腹中血气，破寒热积聚，除惊悸。

李时珍：治目盲障翳，明目除疟。

《仁斋直指方》：内外障翳，夜明砂末，化入猪肝内，煮食饮汁，效。

《本草纲目》：小儿雀目，夜明砂炒研，猪胆汁和丸，绿豆大，每米饮下五丸。

《太平圣惠方》：疟发作不止，夜明砂末，冷茶调服一钱立效。

《经验秘方》：胎前疟疾，夜明砂末三钱，空心温酒服。

熊　胆

苦、寒，入肝、胆、心经。

清热止痉明目。

治热盛惊风癫痫抽搐，小儿惊痫，目赤羞明，肿痛翳障。外用点眼，涂痔。

【文献记载】孟诜：小儿惊痫瘈疭，以竹沥化两豆许服之。

李时珍：退热清心，平肝明目，去翳，杀蛔蛲虫。

《齐在野语》：赤目障翳，熊胆丸。每以胆少许化开，入冰片一二片，铜器点之，绝奇。或泪痒，加生姜粉。

《外台秘要》：十年痔疮，熊胆涂之，神效，一切方不及也。

《保幼大全》：诸疳羸瘦，熊胆、使君子末等份研匀，瓷器蒸溶，蒸饼丸，麻子大，每米饮下二十丸。

《寿世保元》：治伤寒热极发狂，不认亲疏，躁热之极，用熊胆一分，研末，凉水调服，立效。

荸 荠

甘、微寒，滑，入肺、胃、大肠经。

清热生津，明目退翳。

【按语】用于热病烦渴，或热灼津液，口渴便秘，以及阴虚肺燥之痰热咳嗽症。如《温病条辨》之五汁饮，《温热经纬》之雪羹汤（配海蜇皮），治阴虚痰热，大便燥结。荸荠粉，外用有清热明目之功，用于肝热目赤痛及障翳等证，取鲜者打汁，每次一至二两。

【文献记载】《名医别录》：治消渴、痹热。

《食疗本草》：下丹石，消风毒，除胸中实热气，可作粉食，明耳目，消黄疸。

雪羹汤（王晋三方）：大荸荠四个，海蜇一两，水煎服。荸荠味甘，海蜇味咸，都是性寒滑利之品，能除痰热，消积滞，并治肝经热厥，少腹攻冲作痛。本方虽甚平淡，但持续服用，确有清肝火除痰热的功效，对肝阳上亢的高血压以及痰热胶结的咳喘症，都很合用。

《种福堂方》：饮荸荠酒治大便下血。荸荠捣汁半盅，将好酒半盅冲入，空腹温服。

第三节 清热凉血药

犀角（水牛角代）

苦、寒，入肝、胃经。

清热凉血。治温邪入营，夜寐不安，烦热谵语，斑疹吐衄。孕妇慎用。

【文献记载】《本草纲目》：解一切诸毒。

李时珍：磨汁治吐血衄血下血，及伤寒蓄血发狂，谵语发黄发斑，痘疮稠密，内热黑陷，或不结痂，泻肝凉心，清胃解毒。

牛 黄

苦、甘、凉，入心、肝经。

清热，开窍豁痰，熄风定惊。

治温病神昏谵语，壮热惊痫，抽搐口噤，喉肿腐烂。不入煎剂。

【文献记载】《本经》：惊痫寒热，热盛狂痉。

李时珍：清心化热，利痰凉惊。

李杲：凡中风入脏者，必用牛雄脑麝之剂，入骨髓，透肌肤，以引风出。若风中腑及中血脉者用之，恐引风邪入于骨髓，如油入面，莫之能出也。

《外台秘要》：小儿七日口噤，牛黄为末，以淡竹沥化一钱灌之，更以猪乳滴之。

《总微论》：小儿热惊，牛黄杏仁大，竹沥、姜汁各一合，和匀与服。

《广利方》：惊痫，嚼舌迷闷仰目，牛黄一豆许，研和蜜水灌之。

地 黄

甘、苦、寒，入心、肝、肾经。

【文献记载】刘完素：地黄生则大寒而凉血，血热者须用之。熟则微温而补肾，血衰者须用之。

王好古：生地治手足心热，能益肾水，凉心血，其脉洪实者宜之。若脉虚者，则宜熟地黄。

李时珍：生地黄能生精血，天门冬引入所生之处，熟地黄能补精血，麦门冬引入所补之处。《医学正传》云，生地黄生血，而胃气弱者服之恐妨食；熟地黄补血，而痰饮多者服之恐腻膈。或云，生地黄酒炒则不妨胃，熟地黄姜汁炒则不腻膈。

《外台秘要》：骨蒸劳热，生地一斤，捣三度，绞汁尽，分再服。若利，即减之，以凉为度。

《太平圣惠方》：小便血淋，生地黄汁、车前叶汁各三合，和煎服。

《本草正义》：阴虚而神散者，非熟地之守不足以聚之；阴虚而火升者，非熟地之重不足以降之；阴虚而躁动者，非熟地之重不足以镇之；阴虚而刚急者，非熟地之甘，不足以缓之。

《医学衷中参西录》：各脏腑阴分虚损者，熟地黄皆能补之。冯氏谓地黄补肾中元气之说，非尽无凭，盖阴者阳之守，血者气之配，地黄能滋阴养血，大剂服之，使阴血充足，人身元阳之气，自下至上脱下陷也。

《张氏医通》：干姜地黄散，治胎漏下血。干姜炮一两，干地黄六两切焙，右二味为散，酒服方寸匕，日三服。

《傅青主男科》：便血出于后阴，尿血出于前阴，生地一两，地榆三钱，水煎服，二证俱愈。

《张氏医通》：失血后烦渴，大便不通，一味生地黄捣汁服之。血枯燥结，恒用熟地黄蜜煎常服，或熬膏亦佳。

《丹溪心法》：许令公方治尿血，生地黄汁一升，生姜汁一合，顿服瘥。

玄　参

甘、苦、寒，入肺、胃、肾经。

【文献记载】《名医别录》：止烦渴；散颈下结核，痈肿。

《药性本草》：热风头痛，伤寒劳复，治暴热结，散瘤瘰疬。

《神农本草经百种录》：玄参色黑属肾而性寒，故能除肾浮游上升之火。

《医学衷中参西录》：清肺家燥热，解毒消火，最宜于肺结核，肺热咳嗽。与柏实、枸杞并用，以治肝肾虚而生热，视物不了了者，恒有捷效也。又外感大热已退，其人真阴亏损，舌干无津，胃液消耗，口苦懒食者，愚恒用元参两许，加路党参二三钱，连服数剂自愈。

《罗氏会约医镜》：清手心足心之热，此属无根浮游之火，惟元参清除甚捷。性寒滑，脾虚呕逆泄泻者禁之。

《名中医治病绝招》：彭静山用元参一味 50 克，煎汁 500 毫升温饮，一次内服，对风热头痛屡用皆效。

牡丹皮

辛、苦、微寒，入心、肝、肾经。

治血中伏火，凉血行瘀。

【文献记载】《本经》：主寒热，中风瘛疭，惊痫邪气，除癥瘕瘀血留舍肠胃，安五脏，疗疮痫。

张元素：治神志不足无汗之骨蒸，衄血吐血。

甄权：治冷气，散诸痛，女子经脉不通，血沥腰痛。

《大明本草》：通关膝血脉，排脓，消扑损瘀血，续筋骨，除风痹，治胎下胞，产后一切冷热气。

李时珍：牡丹皮治手足少阴厥阴四经血分伏火。盖伏火即阴火也，阴火即相火也。古方惟以此治相火，故仲景肾气丸用之。今人乃专以黄柏治相火，不知牡丹皮之功更胜也。

赤 芍

苦、微寒，入肝经。

【文献记载】《本草品汇精要》：利小便，下气，行经，通顺血脉，散恶血，消痈肿。

《本草求真》：赤芍与白芍主治略同，但白则有敛阴益营之功；赤则有散邪行血之意；白则能于土中泻木，赤则能于血中散滞。

《沈氏良方》：血崩带下，赤芍药、香附子等份为末，每付二钱，盐一捻，水一盏，煎七分，温服。日二服，十服见效。名如神散。

《解放军医学杂志》：1965 年 2 卷 1 期：单纯用赤芍甘草汤治疗急性乳腺炎 40 例，均在 2~4 日内治愈。方用生赤芍三两，生甘草二两，加水 500 毫升，煎取 150 毫升为头煎，再以同样方法煎取第二剂，相隔 2~3 小时服下，每日 1 剂。作者认为，必须掌握在急性乳腺炎的早期，有寒战发热，乳房内肿块界限不明显，表面皮肤正常或略红，有自发疼痛及压痛者。若到后期，炎症浸润较广泛，或已有脓肿形成时，则不宜本方。

《中药学讲义》：据有关资料，赤芍对肝功能不好的患者，不宜大量长期服用。

紫 草

甘、寒，入心、肝经。

【按语】紫草之功，不但取其凉，亦取其润（凉润活血）。凉血活血，解毒透疹，滑肠。

【文献记载】《本经》：主心腹邪气，五疸，补中益气，利九窍。

《名医别录》：通水道，疗肿胀满痛。以合膏，疗小儿疮及面皶。

《本草纲目》：其功长于凉血活血，利大小肠，故痘疹欲出未出，血热毒盛，大便闭塞者宜之；已出而黑紫便闭者亦可用。若已出而红活及白陷，大便利者，切宜忌之。

李士材《本草通元》：按紫草之用，专以凉血为功，痘疹毒盛则血热，血热则干枯而毒不得越，得紫草凉之，则血行而毒出，世俗未明此旨，误认为宣发之剂，非矣。

《活幼释书》：小儿脾气实者犹可用，脾气虚者反能作泻。古惟用茸，取其初得阳气，以类触类，所以发痘疮则用茸。

翟良《痘科释义》：痘科用紫草，古方惟用其茸，取其气轻味薄而有清凉发散之功。凡用紫草，必用糯米五十粒，以制其冷性，庶不致损胃气而致泻泄，惟大热便秘者不必加。

《中药学讲义》：有抗垂体促性腺激素及抗绒毛膜促性腺激素作用，可试用于更年期综合征。对绒毛膜上皮癌有一定的控制作用，但不能作为根治方法。

《中医杂志》（1996 年 7 期）：①治疗慢性胃炎及消化性溃疡病：慢性胃炎在辨证分型基础上均加用紫草 15~20 克，黏膜出血明显加紫草 30 克；消化性溃疡：常用紫草 30 克，五倍子 10 克，延胡索 10 克，佛手 12 克，赤石脂 15 克。②通便，治鼻渊：常以紫草 20 克，莱菔子 12 克，杏仁 12 克为基本方，加减治便秘（因热因瘀者尤宜）。③治疗淋病尿道狭窄，单味 30 克，分 3 次服。

《中医杂志》（1996 年 8 期）：紫草重用，善治银屑病：前期紫草合四妙勇安汤（紫草 12 克，金银花 9 克，玄参 6 克，当归 30 克，生甘草 30 克），后期紫草合荆防四物汤。用量是取效关键。紫草 9~15 克偏于清热透疹，15~30 克凉血活血，30 克以上解毒化斑。进行期 12 克，静止期 90 克方妥。为治本病首选药。

本品甘咸气寒，色紫质滑。善走血分，为清热凉血，解毒消斑之佳品。血得寒而凉（静），得咸而降，得滑而通，得紫入血。

荠　菜

甘、淡、凉，凉血止血。

用于各种血热出血，利尿。

用于乳糜尿、肾炎水肿、肾结核。

第四节　清虚热药

地骨皮

甘、淡、寒，入肺、肾经。

清肃肺热。清虚热，治咳嗽喘息，骨蒸劳热。捣汁或煎服治吐血。小便出血。

【文献记载】《食疗本草》：祛骨蒸消渴。

《用药法象》：治传尸有汗之骨蒸。

《汤液本草》：泻肾火，降肺中伏火，去胞中火，退热。

《本草求真》：丹皮味辛，能治无汗骨蒸；此属味甘，能治有汗骨蒸。

王好古：泻肾火，降肺中伏火，去胞中火，退热补正气。

《兰室秘藏》：膀胱移热于小肠，上为口糜，生疮溃烂，心胃壅热，水谷不下，用地骨皮汤。柴胡、地骨皮各三钱，水煎服之。

《医学衷中参西录》：性凉长于退热，优于下行，有收敛之力，是以治有汗之骨蒸，能止吐血衄血，更能下清肾热，通利二便，并治二便因热下血。且其收敛下行之力，能使上焦浮遊之热因之清肃，而肺为热伤作嗽者，服之可愈。惟肺有风寒作嗽者忌用，以其性能敛也。

《寿世保元》：小便下血不止，地骨皮，烧酒二盅，煎至七分，去渣空腹服，立止。

《中药学讲义》：有降低血糖作用。又，据介绍，鲜地骨皮一两，茶叶一钱，水煎，疟发煎服，可治疟疾。

《先醒斋医学广笔记》：治下疳极秘神方。用鲜小蓟、鲜地骨皮各三两，煎浓汁浸之，不三日即愈。

白　薇

苦、咸、寒，入肝、胃经。

【按语】古方用白薇者，《金匮要略》竹皮大丸；《活人书》葳蕤汤；《本事方》治血厥白薇汤；《小品方》二加龙骨汤；以及《千金方·妇人门》白薇诸方。均不出"走血分"、"治浮热"两种作用。白薇形与白前相似，但白薇中空，白前中实，惟其如此，故白薇能敛浮阳，白前能泻肺中之痰。

【文献记载】《重庆堂随笔》：白薇凉降，清血热，为女科要药。温热证邪入血分者，亦宜用之。

《本草纲目》：风温灼热多眠，及热淋遗尿，金疮出血。

《儒门事亲》：金疮出血，白薇为末贴之。

《名医别录》：疗伤中淋露，下水气，利阴气，益精，久服利尿（下焦有热兼阴虚者最宜）。

《千金方》：血淋，妇人遗尿（不拘胎前产后），白薇、白芍各一两为末，酒服方寸匕，日三服。

《浙江中医杂志》1964年7卷1期：以白薇治疗咽喉疾患，有清凉退热之功，性极中和，热性病引起喉炎症时，可在处方中加白薇3~5钱，同煎内服。若单纯喉炎，用白薇焙干，研成末，日3次，每次3钱（成人量），开水送服，十余年观察，效果良好。

《广东中医》（1962年9期）：民间秘方"雷打箭"治疗脑出血卒中，白薇五钱，泽兰三钱，穿山甲二钱，每日一至二剂。白薇含配糖体、挥发油，有降压利尿之功，解血分之热；泽兰含精油及鞣质，能刺激平滑肌，使其自动收缩，同时能刺激黏膜使吸收力增加，减少黏液分泌。穿山甲有促进白细胞增加作用，为变质药，有镇痛利尿、清解瘀血、消利水肿、痈肿胀痛之功。行瘀消炎清热毒，宜于脑出血性卒中。

《中药学讲义》：对于小便赤涩，热淋茎痛，亦有良效，用于肾炎初、中期，能改善症状。

《岳美中医案集》：久咳挟感时……鼻涕中挟血者，白薇、桔梗并用。

胡黄连

苦、寒，入肝、胃、大肠经。

清热燥湿，除蒸消疳。

【文献记载】《本草正义》：按胡黄连之用，悉与黄连同功；惟其质重色黑，沉降之性尤速，故清导下焦湿热，其力愈专，其效较川黄连为捷。凡热痢脱肛、痔漏疮疡、血痢、血淋、溲血及梅疳疮等证，湿火结聚，非此不能真达病所。而小儿疳积膨胀之实证，亦可用之。盖苦降直坠，导热下趋，最为疾速，且不致久留中州妨碍脾胃冲和之气耳。

《医方论》：治胃热消渴方云："黄连当用胡黄连，盖川连但能泻心火，生津止渴，不若胡黄连之为佳也。"据此，则黄连当较胡黄连为燥。

银柴胡

甘、微寒，入肝、胃经。

退骨蒸，清疳热。外感风寒，血虚无热者，忌用。

【文献记载】《本草正义》：退热而不苦泄，理阴而不升腾，固虚热之良药。

青　蒿

苦、寒，入肝、胆经。

附：青蒿虫

小儿惊风，青蒿虫末和灯草灰入人乳服之。或伺小儿睡时，以铜管吹青蒿虫末和灯草灰入其口中。（《冷庐医话》）

【文献记载】《本经》：治留热在骨节间。

《本草纲目》：治疟疾寒热。

《本草正义》：能散风火，善解暑热，气味清芬，则宣利血滞而清血热，尤有专长。

《十便良方》：青蒿一握，猪胆汁一枚，杏仁四十个去皮尖炒，以童便一大盏，煎五分，空腹温服。治骨蒸烦热。

《存仁方》：治温疟痰甚，但热不寒，青蒿二两，童便浸焙，黄丹半两，为末，每服二钱，白汤调下。

《圣济总录》：治赤白痢，青蒿、艾叶等份，同豆豉捣作饼，月乾，名蒿豉丹。每用一饼，水一盏半煎服。

《外科证治全生集》：治急慢惊风。辰砂轻粉各一钱，僵蚕七条，全蝎三个，共研细，用青蒿节内虫捣和为丸，如绿豆大，临用取一丸，研细，人乳调服。

《罗氏会约医镜》：酒痔便血，用青蒿叶为末，粪前血，冷水调服，粪后血，酒调服，以青蒿凉血而败胃也。

第五节　清热燥湿药

黄　芩

苦、寒，入心、肺、胆、大肠、小肠经。

清热燥湿，止血安胎。

【文献记载】邹润安：人之脏腑中空者，惟肺与肠胃，黄芩中空色黄，气薄味厚，不为补剂而为泻剂。泄肺者，无非泻气分之热；肠胃主通调水谷，泄肠胃者，无非泻水谷湿热；血因气调而行，因气滞而阻，故凡气以热滞，致血缘气阻者，得气之调则行；此黄芩之专司也……黄芩有三偶：气分热结者，与柴胡为偶；血分热结者，与芍药为偶；湿热阻中，与黄连为偶。《医学大辞典》一味子芩丸，黄芩一味为丸，治妇人尿血风搏血崩胎漏等证。

《本草通元》：若因饮寒受寒腹痛，及饮水、心下悸、小便不利，而脉不数者，是里无热证，则黄芩不可用也；若热厥腹痛，肺热而小便不利者，黄芩可不用乎。余因感冒犯戒，蒸热如火，吐痰废食，遍服诸药益剧，偶思李东垣治肺热，烦渴昼盛，气分热也，宜一味黄芩汤，遂用一两煎服，次日尽愈。药中肯綮，效至此哉。

李时珍：予年二十时，因感冒咳嗽既久，且犯戒，遂病骨蒸发热，肤如火燎，每日吐痰碗许，暑月烦渴，寝食几废，六脉浮洪，遍服柴胡麦冬，荆沥诸药，月余益剧，皆以为必死矣，先君偶思李东垣治肺热如火燎，烦躁引饮而昼盛者，气分热也，宜一味黄芩汤以泻肺经气分之火。遂按方用片芩一两，水二盏，煎一盏，顿服，次日身热尽退而痰嗽皆愈。

《兰室秘藏》：治头痛不拘偏正用酒芩为末，每服一钱，茶酒任下。

《洁古家珍》：治风热有痰眉眶作痛，酒芩、白芷等份为末，每服二钱，茶下。

《太平圣惠方》：治吐血衄血，或发或止，积热所致，黄芩一两为末，每服三钱，水一盏，煎六分服。

《千金方》：治血淋热痛，黄芩一两，水煎热服。

《卒病论》：治吐衄下血，黄芩三两，水三升煎一升半，温服亦治妇人漏下。

李东垣：泻肺火而解肌热。味苦而薄，中枯而飘，故能泻肺火而解肌热。细实而不中空者，治下部妙。

《医学衷中参西录》：为其中空能调气，无论何脏腑，其气郁而作热者，皆能宣通之。为其中空又善清躯壳之热，凡热之伏于经络散漫于腠理者，皆能消除之。

《张氏医通》：黄芩虽苦寒，专走肌表，所以表药中靡不用之，观仲景黄芩汤、柴胡汤及阳旦汤可知。

《先醒斋医学广笔记》：治半边头痛属火者，大黄末三分，黄芩末一钱，二味和生白酒一碗，顿热调匀，服之即愈。

黄 连

苦、寒，入心、肝、胆、胃、大肠经。

清热燥湿，清心除烦，泻火解毒。

【文献记载】邹润安：泻心火，升阴理脾，降火治胃，故泻心汤用之；妇人阴蚀，皆湿热下注，故主之。

《本草通元》：黄连只入心家，言清肝胆者，实则泻子之法也。

韩懋云：黄连与肉桂同行，能使心肾交于顷刻。

《本草纲目》：古方香连丸用黄连、木香，姜连散用干姜、黄连，左金丸用黄连、吴茱萸，口疮方用黄连、细辛，皆是一冷一热，寒因热用，热因寒用，阴阳相济，最得制方之妙。

《妇人大全良方》：邓安人夏月亦病历节，痛不可忍，诸药不效。召仆诊之，人迎与心脉虚。此因中暑而得之，合先服酒蒸黄连丸（黄连一味，酒蒸为丸），众医莫不笑。用此药服一贴即愈，自后与人良验。

《中西医结合杂志》（1992 年 10 期）：韩仁贵报道：黄连甘草汤，黄连10 克，炙甘草 10 克，煎汁后 1 日少量多次服。7 天为 1 疗程，间歇 1 周并进行第二疗程，治疗 42 例，量长者 10 个疗程，最短者 1 个疗程，平均 3、4 个疗程。其中反复发作阵发性心动过速 36 例，显效 1~9 例、改善 12 例、无效 5 例。频发房性早搏 4 例、显效 2 例、改善 1 例、无效 1 例。频发室性早搏 2 例、显效 1 例、无效 1 例。器质性者排除在外。

《岳美中医案选集》：治空洞性肺结核，脾肺兼治之外，每日加服黄连粉 3 克，连服 8 月余愈。因黄连对结核杆菌有抑制作用，对耐抗痨药者，并无交叉抗药性。

黄　柏

苦、寒，入肾、膀胱、大肠经。

清热燥湿，泻火解毒，制相火。

【文献记载】《医家秘奥》：如用补中汤，汗少肺气不开重用黄芪，汗多里气不守重用人参，热不退重用甘草，脐以下无汗加黄柏三分。（按：加黄柏者，乃是去下焦湿热以通阳。）

刘完素：凡肾水膀胱不足，诸痿躄，脚膝无力，黄芪汤中加用，使两足膝中气力涌出，痿软即便去也。乃瘫痪必用之药，蜜炙研末，治口疮如神。

朱丹溪：得知母滋阴降火，得苍术除湿清热，为治痿要药。得细辛泻膀胱火，治口舌生疮。

李东垣：黄柏、苍术乃治痿要药，凡去下焦湿热作肿及痛，并膀胱有火邪并小便不利，及黄涩者，并用酒洗黄柏、知母为君，茯苓、泽泻为佐。凡小便不通而口渴者，邪热在气分，肺中伏火，不能生水，是绝小便之源也，法当用气味俱薄淡渗之药，猪苓、泽泻之类，泻肺火而清肺金，滋水之化源。若邪热在下焦血分，不渴而小便不通者，乃《素问》所谓无阴则阳无以生，无阳则阴无以化。法当用气味俱厚，阴中之阴药治之，黄柏、知母是也。

《妇人大全良方》：妊娠下痢白色，昼夜三五十行，根黄厚者，蜜炒令焦，为末，大蒜煨熟去皮，捣烂和丸，梧桐子大，每空心米饮下三五十丸，日三。

《洁古家珍》：珍珠粉丸，治赤白浊淫及梦浊精滑。黄柏炒、真蛤粉各一斤为末，滴水为丸，梧桐子大。每剂一百丸，空心温酒下。黄柏苦而降火，蛤粉咸而补肾也。

《独行方》：消渴尿多能食，黄柏一斤，水一升，煮三五沸，渴即饮之，恣饮数日即止。

《肘后备急方》：伤寒遗毒，手足肿痛欲断，黄柏五升，水三升，煮渍之。

《肘后备急方》：食自死六畜肉中毒，以黄柏末，水服方寸匕。

《兰室秘藏》：口疮久不愈者，黄柏不计多少，蜜涂其上，炙黄色，为细末，干糁疮上，临卧。忌醋酱盐。

《张氏医通》：大补丸治阴火亢极，足胫疼热，不能久立，及妇人火郁发热。厚黄柏，盐酒拌，陈米饭上蒸，每蒸必拌，炒黑亮如漆为度。炼白蜜丸，梧桐子大，每服二钱，空心，酒下。如服之应，每斤加厚肉桂一两。（按：本方用姜汁炒拌数次为末，名潜行散，治湿热足膝肿痛；本方加知母、熟地、龟板，猪脊髓和蜜丸，名大补阴丸，治阴虚火旺，烦热易饥足膝疼热；本方十分加知母七分，肉桂一分，水丸，名滋肾丸，治阴虚不渴，小便涩痛，热起足心；本方加龟板、熟地、知母、牛膝、白芍、锁阳、虎胫骨、当归、炮姜，酒为丸，名虎潜丸，治下体痿弱。）

《医学从众录》：卦髓丹治遗精，砂仁一两，黄柏三两，炙甘草七钱，共末炼蜜丸。

《中药学讲义》：临床上 27 例结核病患者服用黄柏末的结果，可见解热现象、血沉降低、食欲增加、咳嗽、咳痰减少等。

《重庆堂随笔》：盖黄柏治下焦湿热诸证，正与蛇床子治下焦寒湿诸证为对称。

龙胆草

苦、寒，入肝经。

用于肝经湿热所致的目赤肿痛、胸刺痛、阴囊肿痛、耳聋肿，及肝经热盛生风、高热不退、急惊抽搐等证。

【文献记载】《药品化义》：凡属肝经热邪为患，用之神妙。其味厚重而沉下，善清下焦湿热，若囊肿便毒下疳，及小便涩滞，男子阳挺肿胀，或光亮出脓，或茎中痒痛，女人下阴作痛，或发痒生疮。

《汤液本草》：心云，除下焦之湿及翳膜之湿。象云，治两目赤，肿胀，瘀肉高起，疼痛不可忍，以柴胡为主，治眼中疾必用之药也。

《医学衷中参西录》：举凡目疾、吐血、衄血、二便下血、惊痫、眩晕，因肝胆有热而致病者，皆能愈之。其泻肝胆实热之力，数倍于芍药，而以敛抑肝胆虚热，固不如芍药也。

《类证治裁》：肝火脉洪尿血，一味龙胆草煎服。

《中药学讲义》：有降低谷丙转氨酶的作用。

苦 参

苦、寒，入心、肝、小肠、大肠、胃经。

清热除湿，祛风杀虫，利水。

【按语】《金匮要略》治妊娠有水气，小便不利，当归贝母苦参丸。狐惑，蚀于下部则咽干，苦参汤洗之。《千金方》三物黄芩汤治妇人在草蓐，自发露得风，四肢苦烦热头痛者与小柴胡汤，头不痛但烦者，此汤主之。

【文献记载】《本经》：主黄疸，溺有余沥，逐水，除痈肿。

《名医别录》：除伏热肠澼。

《药性本草》：治热毒风，皮肤燥生疮，赤癞眉脱，除大热。

《本草经百种录》：与黄连功用相近，但黄连去心脏之火为多，苦参以去心腑小肠之火为多，以黄连之气味清而苦参之气味浊也。

《汤液本草》：衍义云，有人遍身风热细疹，痒痛不可任，连胸胫脐腹近阴处皆然，涎痰亦多，夜不得眠。以苦参末一两，皂角二两，水一升，揉滤取汁，银石器熬成膏，和苦参末为丸，如梧桐子大，食后温水下二十丸至三十丸，次日便愈。

《外台秘要》：苦参丸，治狂邪发恶，或披头大叫，欲杀人，不避水火。以苦参为末，蜜丸桐子大，每服十丸，薄荷汤下。

《先醒斋医学广笔记》：治时气伤寒（除阴证不可服），苦参一两，水酒各一碗，煎八分，重者水醋各半服之，一汗而愈。不论伤寒久近，立效。本草云，天行尤良。

《外台秘要》：天行病四五月，结胸满痛壮热，苦参一两，以醋三升；煮取一升二合饮之，取吐即愈。天行毒病，非苦参醋药不解，及温覆取汗良。（按：据上二方，可见苦参治时疫，欲汗则酒煎，欲吐则醋煎。）

《中药学讲义》：治肺脓疡，取根白皮，文火炒燥研末，五六钱，一日三次，饭前黄酒送服。

《中医报》（1986年7月7日第3版）：解放军281医院动物实验证明，苦参对实验性肾炎蛋白尿有一定疗效。而丹参、莪术不但无效，反而加重肾纤维化。

《中医杂志》36卷第9期：苦参对治疗病毒性心肌炎、顽固性早搏、心律不齐、室性早搏有报道。

秦　皮

苦、涩、寒，入肝、胆、大肠经。

清热燥湿，清肝明目。

【文献记载】《本草纲目》：治目病惊痫，取其平木也；治下痢疳带，取其收涩也。

《本草通元》：苦寒入肾，主风热虫疾，肠风下血，积热下利，搽牙止痛。丹溪云，服苦参多致腰重，因其性降而不升也，非伤肾也。治大风有功，况细疹乎。

《外台秘要》：赤眼生翳，秦皮一两，水一升半，煮七合，澄清，日日温洗。一方加滑石、黄连等份。

《中药学讲义》据临床报道：秦皮所含总苷对风湿性疾病有治疗作用。可使风湿患者所排尿中的尿酸量显著增加。

第六节　清热解毒药

金银花

甘、寒，入肺、胃、心经。

宣散风热，凉血解毒。

甘寒清热，芳香透达。治热毒疮疡，湿热痢疾，外感风热。

【文献记载】《太平圣惠方》：热毒血痢，忍冬藤浓煎饮。

《外科精义》：治发背恶疮，托里止痛排脓。金银花四两，无花用苗叶嫩茎代之。甘草一两，右为粗末，分为三服，酒水各一盏，同煎至一盏，去渣，温服无时。

连　翘

苦、微寒，入心、胆经。

【文献记载】《本草经百种录》：连翘之气芳烈而性清凉，故凡气分之郁热皆能已之。

《本经》：主寒热鼠瘘、瘰疬、痈肿、恶疮、瘿瘤、结热、蛊毒。

《药性本草》：除心家客热。

李杲：连翘散诸经血结气聚，消肿。

《医学衷中参西录》：连翘味淡微苦性凉，具升浮宣散之力，流通气血，治十二经血凝气聚，为疮家要药。能透表解肌，清热逐风，又为治风热要药。且性能托毒外出，又为发表瘾疹要药。为其性凉而升浮，故又善治头目之疾，凡头痛目痛齿痛鼻渊，或流浊涕成脑漏症，皆能主之。为其味淡能利小便，故又善治淋疾，尿管生炎。以治外感风热，用至一两，必能出汗，且其发汗之力甚柔和，又甚绵长。仲景方中所用之连轺，乃连翘之根，即本经之连根也。其性与连翘相近，其发表之力不及连翘，而其利水之力则胜于连翘。

附：连翘心

更长于治心热。

大青叶

苦、大寒，入心、胃经。

凉血消斑。用于热毒喉痹、口疮、肿毒、丹毒。

【按语】《中国药用植物图鉴》云，华北用的板蓝根，为十字花科大青的根与华南各省的多年生灌木状草本的马兰不同。马兰的根亦称板蓝根，其叶可制青黛，称建青黛。在临床上，两种板蓝根与大青叶，青黛功用均相似。

【文献记载】《先指掌赋》：阳毒则狂斑烦乱，以大青升麻可回困笃。

陶宏景：治时行热毒甚良。

甄权：治瘟疫寒热。

李时珍：治热毒痢，黄疸喉痹丹毒。

《南阳活人书》：犀角大青汤，治热病发斑，赤色烦痛。大青七钱半，犀角二钱半，栀子十枚，豉二撮，分二服，每服水一盏半，煎八分温服。

《福建中医药》110 卷 4 期：大青叶 1 两煎成 100 毫升，1 岁以下每次 10~20 毫升，1~5 岁每次 30 毫升，6~10 岁每次 50 毫升，11~13 岁每次 80 毫升，平均每 4 小时 1 次，于热退后 2~3 天再停服。如热度起伏或有潮热倾向加芩蒿清胆汤，夹湿加甘露消毒丹。51 例，发热在 1~12 天内消退，半数在 48 小时内退热；头痛在 3 天内消失，体征一般于热退后 3~5 天内消失。所有病例全部无后遗症。危重病例应采取综合疗法进行各种抢救。所用大青叶属爵床科马兰。

《中药学讲义》：将大青叶配合板蓝根、草河车、连翘等药，制成散剂，开水冲服，每包 12 克，每 4~8 小时 1 次，每次 1~2 包，主治上感、急性扁桃体炎、咽喉炎等，均有良好效果。

青 黛

咸、寒，入肝经。

【按语】板蓝根，凉血利咽，治咽肿喉痹，功与青黛相近，普济消毒饮用之。

【文献记载】治热毒发斑，外涂疮疹多脓汁黄水，吸湿敛疮，泻肝，去热烦吐血咯血。难溶于水，宜作散剂，或调入汤中服。

朱震亨：泻肝，散五脏郁火，解热，消食积。

《潜斋医学讲稿》：肝热久郁，舌绛唇红，用一般养阴清热药不除者，用青黛最佳。

紫花地丁

苦、辛、寒，入心、肝经。

【文献记载】《本草备要》：泻热解毒。

《本草纲目》：治一切痈疽发背，疗肿瘰疬，无名肿毒，恶疮。

《经验方》：痈疽恶疮，紫花地丁连根同苍耳叶等份捣烂，酒一盏，搅汁服。

《外科证治全生集》：稻麦芒黏咽喉，嚼烂咽下即安。

蒲公英

苦、甘、寒，入肝、胃经。

【文献记载】《续名医类案》：胡竹亭授一治痢方，用黄花地丁草，捣取自然汁一酒杯，加蜂蜜少许，服之神验（卷八痢门）。（黄花地丁即蒲公英。）

《本草衍义补遗》：解食毒，散滞气，化热毒，消恶肿结核疔肿。

《新修本草》：主妇人乳痈。

《本草备要》：亦为通淋妙品。诸家不言治淋，试之甚验。

《医学衷中参西录》：治眼疾肿痛，或胬肉遮睛，或赤脉络目，重用蒲公英一味，名蒲公英汤。

《积德堂方》：乳痈红肿，蒲公英一两，忍冬藤二两，捣烂，水二盏，煎一盏，食前服，睡觉病即去矣。

《唐氏方》：疳疮疔毒，蒲公英捣烂敷之，即黄花地丁也。别更捣汁，和酒煎服，取汗。

《外科证治全生集》：胃脘痛，取鲜蒲公英，瓦上炙枯黑，存性研末，每取五分，滴花烧酒调团，口含，再以烧酒送咽。痛息，接服五日痊愈。戒食生冷。

《医学衷中参西录》：蒲公英汤，治眼疾肿疼，或胬肉遮睛，或赤脉络目，或目睛胀疼，或目疼连脑，或羞明多泪，一切虚火实热之症。鲜蒲公英四两（根叶茎花皆用，花开残者去之，如无鲜者，可用干者二两代之）。右一味，煎汤两大盏，温服一盏，余一盏乘热熏洗。（按，目痛连脑者，宜用鲜蒲公英二两，加怀牛膝一两煎汤饮之。）

《中医验方汇选》：治妇人乳胀痛，日久不消。鲜蒲公英捣汁一茶盅，兑等量黄酒冲服，饭后服，日 3 次。以未成脓者为宜，如已成脓，应另用他药治之。

鱼腥草

又名蕺菜。

辛、微寒，入肺经。

清热解毒，利尿消肿。治肺炎、肺痈、热痢、疟疾、淋病、水肿、白带、痈肿、湿疹、疥疮。

【文献记载】《本草经疏》：治痰热壅肺，发为肺痈吐脓血之要药。

李时珍：散热毒痈肿疮痔脱肛，断痁疾，解硇毒。

《中国药用植物图鉴》：内服可利尿、解毒、解热、止咳、祛风，顺气、健胃，治梅毒、淋浊、便涩、尿道炎、水肿、胀满胃病及各种化脓性疾病，如蜂窝组织炎、中耳炎、乳腺炎、肺脓疡、肺结核及子宫病等。又可作急救服毒的催吐剂，和预防夏天中暑的药剂。外用可治疥癣、湿疹、痔疮及脱肛、蛇伤等证。

《先醒斋医学广笔记》：治肺痈，鱼腥草水煮，不住口食之，治肺痈吐脓血，神方也。正名蕺菜，兼治鱼口。

败酱草

苦、辛、微寒，入胃、大肠、肝经。

清热解毒，排脓破血。治肠痈，产后血滞腹痛如刺者。

【文献记载】《广济方》：产后腰痛，乃血气流入腰腿痛不可转者，败酱、当归各八分，川芎、芍药、桂心各六分，水二升，煎八合，分二服，忌葱。

《金匮要略》：肠痈有脓，薏苡仁十分，附子二分，败酱五分，捣为末，每以方寸匕，水二升，煎一升，顿服，小便当下，即愈。

《卫生易简方》：产后腹痛如刺者，败酱草五两，水四升，煮二升，每服二合，日三服。

《中医杂志》（1991 年 8 期）：败酱草 50 克加水 2000 毫升，煎半小时，去渣，分 4 次服，每 6 小时 1 次。治性病淋病。外洗用败酱草 100 克，加水 2000 毫升，煎半小时，去渣，待凉，分 2 次洗前阴，日 2 次。

红　藤

甘、平、无毒，入胃、大肠经。

清热解毒，消痈散结。为肠痈、腹痛之专药。

【文献记载】《景岳新方》：肠痈生于小肚角，微肿而小腹隐痛不止者是。若用毒气不散，渐大内攻而溃，则成大患，先用红藤一两许，以好酒二盏，午前一服，醉卧之，午后服紫花地丁一两许，亦如前煎服。服后痛必渐止为效，然后再服末药除根。末药方用当归五钱，蝉蜕、僵蚕各二钱，天龙大黄各一钱，石蛤蚆五钱，老蜘蛛二个，新瓦上以酒杯盖住，外用火煅存性，同诸药为末，空心用酒调服一钱许，逐日渐自消。（石蛤蚆乃映山红之根，又名翻山虎、搜山虎，治沥串能拔根，磨服治疔肿诸毒，亦可醋磨敷之。祝穆效方合蜈蚣用绍酒煎服治风气痛。）

白头翁

苦、寒，入胃、大肠经。

苦泄宣通，气厚味薄，可升可降。泻热凉血，止毒痢。

主治湿热痢疾，赤痢腹痛，捣涂阴癜偏肿，外痔肿痛，小儿秃疮。用根。

【文献记载】《药性本草》：治毒痢、齿痛、百节骨痛。

《医学衷中参西录》：一媪年近六旬，患带下赤白相兼，心中发热，头目眩晕，已半载不起床矣，诊其脉甚洪实，遂于清带汤中加苦参龙胆草白头翁各数钱，连服八剂痊愈。（按：白头翁用于带症，此为首见。清带汤，生山药一两、生龙骨六钱、生牡蛎六钱、海螵蛸四钱去净甲捣、茜草三钱。）

吴绥：热毒下痢紫血鲜血者宜之。

《寿世保元》：醉翁仙方，治不问男妇，遍身疙瘩，成块如核，不红不痛，皆痰流注而成结核也。白头翁一斤，去叶用根，分作四服，每一服四两，用酒煎，一日三服，二日服尽而已。

《中医杂志》1987 年第 3 期："白头翁汤治疗湿热带下"湿重者配以苍术、茯苓、生薏苡仁、苦参；血热偏重者佐以赤芍、牡丹皮、金银花、生地黄；气滞者，佐以解郁理气之品。

《中药大辞典》：治疗瘰疬。白头翁五两，剪成寸段，用白酒二斤浸泡，装坛内密封，隔水煎数沸，取出凉 2~3 天，开坛捞出白头翁，将酒装瓶密封备用。早晚食后 1 小时，时饮 1~2 盅，1~2 个月为 1 疗程。适用于瘰疬溃后脓水清稀久不收口的患者。经治 10 余例有效。

马齿苋

酸、寒，入心、大肠经。

捣汁煎沸入蜜和服，治血痢，内服外敷，治热毒疮疡。

【文献记载】《本草纲目》：散血消肿，利肠滑胎，解毒通淋。

《广利方》：小儿火丹，热如火，达脐即损人，马齿苋捣涂之。

《太平圣惠方》：热淋，马齿苋汁服之。

《海上方》：不问老稚孕妇，赤白带下，马齿苋汁三大合，和鸡子白二枚，先温令热，乃下苋汁，微温，顿饮之。不效再作，即愈。

《江西医药》1965 年 5 卷 8 期：治细菌痢疾。鲜马齿苋 500 克，洗净，水 1000 毫升煎成 500 毫升，或干者 500 克水 2000 毫升煎成 1000 毫升。成人 1 日 4 次，每次 40~50 毫升，小儿酌减，连服 1 周为一疗程。两例 6~7 天治愈，随访 3~6 月未见复发。

《中医验案选》：丹毒初起，红肿疼痛，马齿苋煎汤洗患处，每日二三次。

鸦胆子

苦、寒，入大肠经。

【按语】凉血解毒，腐蚀赘瘤。囫囵吞服，去皮时有仁破者勿服，服之恐作呕吐。又服后常有脘闷现象。多用龙眼肉包裹吞服。糖水送亦可。

治休息痢，成人每次 10~30 粒，小儿每岁 1 粒。

近代发现，治二日疟、三日疟，成人每次 10~15 粒，小儿每日 1 粒。

【文献记载】《医学衷中参西录》：鸦胆子诸家未言治疮解毒，而愚用之以治梅毒及花柳毒淋，皆有效验，捣烂醋调敷疔毒，效验异常，真良药也。去皮时仁破者勿服，服之恐作呕吐。

又云：疣，即俗所谓瘊子也。以鸦胆子去皮，取白仁之成实者，杵为末，以烧酒和涂小许，小作疮即愈。

金御乘：鸦胆子治痔如神。有患者，以子七粒，包圆龙眼肉，吞下立愈。

《医学衷中参西录》：一人年四十七，素患吐血，服补药十余剂，觉胸中发紧而血溢不止。后有人语以治吐血便方，大黄、肉桂各五分轧细，开水送服，一剂血止。然因从前误服补药，胸中常觉不舒，饮食减少，四肢酸懒无力。愚诊之，脉似沉牢，知其膈上瘀血为患也，用生鸦胆子五十粒去皮，糖水送服，日两次，数日而愈。

白鲜皮

苦、寒，入脾、胃经。

用于风热及湿热性疮疡，治湿热风毒，遍身脓窠，黄水淋漓，肌肉破烂。

【文献记载】《本经》：主头风黄疸，咳逆、淋漓、女子阴中肿痛，湿痹死肌，不可屈伸起止行步。

《本草纲目》：气寒善行，味苦性燥，足太阴阳明经祛湿热药也。为诸黄风痹要药。

土茯苓

甘、淡、平，入肝、胃经。

清热解毒，除湿利关节。常用于湿热疮疡，又为治梅毒专药。对梅毒因服轻粉致肢体拘挛者，尤效。服药期间忌饮茶。

【按语】土茯苓乃治梅毒专药，其利关节，亦是梅毒性关节病。此药解毒性缓，故梅毒初病病势急者不效；久则病势衰，则服之有效。水银轻粉中毒常见龈烂齿衄，并非水银轻粉有上行之效。

【文献记载】《本草纲目》：祛风湿，利关节，治拘挛骨痛，恶疮痈肿，解汞粉、水银毒。

《本草汇编》：梅毒初病服之不效者，火盛而湿未郁也。此药长于祛湿，不能祛热。久病则热衰而气耗，而湿郁为多故也。

《本草正义》：入络搜剔湿热之蕴毒。其解水银轻粉毒者，彼以升提收毒上行，而此以渗利下导为务，故为专治杨梅疮毒，深入百络，关节疼痛，甚至腐烂……但淡而无味，断非少数所能奏绩。

《陆氏积德堂方》：瘰疬溃烂，用冷饭团切片或为末，水煎服，或入粥内食之，须多食为妙。

《先醒斋医学广笔记》：记载一头痛神方，土茯苓四两，银花三钱，蔓荆子、防风各一钱，玄参八钱，天麻一钱，辛夷、川芎各五分，黑豆四十九粒，灯芯二十根，芽茶五钱，井、河水各半，煎成一盅服。原注传自一道人，一妇人患头痛甚，欲自缢，服二剂，数年不发。

《春脚集》：载立愈汤，治一切头痛。土茯苓一两，何首乌三钱，天麻、当归、防风各二钱。（以上二则，见"临床心得选集·土茯苓治脑毒瘤有奇效"。）

《中药学讲义》：现在临床上亦常用于肿瘤、肝炎、胆囊炎、脉管炎及牛皮癣等病。

《罗氏会约医镜》：锦囊秘方，治偏头痛有神。荆子、土茯苓、双花、菊花、元参、川芎、天麻、芽茶、荆芥、乌梅各等份，黑豆加倍。（按：此与广笔记所载，药物大体相同，但份量不同。）

《罗氏会约医镜》：萆薢汤，治喉腭溃蚀，与鼻相通，面蚀痈溃久不愈者。此方本治淫疮，味甘而利，去湿热，和血脉，疮毒皆宜效难尽述。土（即土茯苓）二三两，浓煎，徐徐服之。若患久，或服攻击之剂，致伤脾胃气血等症，以此味为主，外加对症之药。

牛皮癣，土茯苓30克，水煎当茶常饮。服药期忌饮茶，饮茶常致脱发。

《春脚集》：立愈汤，治一切头痛，不拘正痛，或左或右偏痛皆效。土茯苓一两，天麻二钱，当归二钱，防风二钱。水煎服，连服三剂或四剂。

白 蔹

苦、辛、微寒，入心、胃经。

主要用于疮疡，内服外敷均有效，不宜用于阴寒性疮肿。

【按语】腹股沟疝，白蔹30克，水煎加红糖调服。

【文献记载】《本经》：主痈肿疽疮。散结气、止痛除热，目中赤，小儿惊痫，温疟女子阴中肿痛，带下。

《本经逢原》：同地肤子治淋浊失精，同白及治金疮失血，同甘草解狼毒之毒。《肘后方》治发背初起，《圣惠方》治疔疮初起，俱水调白蔹末一味涂之。《千金方》治风痹，筋急肿痛，屈转易常处，白蔹二分，熟附子一分为末，每酒服半刀圭，日二服，以身中热行为候，十日便愈，忌猪肉冷水。金匮薯蓣丸用之，治虚劳不足，风气百疾。可见本药的主要作用是入血分，寒以清热，辛以散结。

漏 芦

苦、寒，入胃经。

用于痈肿初起热盛，焮肿疼痛，邪热壅滞，乳房肿痛，乳汁不下。孕妇忌用。

【文献记载】《名医别录》：疮痒如麻豆，可作汤浴。

李时珍：漏芦下乳汁，消热毒，排脓止血。庞安常《伤寒论》治痈疽及预解时行痘疹热用漏芦叶。云，无则以山栀子代之，亦取其寒能解热，盖不知其能入阳明之故也。

山慈菇

甘、微辛、寒，有小毒，入肝、胃经。

用于实热性痈肿结核。

【文献记载】《本草正义》：山慈菇味辛，能散结消坚，化痰解毒，其力颇峻，故诸家以为有小毒……且气味俱淡，以质为用，所以未入煎剂。乃近人不知古意，遂有用于煎方，以为消积攻坚之法，如瘰疬痞积之类，皆喜用之，而不能取效者，则以此物体坚质重，独颗无枝，止能直下，而不能旁行，其力虽峻，而无宣络通经之性，何能行于肢体脉络。且瘰疬结核，病在上部，而此物又专于下趋，更无气味熏蒸及上，又属背道而驰，何能中病。

《是斋百一选方》：万病解毒丸，一名太乙紫金丹，一名玉枢丹，解诸毒，疗诸疮，利关节，治百病，起死回生，不可尽述。山慈菇去皮洗极净焙二两，川五倍子洗刮焙二两，千金子仁白者研，纸压去油一两，红芽大戟，去芦洗焙一两半，麝香三钱，为末，糯米浓饮和之，杵千下，作一钱一锭，病甚者，连服取利一二行，用温粥补之。一切食物中毒，凉水磨服一锭，或吐或利即愈。痈疽疔肿杨梅恶疮风疹赤游痔疮，并用凉水或酒磨涂，日数次，立消。喉痹喉风温疫伤寒狂乱，用冷水入薄荷汁数匙化下。心气痛并诸气，用淡酒化下。泄痢、霍乱、绞肠痧，薄荷汤下。中风中气口噤眼歪癫痫鬼邪筋挛骨痛，暖酒下。假死，心头微温者，冷水磨灌之。头风头痛，酒研贴太阳穴。鼓胀麦芽汤下，风中牙痛，酒磨涂之。亦吞少许。打扑损伤，松节煎酒下，烫火蛇犬伤，冷水磨涂，亦服之。

《青囊琐谈》《皇汉医学丛书》：阴癣奇方，慈菇不拘多少，捣烂取汁，牡蛎细末和调敷患处，七八日必效。

《中医杂志》（1990 年 4 期）：山慈菇调醋治愈脓性指头炎（蛇头疔）7 例。鲜山慈菇 25 克，洗净捣烂，加米醋 3 毫升和匀，稍蒸温，用塑料薄膜包敷患指，每日换药 1 次。3~4 天全部痛除肿消而愈。

马　勃

辛、平，入肺经。

散邪消肿，清利咽喉。为末散布金疮面，有止血之功。

【文献记载】《名医别录》：主恶疮马疥。

《本草纲目》：清肺，散血热，解毒。

《仇远祎史》：臁疮不敛，葱盐汤洗净拭干，以马勃末敷之即愈。

《太平圣惠方》：妊娠吐衄，马勃末，浓米饮服半钱。

山豆根

苦、寒，入心、肺经。

【文献记载】《本草正义》：今人专以治咽喉肿痛……盖凡药用根，多取其下行能降，而此又寒大苦，则直折火毒之上炎，亦惟实热闭塞者，始为合宜。而风邪外束之喉痛，尚需辛凉开泄者，则必不可早投。

《杨清叟外科》：喉风急证，牙关紧闭，水谷不下，山豆根、白药等份，水煎噙之，咽下二三口即愈。

《中药学讲义》：据药理研究，山豆根对恶性肿瘤有显著效果，不良反应小，安全，且不使白细胞减少。

《新中医》（1985 年 6 期）：名医高某，治一病者，突发身黄，用茵陈栀子、黄柏等药无效，在对证药中加入山豆根一味，三剂而黄尽退。

盖书载山豆根能治急黄也（梁翰芬经验）。

射　干

苦、寒，入肺、肝经。

用于痰涎壅盛之咽喉肿痛，及肺热多痰、咳逆上气等证。

【文献记载】《日华子本草》：消痰。

《本草衍义》：治肺气喉痹为佳。

《本草正义》：射干之主治，虽似不一，实则降逆开痰，破结泻热二语，足以概之。

《普济方》：二便不通，诸药不效，紫花扁竹根（即射干），生水边者佳，研汁一盏服，即通。

《汤液本草》：心云，去胃痈。

《中医杂志》22 卷 5 期：李象复"射干治疗乳糜尿 104 例"，文载：射干 15 克，水煎后加入白糖适量，1 日分 3 次服。或制成水丸，每次 4 克，1 日 3 次饭后服。均以 10 天为 1 疗程。104 例中男 69 例，女 35 例；最小者 16 岁，最大者 65 岁；病程最短者 1 个月，最长者 10 年以上，全部病例除血尿外，在发作时，全尿均呈乳白色，乳糜尿试验均为阳性。痊愈者 94 例，占 90.4%，无效者 10 例，占 9.6%。痊愈例中有 9 例临床治愈，1~6 个月后复发，继服 1 个疗程未再发。作者自注：本品治乳糜尿是临床中偶尔发现，并于 1979 年试治 6 例象皮肿患者，4 例发生于下肢，2 例发生于外阴，药后肿即迅速消退，糙皮消失，但停药不久，复又肿起，只是 6 例患者在 2 年中均未再有"丹毒皮炎"发生，外阴渗水也停止了。

《中国当代名医验方大全》：治瘰疬不问初期或溃破后均可用。新鲜射干 30~50 克，连根叶洗净切细，水煎，分 3 份，每日 3 次，每次 1 份。小儿酌减。《本草衍义补》称"使结核自消甚捷"。以 3 个月为 1 疗程，忌烟酒辛辣之物。若体质虚弱，阴虚火旺或脾虚便溏，均不宜单用本方，需配合他药，孕妇忌服。鲜射干较干者其效较佳（湖北中医研究所钱远铭）。

橄　榄

甘、涩、酸、平，入肺、胃经。

清热解毒，利咽喉。用于肺胃壅遏的咽喉肿痛，痰涎壅盛，癫痫。去核加半量白矾，熬膏服之。

【文献记载】《本草纲目》：解一切鱼鳖毒。

《本草衍义》：嚼汁咽之，治鱼鲠。

《开宝本草》：生食煮饮，并消酒毒，解鲀鲐鱼毒（即河豚）。

《外科证治全生集》：凡患痴癫或羊角风等症，缘心窍中痰迷所致，取橄榄十勋敲损，入砂锅煮数滚，去核，入石臼捣烂，仍入原汤煎腻，出汁，易水再煎，煎至无味，去渣，以汁共归一锅，煎浓成膏，用明白矾八钱，研粉入膏搅和，每日早晚各取膏三钱，开水送服。或初起轻者，取橄榄咬损一头，蘸末入口嚼咽，橄榄之味更美，至愈乃止。

《寿世保元》：唇素燥裂生疮，用橄榄烧灰为末，以猪油调涂患处，立已。

《先醒斋医学广笔记》：下疳糁方，橄榄烧灰研末糁之。

《医学传灯》：鱼伤加橄榄。

西　瓜

甘、淡、寒，入心、胃经。

清热解暑，止渴除烦。

附：西瓜翠衣

甘凉。

清热解暑利水。

烧研食之，治口唇内生疮。

荷　叶

苦、平，入肝、脾、胃经。

清热解暑，升发清阳。古方治崩中下血，配蒲黄、黄芩同用。

【文献记载】《本草拾遗》：治血胀腹痛，产后胎衣不下，酒煮服之。

《本草纲目》：生发元气，补助脾胃，涩精浊，散瘀血，治下血崩中，产后恶血，损伤败血。

附：荷梗，荷蒂，莲房

荷梗：通气宽胸。

荷蒂：升举之力较胜，多用于清气下陷、胎元不固之证。

李时珍：生发元气，补助脾胃，涩精浊，散瘀血，消水肿痈肿，发痘疮，治吐血咯血及下血尿血血淋崩中产后恶血，损伤败血。

莲房：苦涩温，入厥阴血分，消瘀散血，与荷叶同功。

《太平圣惠方》：血崩不止，不拘冷热，莲蓬壳、荆芥穗各烧存性，等份为末，每剂二钱，米饮下。

《妇人大全良方》：产后血崩，莲蓬壳五个，香附二两，各烧存性为末，每服二钱，米饮下，日二服。

《唐氏经验方》：妊娠胎动，已见黄水者，干荷蒂一枚，炙研为末，糯米淘汁一盏，调服即安。

《冷庐医话》：小儿小便不通，胀急欲死，囫囵莲房一双，煎服即通。鲜者尤良。

《张氏医通》：肺痈方：荷叶浓煎，稍入白蜜，不时服之，不问已溃未溃皆效。

《罗氏会约医镜》：遗精，用荷叶研末，酒服三钱，极验。

《新中医》（1985 年 6 期）：梁翰芬经验：曹某患噎膈半年，嘱服启膈散，令自加荷蒂、杵头糠。曹无力取药，只每日用荷、糠煎水作茶，1 月后有起色，半年痊愈矣。

《庵漫笔》：县中陈某，家有使女，生臁疮，求治于方上道人。其方只用干荷叶一味，煎浓汤当茶，日逐饮之，尽量而止，不过六七日即愈，亲试甚验。

绿　豆

甘、寒，入心、胃经。

解毒消暑，解附子、巴豆毒。

【文献记载】《本草纲目》：解金石草木一切诸毒，除小儿丹毒，利小便。

《开宝本草》：煮食消肿下气，压热解毒。生研绞汁服，治丹毒烦热，风疹，药石发动，热气奔豚。

附：绿豆衣

解热毒退目翳。

陈藏器：皮寒而肉平，盖清热解毒之功，皮胜于豆。

《外科方》：护心散，又名内托散，乳香万全散。凡有疽疾，一日至三日之内，宜连进十余服，方免变证，使毒气外出。服之稍迟，毒气内攻，渐生呕吐，或鼻生疮菌，不食即危矣。四五日后，亦宜间服之，方免变证。真绿豆粉一两，乳香半两，灯芯同研，和匀，以生甘草浓煎汤调服一钱，时时呷之。若毒气冲心呕逆之症，大宜服此。盖绿豆善压热下气，消肿解毒，乳香消诸痈肿毒。服至一两，则香彻疮孔中，真圣药也。

《普济方》：疮气呕吐，绿豆粉三钱，干胭脂半钱，研匀，新汲水调下，一服立止。

半边莲

辛、平，入心、小肠、肝、肺经。

行水解毒，利尿。

凡毒蛇咬伤，以及蜂蝎刺螫等，本品外敷内服。

疗肿初起肿痛麻木者，本品和食盐少许，捣敷患处，能出黄水而愈。重症并可内服。

【文献记载】李时珍引《寿域方》：治寒齁气喘，同雄黄二钱捣泥，碗内复之，待色青，以饭丸梧桐子大，每服九丸，空心盐汤下。

蚤　休

苦、微寒，有毒，入肝经。

清热解毒，熄风压惊。

用于湿热所致的疮疡痈毒，有较强的清热解毒作用。例如《外科证治全生集》夺命汤内用本品治疗疮肿毒。钱乙治小儿惊风抽搐，本品配天花粉、麝香，以薄荷汤下。借其苦寒降泄以清热压惊。近用以预防流感；民间常外用解蛇毒。

【文献记载】《本经》：主惊痫，摇头弄舌，热气在腹中。

《名医别录》：主癫疾，痈疮，阴蚀，下三虫，去蛇毒。

《日华子本草》：治肠风，手足搐。

《本草正义》：清解肝胆之郁热，熄风降气，亦能退肿退痰，利水祛湿。

《卫生易简方》：小儿胎风，手足抽搐，蚤休为末，每服半钱，冷水下。

第五章　化湿药

藿　香

辛、微温，入脾、胃经。

醒脾化湿，和中辟恶。

【文献记载】《本草正义》：藿香芳香而不嫌其猛烈，温煦而不燥热，能祛除阴霾湿邪而助脾胃正气，为湿困脾阳，倦怠无力，饮食不甘，舌苔浊垢者，最捷之药。又云：藿香虽不燥烈，然究竟是以气用事，惟舌有浊垢而漾漾欲泛者最佳。若舌燥光滑，津液不布者，咸非所宜。

苏颂：脾胃吐逆为要药。

《是斋百一选方》：霍乱吐泻，藿香叶、陈皮各半两，水二盏，煎一盏，温服。

《普济本事方》：治鼻炎，藿香为末，用牛胆汁或猪胆汁丸，每服一钱。

《种福堂方》：治伤暑急暴霍乱吐泻方，陈皮五钱、藿香五钱，用土澄清水二杯，煎一杯，服之立愈。

佩　兰

一名省头草。

辛、平，入脾经。

醒脾化湿，清暑辟浊。

【文献记载】《名医别录》：除胸中痰癖（按：即湿浊）。

《本草纲目》：兰草（即佩兰）、泽兰，气香而温，味辛而散，阴中之阳，足太阴厥阴药也。脾喜芳香，肝宜辛散，脾气舒则三焦通利而正气和；肝郁散则营卫流行而病邪解。兰草走气道，故能利水道，除痰癖，杀虫辟恶而为消渴良药；泽兰走血分，故能治水肿，涂痈毒，破瘀血，利癥瘕而为妇人要药。虽是一类，而功用稍殊，正如赤白茯苓芍药，补泻皆不同也。

苍 术

苦、温、辛烈，和脾、胃经。

气香辛烈，燥湿健脾，辛温发散，能祛风湿。兼治内外障青盲雀目等症。

【文献记载】《本草崇原》：凡欲补脾，则用白术；凡欲运脾，则用苍术；欲补运相兼，则相兼而用。

《广东中医》1960 年 5 卷 1 期：东莞县麻涌中心医院试用苍术治疗 5 例夜盲症，全部治愈。经过追踪复查，效果巩固。患者男 3 例，女 2 例，年龄 26~40 岁之间，病期最短 14 天，最长 2 个月。服法：每日苍术 5 钱，煎服，连服 2~3 日。苍术含有大量维生素 A，据有人分析，其含量达鱼肝油之 10~20 倍，故对本病有效。

张景岳：呕家亦忌苍术，以其味不醇而动呕也。

《中药学讲义》：据临床报道，苍术对外科结核病有显著疗效。

《寿世保元》：腹中窄狭，须用苍术。若肥人自觉腹中窄狭，乃是湿痰流注脏腑，气不升降，燥饮用苍术、香附行气。如瘦人自觉腹中窄狭，乃是热气熏蒸脏腑，宜黄连、苍术。

厚 朴

苦、辛、温，入脾、肺、胃、大肠经。

化湿导滞，行气平喘。

苦而兼辛，降中有散，故兼表邪亦可用。

附：厚朴花

为厚朴干燥的花朵，性味同厚朴，能宽中利气、开郁化湿，常用以治胸闷不适，配其他芳香健胃药用之。

《鲍氏方》：中满洞泻，厚朴、干姜等份为末蜜丸，梧桐子大，每服五十丸，米饮下。

《医学衷中参西录》：厚朴，为温下气之要药。与橘、夏并用，善除湿满；与姜术并用，善开寒痰凝结；与硝黄并用，善通大便燥结；与乌药并用，善治小便因寒白浊；味之辛者属金，又能入肺以治外感咳逆；且金能制木，又能入肝，平肝木之横恣以愈胁下㽲疼；其色紫而含油质，故兼入血分；甄权谓其破宿血，古方治月闭亦有单用之者。诸家谓其误服能脱元气，独叶香岩谓多用则破气，少用则通阳，诚为确当之论。

张元素：寒胀之病，于大热药中兼用厚朴，为结者散之之神药。

《医学衷中参西录》：愚治冲气上逆，并夹痰涎上逆之证，皆重用龙骨、牡蛎、半夏、赭石诸药，以降之镇之敛之，而必少用厚朴以宣通之，则冲气痰涎下降，而中气仍然升降自若无滞碍。

白豆蔻

辛、温，入肺、脾、胃经。

下气止呕，温中化湿。

【文献记载】《开宝本草》：治积冷气，止吐逆反胃，消谷下气。

《用药法象》：散肺中滞气，宽膈进食，祛白睛翳膜。

《本草正义》：白豆蔻气味皆极浓厚，咀嚼久之，又有一种清澈冷冽之气，隐隐然沁人心脾。则先升后降，所以又能下气，又与其他辛升者绝不相同（按：凡化浊之药，多能升能降）。

附：豆蔻壳、豆蔻花

功用与豆蔻同，但温性略减，力亦较弱。

《玉楸药解》：白豆蔻清降肺胃，最驱膈上郁浊，疗恶心呕哕。嚼之辛凉清肃，肺腑郁闷，应时开爽，秉秋金之气，古方谓其大热者，甚不然也。

《本草述钩元》：气味香辣辛凉，味薄气厚，轻清而升，阳也，浮也，入手太阴，亦入足阳明。主胸中冷气，荡散肺中滞气，宽膈进食……散冷化滞，收脱气。

苏颂：白豆蔻气味俱薄，其用有五：专入肺经本药一也；散胸中滞气二也；去感寒腹三也；温脾胃四也；治赤眼暴发，去太阳经目内大眦红筋用少许五也。

《乾坤生意》：产后呃逆，白豆蔻、丁香各半两，研细，桃仁汤服一钱，少顷再服。

《汤液本草》：心云，白豆蔻专入肺经，去白睛翳膜，红者不宜多用。

砂　仁

辛、温、涩，入脾、胃、肾经。

醒脾调胃，温脾止泻。

【按语】砂仁与白豆蔻，性味主治略同。大体白豆蔻兼入肺，而砂仁兼温肾固秘下元。若以之化湿，白豆蔻优于砂仁；若用以行气，砂仁当优于白豆蔻。白豆蔻重在上焦，故三仁汤用之；砂仁善治下焦，故封髓丹用之。二者辛而兼涩，故行中有涩。胸痞宜白豆蔻，脘闷可砂仁、白豆蔻并用。

【文献记载】《简便方》：痰气膈胀，砂仁捣碎，以萝卜汁浸透焙干为末，每服一二钱，食远沸汤服。

《简便方》：上气咳逆，砂仁洗净炒研，生姜连皮，等份捣烂，热酒食远泡服。

《孙尚药方》：妊娠胎动，偶因所触，或跌坠伤损，致胎不安，痛不可忍者，缩砂熨斗内炒熟，去皮用仁，捣碎，每服二钱，热酒调下，须臾觉腹胎动极热，即胎已安矣。

《外科证治全生集》：顺气开郁结，炒研安胎。产后停恶露，小腹作痛，生研六钱（砂仁），滚水冲盖，温服立疗。

《开宝本草》：治虚劳冷泻，宿食不消，赤白泻痢，腹中虚痛。

《药性本草》：主冷气痛，温暖肝肾。

杨士瀛：和中行气，止痛安胎。

《珍珠囊》：治脾胃气结滞不散。

附：砂仁壳、砂仁花

功效性味与砂仁略同，但温性略减，力较薄弱。砂仁花降肺气，治喘咳尤良。

草豆蔻

辛、温，入脾、胃经。

健运化湿，温胃止呕。对脾胃虚弱，湿郁寒滞，不思饮食者宜之。对于脾胃鼓舞无权，寒湿郁于中焦，呕逆脘痛者宜之。

【文献记载】《名医别录》：温中，心腹痛、呕吐，去口臭气。

《用药法象》：调中补胃，健脾消食，去客寒心与胃痛。

《本草衍义补》：草豆蔻性温，能散滞气，消膈上痰……或湿痰郁结成病者亦效。

《本草纲目》：过多并能助脾热，伤损眼目。

寇宗奭：草豆蔻气味极辛，微香性温，而调散冷气甚速。虚弱不能饮食者，宜此与木瓜乌梅砂仁益智瞿麦甘草生姜同用也。

草　果

气味功用大体与草豆蔻同。但草豆蔻辛香而清爽，颇类白豆蔻，而草果气猛而浊，辛辣戟舌，而有一种特殊臭气。草豆蔻治疗主要是寒湿郁滞的脾胃虚寒之证，而草果多用于浊湿郁伏之瘟疫瘴疟。如瘟疫初起，先憎寒后发热，嗣但热不寒，舌苔白厚浊腻者。

【按语】草果气猛，为劫剂，适用于湿浊郁伏之重者。除疟方有用之者，以疟疾兼湿浊者为宜。

第六章　利水渗湿药

茯　苓

甘、平，入肺、脾、胃、肾经。

利水渗湿，宁心安神。

【按语】安神，茯神优于茯苓；利水，茯苓优于茯神；分利下焦湿热，赤茯苓优于白茯苓；水肿肤胀，茯苓皮优于茯苓。

【文献记载】《本经》：主胸胁逆气，心下结气（痰水之类），忧恚惊邪恐悸……利小便。

《名医别录》：大腹淋沥，膈中痰水，水肿淋结……伐肾邪。

《世补斋》：茯苓一味，为治痰主药。

陈修园：观仲景茯苓甘草汤、茯苓桂枝白术甘草汤、真武汤三方皆以茯苓为君，皆治汗出不止，盖以汗之大泄必引肾水上泛，非茯苓不能镇之。

《名医绝招》：岳美中一味茯苓饮治脱发。茯苓 500~1000 克，为细末，每服 6 克，白开水冲服，1 日 2 次，1 例青年服药 2 月余，发已丛生，1 例 10 余岁幼儿，服 3 个月后发生。

猪　苓

甘、平，入肾、膀胱经。

利水渗湿之功，优于茯苓。

【文献记载】《本草备要》：行水利窍，与茯苓同而不补。

《本草纲目》：治淋肿脚气，白浊带下，妊娠子淋，胎肿，小便不利。

《汤液本草》：泻膀胱。

李时珍：开腠理，治淋肿脚气，白浊带下，妊娠子淋，胎肿，小便不利。

《杨氏产乳》：治通身肿满；《子母秘录》治妊娠肿渴，从脚至腹小便不利，微渴引饮；《小品方》治妊娠子淋，俱用猪苓五两，为末，熟水服方寸匕，日三服。

泽　泻

甘、寒，入肾、膀胱经。

【按语】泽泻《名医别录》称其补虚损，五脏痞满、起阴气、止泄精；《本经》称其治风寒湿痹乳难。可见降中有升，善治上升外泛之水，且其性微寒，与茯苓之专于淡渗者不同。

【文献记载】《本经》：主风寒湿痹，乳难，养五脏，益气力，肥健消水。

《名医别录》：治消渴淋漓，逐膀胱三焦停水。

《外科证治全生集》：通利小便，走肾膀胱，有溲浊者忌用。

《医林绳墨》：有阴汗者，谓至阴之处，或两腿夹中，行走动劳，汗出腥秽，宜以泽泻为末，盐汤下之。

《中西医结合杂志》1984年第四卷：泽泻一药，前人多谓利水而不伤阴，现代药理学研究表明，该药除有利尿降压作用外，尚有降血脂、减轻动脉硬化和改善心脑供血等作用，且无毒，不但可用于治疗初期高血压病，更适于晚期患者，此为西药氯噻嗪类所不及，因此，泽泻可视为治疗高血压病首选药。

车前子

甘、寒，入肝、肾、小肠、肺经。

本品性寒而滑利，故能利水通淋，而以治热淋为主。

【文献记载】《本经》：主气癃，止痛，利水道小便，除湿痹。

《名医别录》：女子淋漓……养肺强阴，益精明目，疗赤痛。

《本草纲目》：导小肠热，止暑湿泻利。

《本经逢原》：行水道，利膀胱湿热，不致扰动真火而精气宁谧矣。故凡泻利暴下病，小便不利而痛者……利水道分清浊。

王好古：车前子能利小便而不走气，与茯苓同功。

附：车前草

凉血去热，功同车前子，而更长于清热解毒，故治热证出血及皮肤疮毒。此外，日本用车前草和车前子，作祛痰止咳药。

《中华内科杂志》1960 年 8 卷 4 期：车前草鲜叶 100% 煎剂，每次服 60~120 毫升，至多可 200 毫升，每日 3 次，或 4 小时 1 次，连服 7~10 天。可延长至 1 个月。治急慢性细菌性痢疾，治愈率 71.6%，有效率 84%。

《中医资料》（1963 年 11 月）：乳蛾（扁桃体炎）是小儿易于感染病患之一。肖医师童年患此，就诊于一名老中医，处方为玄参、麦冬、车前草一药而愈。陈老师说，乳蛾初发有热时，小便色黄者，必兼利小便，所以用车前草。又说经常以玄参一两、龙眼肉二钱煎服，可以防治不发，用之果验。

《千金翼方》：治石淋方，车前子一升（约一小茶盅），绢袋盛，以水八升，煮取三升，空心顿服之，须臾当下石子，宿勿食，服之良。

茵　陈

苦、平、微寒，入脾、胃、肝、胆经。

除热清湿退黄。

【文献记载】《本经》：主风寒湿热邪气，热结黄疸。

《名医别录》：主通身发黄、小便不利，除头热。

《本草图解》：治发黄，驱湿热，利小便，通关节。

《医学衷中参西录》：茵陈善清肝胆之热，兼理肝胆之郁。

《本草正义》：凡下焦湿热瘙痒，及足胫跗肿，湿疮流水，并皆治之。

《千金方》：遍身风痒生疮疥，茵陈煮浓汁洗之。

《三十六黄方》：疸黄如金，好眠吐涎，茵陈蒿、白鲜皮等份，水二盅煎服。日二服。

《医学衷中参西录》：其性颇近柴胡，实较柴胡之力柔和，凡欲提出少阳之邪，而其人身弱阴虚不任柴胡之升散者，皆可以茵陈代之。茵陈者，青蒿之嫩苗也。

《山东医刊》1965 年 12 期：用一味茵陈治疗胆管蛔虫症 50 例，服药后均在 20 分钟许痛止，一剂而愈。茵陈用量一至二两。讨论中认为，取茵陈疏肝利胆之功，扩张胆管，使胆管蛔虫下脱入肠。对该病八九日不愈已有感染者，宜加金银花、连翘、蒲公英等。其禁忌证为急性胃痛、胰腺炎等。

滑　石

甘、寒，入胃、膀胱经。

寒能清热，滑能利窍。

泻膀胱之湿热而通利水道，适用于小便不利、淋漓热痛等症。清解暑热，治中暑及湿温之身热小便不利者。外用于湿疹，有清热收湿的作用。

【文献记载】《本经》：主身热泄澼，女子乳难癃闭，利小便，荡胃中积聚寒热，益精气。

《本草衍义补遗》：降心火，偏主石淋为要药。

《本草纲目》：疗黄疸水肿、脚气、吐血、衄血、金疮血出，诸疮肿毒。

《本草求真》：开窍利湿，不独尽由小便而下，盖能上开腠理而发表，是除上中之湿热；下利便溺而行水，是除中下之湿热。

《中药学讲义》：据药理研究，内服后能保护肠管，以奏消炎止泻作用。

薏苡仁

甘淡、微寒，入脾、肾、肺经。

利水渗湿，除痹，清热排脓，健脾止泻。

【按语】《本草纲目》：古方小续命汤注云，中风筋急拘挛语迟脉弦者，加薏苡仁。又，梁金州大夫，曾单用薏苡仁一味，治愈一因惊睡眠目不闭而露睛者，当俱系止筋急拘挛之效。

【文献记载】《本经》：主筋急拘挛，不可屈伸，久风湿痹，下气。

《名医别录》：除筋骨中邪气不仁，利肠胃，消水肿，令人能食。

《药性本草》：治肺痈，肺气积脓血，咳嗽涕唾，上气，煎服破肿毒。

《食疗本草》：去干湿脚气。

《本草纲目》：健脾益胃，补肺清热。

《本草求真》：色白入肺，味甘入脾，性寒除热，味淡渗湿。

《张氏医通》：血淋服诸药不效，一味薏苡根捣汁服之。

《张氏医通》：肺痈诸方皆屡验，然不若薏苡根捣汁炖热服之其效最捷，下咽其臭即解。有虫者虫即死出。薏苡仁为肺痈专药，然性燥气滞，服之未免上壅，不及根汁之立能下夺，已溃未溃皆可挽回，诸方皆不及也。

《中药学讲义》：生薏苡仁作煎汁内服，或每日一两煮粥食，有治疗扁平疣的作用。薏苡根煎服有驱蛔作用。

《罗氏会约医镜》：经曰，"肺热叶焦，发为痿躄。"阳明湿热上蒸于肺故焦。用苡仁多服乃愈。

陈藏器：煮饮，止消渴。

《回生集》：脚气，薏苡仁作粥食。

《中医杂志》1995 年 10 期：重用薏苡仁治疑难证举隅，凡治疗多发性脂肪瘤、息肉、癌瘤、大动脉炎、病毒性心肌炎，俱重用生薏苡仁 120 克，根据病种特点加入辅佐药，连服数月至半年，俱有好转或痊愈。

冬瓜子

甘、寒，入肺、胃、大肠、小肠经。

性寒滑，上清肺之蕴热，下导肠之积垢，清下焦湿热。

用于男子白浊，女子白带，肺痈肠痈，热痰咳嗽。

【文献记载】《日华子本草》：除皮肤风及黑䵟，润肌肤。

《本草述钩元》：治心经蕴热，小水淋痛，并鼻面酒渣。

附：冬瓜皮

性味与冬瓜仁同，能清热利水消肿，适用水肿胀满、小便不利之证。亦主损伤折痛。

《救急良方》：治男子白浊，女子白带，陈冬瓜仁，炒为末，每空心米饮服五钱。

《生生编》：损伤腰痛，冬瓜皮烧研，酒服一钱。

《霍乱论》：冬瓜去皮瓤，水煮清汤，俟凉，任意饮之，治霍乱大渴。雄按：《永类钤方》用陈仓米作汤，今予改用冬瓜汤，其功更胜。盖陈仓米虽能清热，霍乱后用之颇为得宜，若邪势方张吐下未平之际服之，犹嫌其守。惟冬瓜甘淡微凉，极清暑湿，无论病前病后，用以代茶，妙不可言。即温热病用之亦良。

《冷庐医话》：跌打损伤，用冬瓜子炒研细末，温酒冲服三钱，日二次。

防　己

大苦、辛、寒，入膀胱、肺经。

利水退肿（汉防己佳），祛风止痛（木防己佳）。

善走下行，治水湿停留之证；辛散风湿壅滞经络。

【按语】防己治肺气喘嗽，是以《金匮要略》木防己汤治膈间支饮用之，《济生方》治肺痈桔梗汤用之。而李东垣说上焦湿热等皆不可用，此说谬矣。

【文献记载】《本经》：主风寒温疟热气，诸痫，除邪，利大小便。

《名医别录》：疗水肿风肿，去膀胱热。

《药性本草》：祛湿风……手足拘痛，散流痰，肺气喘嗽。

《珍珠囊》：祛下焦湿肿及痛，并泄膀胱火邪，必用汉防己。龙胆草为君，黄柏、知母、甘草佐之。防己乃太阳本经药也。

《本草通元》：防己苦寒，泻血分湿热，木通甘淡，泻气分湿热。

李东垣：大抵上焦湿热者，皆不可用，下焦湿热，流入十二经，致二阴不通者，然后审而用之。

《汤液本草》：象云，治腰以下至足湿热肿盛，脚气，补膀胱，去留热，通行十二经。去皮用。

木　通

苦、寒，入心、肺、小肠、膀胱经。

入心泄热，通小肠泻火，兼能通气行血利窍，故有下乳之功。

【文献记载】《本经》：除脾胃寒热，通利九窍血脉关节，令人不忘，去恶虫。

《药性本草》：治五淋，利小便……主水肿浮大。

《日华子本草》：通小肠，下水……及下乳。

王孟英：凡心经蕴热用犀角、黄连等药，必兼木通，其效乃捷，以能引心经之热从小肠出也。

《医宗说约》：用木通二两，水煎顿服，治足膝肿痛，一日后发疹则愈。如夹用他药不效。

《中国医学大辞典》：导湿热从小便出，利小便而兼通大便，与琥珀同功。除湿热之功同防己，而防己宜血分，此宜气分。利水之功同泽泻，而泽泻宜相火，此宜君火。以色白而细者良。

《仁斋直指方》：人遍身胸腹隐热疼痛，拘急足冷，皆是伏热伤血。血属于心，宜木通以通心窍，则经络流行也。

《医宗金鉴》：木通汤，治三痹。木通一味，不见水者（其整者皆未见水，捣碎用）二两，以长流水二碗，煎一碗，热服取微汗。不愈再服，以愈为度。若其痛上下左右流走相移者，加羌活、防风以祛风邪；其痛凉甚者，有汗加附子，无汗加麻黄以去寒邪；其痛重着难移者，加防己以胜湿邪。其所应加之药，不可过三钱，弱者俱减半服。

《中药学讲义》：据临床报道，有服用木通二两以上引起肾衰竭的病例。

《罗氏会约医镜》：若君火为邪，宜用木通；相火为邪，宜用泽泻。利水虽同，用各有别。

通脱木

甘、淡、寒，入肺、胃经。

清热利水，通气下乳。

【文献记载】祝天一：洁白轻虚，故利肺气；味淡，故渗湿；生于下洼湿地，故利下焦湿热最捷。

《用药法象》：与灯芯草同功。

灯芯草

甘淡、微寒，入心、肺、小肠经。

清热利水。朱砂拌，镇心安神；青黛拌，清肝凉血。

【按语】灯芯草治小儿夜啼。夜啼者，夜则阳气行于阴，心经有热神不安，故啼也。五淋，生煮服之；治急喉痹，烧灰吹之。

【文献记载】《珍珠囊》：泻肺，治阴窍涩不利；行水，除水肿癃闭。

《本草纲目》：降心火，止血通气，散肿止渴。

朱震亨：治急喉痹，烧灰吹之（可加硼砂末）甚捷，烧灰涂乳上，饲小儿，止夜啼。

瞿　麦

苦、寒，入心、小肠经。

苦寒沉降。通心经而破血，利小肠而导热。治下焦热结，小便淋秘，或有血出，或大小便出血。破瘀通经堕胎，孕妇忌用。

【文献记载】《本经》：主关格诸癃结，小便不通，出刺，决痈肿，明目祛翳，破胎堕子，下血闭。

《本草通元》：按瞿麦之用，惟破血利窍四字可以尽其功能，非久任之品也。

萹　蓄

苦、平，入膀胱经。

清热利水通淋。

【文献记载】《本经》：主浸淫疥疽痔，杀三虫。

《药性本草》：煮汁饮小儿，疗蛔虫有验。

《本草图解》：利小便，驱湿热，杀诸虫。

《中药学讲义》：据临床报道，鲜萹蓄二三两，加鸡蛋数个，生姜适量煎服，连用20剂，治愈乳糜尿5例。

又：妇女外阴瘙痒，可煎汤外洗。又，虫积腹痛，单味煎服。

石　韦

甘、苦、微寒，入肺、膀胱经。

入肺清水之上源，源清则水道通；兼能止血，故亦用于血淋。

【文献记载】《本经》：主劳热邪气，五癃闭不通，利小便水道。

《名医别录》：通膀胱满。

《日华子本草》：治淋漓遗尿。

《本草纲目》：主崩漏金疮，清肺气。

《圣济总录》：小便淋痛，石韦、滑石等份为末，每饮服佳。

《普济方》：便前有血，石韦为末，茄子枝煎汤下二钱。

李时珍：崩中漏下，石韦为末，每服三钱，温酒下，甚效。

《上海中医药杂志》（1965 年 2 期）载：用石韦治疗支气管哮喘 11 例，服药后喘息消失者 7 例，减轻者 2 例，无效者 2 例。多数病例于服药当天哮喘平息，但停药后多数病例仍有复发，若再内服，仍可有效。用石韦全草，晒干切碎。4~9 岁 5 钱，10~15 岁 1 两，16 岁以上 1 两 5 钱，有 1 两药约加水 1000 毫升，煎取 300 毫升，趁热加入冰糖 1 两，分 1 次服。3 天为 1 疗程。

《中药学讲义》：有抗癌作用。

金星草

（一名凤尾草，即石韦之有金星者。）苦、寒。

【文献记载】李时珍：解热，通五淋，凉血。

《普济本事方》：热毒下血，金星草、陈干姜各二两，为末，每服一钱，新汲水下。

《集简方》：脚膝烂疮，金星草背上星，刮下，傅之即干。

《冷庐医话》：凤尾草根（背有金星，又名金星草），洗去泥，打烂，同鸡子清研和如膏，入麝香少许后敷脐上，一日一换，小便即长，退水肿甚速，不动脏腑，信良方也。

冬葵子

甘、寒、滑，入大肠、小肠经。

利水通淋，润肠下乳。

【文献记载】《本经》：主五脏六腑寒热羸瘦，五癃，利小便。

《名医别录》：疗妇人乳内闭肿痛。

《本草纲目》：通大便，消水气，滑胎治痢。

《本草通元》：别有一种蜀葵根，肠胃生痈者，同白芷服，善能排脓散毒。

萆薢

苦、平，入肝、胃经。

祛风湿，利湿浊。

【文献记载】《本经》：主腰脊强痛，骨节风寒湿，周痹，恶疮不瘳，热气。

《本草纲目》：萆薢，足阳明、厥阴经药也。厥阴主筋属风，阳明主肉属湿，萆薢之功长于治风湿，所以能治缓弱麻痹，遗浊恶疮诸病之属风湿者……治白浊，茎中痛。

《本草通元》：与土茯苓，形虽不同，主用相仿，岂一类数种乎。

《名医别录》：伤中恚怒，阴痿失溺，老人五缓，关节老血。

《医学衷中参西录》：萆薢味淡性温。为其味淡而温，故能直趋下焦膀胱，温补下焦气化，治小儿夜睡遗尿，或大人小便频数，致大便干燥。其温补之性，兼能涩精秘气，患淋症者禁用。

《罗氏会约医镜》：治筋骨挛痛，腰膝冷痛，既可去膀胱宿水，又能止痢止泻。水不从小便出而从大便出，所以泄痢。予每用四五钱，入和脾利水药内，一刻立愈。

地肤子

甘、苦、寒，入膀胱经。

苦寒降泄，能清利下焦湿热，治热结成淋，但作用较平和，多用于复方。又能清解皮肤湿热疮毒。同白矾煎汤，洗皮肤湿疮。

【文献记载】《本经》：主膀胱热，利小便，补中益气，久服耳目聪明。

《名医别录》：去皮肤中热气……散恶疮。

《本草求真》：地肤子治淋利水清热，功效颇类于黄柏，但黄柏味苦烈，此则味苦而甘；黄柏大泄膀胱湿热，此则其力稍逊。凡小便因热而频数或不禁，用此苦以入阴，寒以胜热，而使湿热尽从小便而出也。

陈藏器：众病皆起于虚，虚而多热者，加地肤子、甘草。

《子母秘录》：妊娠患淋，热痛酸楚，手足烦痛，地肤子十二两，水四升，煎二升半，分服。

《锦囊秘方》：淋浊囊肿，连须葱白头十一根不必洗净去土，川椒、麦冬炒焦、地肤子各一两，煎汤淋洗囊肿上，良久，次日再洗，以消为度。

《新中医》（1984 年 1 期）：地肤子 150 克，水 1000 毫升煎至 300 毫升去渣，加入白矾 50 克溶化，入瓶备用，凡肢体疣，用棉球蘸擦患处，用力涂擦，使患处发红，每日擦 3~6 次，禁用化妆品，每剂大约用 15 天左右。

海金沙

甘、寒，入小肠、膀胱经。

【文献记载】甘淡而寒，其性下降，善泄小肠、膀胱血分湿热，治肿满、五淋、茎痛。

李时珍：海金沙，小肠、膀胱血分药也，热在二经血分者宜之。

金钱草

微咸、平，入肝、胆、肾、膀胱经。

利水通淋，清热消肿。

对于淋症，尤其石淋及肾结石、膀胱结石、肝胆结石有效。用量，鲜者 5~10 两。

【文献记载】《祝氏得效方》：本品配鲜车前草捣乱，白酒和，绞出汁，搽恶疮肿毒。

《本草纲目拾遗》：祛风，治湿热。引《探药志》治白浊热淋，玉茎肿痛，捣汁，冲生酒吃。引《百草镜》治腹痛便毒。

椒　目

苦、寒，入肺、脾、膀胱经。

治水气肿满。

丹溪经验，诸喘不止，用椒目炒研二钱，白汤调二三服以上劫之，后乃随痰火用药，水饮去而喘自平。

【按语】椒目之治痰水，必痰水之不宜攻逐，又不能淡渗者，故以此劫之，如《金匮要略》已椒苈黄丸所治之肠间有水气即是。其治喘，亦是痰喘。

【文献记载】《新修本草》：治小腹胀满，利小便。

《药性本草》：治十二种水气……膀胱急。

《本草衍义补》：止气喘。

《类证治裁》：肾哮火急者，勿骤用苦寒，宜温劫之，用椒目五六钱，研细，分二三次姜汤调服，俟哮止后，因痰因火治之。

《本草纲目》：椒目下达，能行渗道，不行谷道，所以能下水燥湿定喘消蠱也。

《金匮钩玄》：崩中带下，椒目炒碾细，每温酒服一勺。

《医学衷中参西录》：温通汤，治下焦受寒，小便不通。椒目八钱炒捣，小茴香二钱炒捣，威灵仙三钱。

《罗氏会约医镜》：痔漏肿痛，用椒目研末，酒服二钱。

《长江医话》：治寒、热哮时均加用椒目 10~15 克；寒哮以小青龙汤加椒目治之，多获奇效。

赤小豆

甘、酸、平，入心、小肠经。

降火凉血，利水下行，消中解毒，排脓。

【文献记载】《本经》：主下水肿，排痈肿脓血。

《名医别录》：利小便，下腹胀满。

《药性本草》：治热毒，散恶血……捣末同鸡子白涂一切热毒痈肿，煮汁洗小儿黄烂疮。

《本草通元》：其性善下，久服则降令太过，津液渗泄，令人肌瘦。一切肿毒，为末涂之，无不愈者。但性极黏，干即难揭，入苎根末即不黏，此良法也。

《师梅方》：热毒下血，或因食热物发动，赤小豆末，水服方寸匕。

《肘后救急方》：舌上出血，小豆一升杵碎，水三升和，绞汁服。

《修真秘旨》：热淋血淋，赤小豆二合，慢炒为末，煨葱一茎，擂酒热调二钱服。

《保定新华区卫生院医药学习参考资料》（1967 年 7 月 1 日）：流行性腮腺炎，用赤小豆轧为细末，和以鸡子清或蜂蜜，或用好醋，调敷患处。

泽　漆

辛、苦、微寒，有小毒，入肺、小肠、大肠经。

行水消痰。

【按语】近人用泽漆熬膏治瘰疬，可以想见其消痰的性能。

【文献记载】《本经》：主皮肤热，大腹水气，四肢面目浮肿，丈夫阴气不足。

《名医别录》：利大小肠。

《日华子本草》：消痰退热。

《本草经疏》：泽漆所治之大腹水气，四肢面目浮肿，必兼喘咳上气、小便不利者。

《本草纲目》：止疟疾，消痰退热。

《金匮要略》：咳而上气，脉沉者，泽漆汤。

《山东中医学会 1962 年会论文选编》：治肺源性心脏病心力衰竭，野生猫眼草用茎叶生药 1~2 两，洗净切碎，置砂锅内加清水 500 毫升，再入鸡蛋两个同煮，蛋熟后去壳，再用竹枝刺小孔数个，再放入药锅中同煮数沸，去渣，先食蛋，后服汤药，每日 1 剂。1961 年一二月间，住院二男一女，年龄为 55 岁、50 岁、47 岁，病史短者 3 年，长者 10 余年，主要症状为咳嗽、气短、心慌，不能平卧，下肢浮肿，1 例明显紫绀。3 例经西医诊断为慢性肺源性心脏病心力衰竭。除对症治疗（安静卧床、低盐饮食、葡萄糖注射）外，西医未做特殊治疗。经用本药 1~2 剂后，有腹痛、腹泻尿量增多，与此同时，咳嗽、气短、水肿均开始减退，至 6 剂后，均告消失而出院。

《中医验案选》：猫眼草 30 斤，连根叶洗净，先用 10 斤放锅内，加水 30 斤，熬至 1 小时许，滤去渣，再下草 10 斤，依法挨次将草熬完，滤净，再慢火熬膏，摊布上，以贴瘰疬，四五日换 1 次。贴后未溃者即消，已溃者渐渐愈合而愈。

葫 芦

甘、平、滑，入心、小肠经。

葫芦的果壳，立冬前采，切碎晒干，陈者良。

【文献记载】《简便方》：治腹胀黄肿，单用亚腰葫芦，连子烧存性，每剂 1 个，食前温酒下。近有配伍虫笋，用于晚期血吸虫病形成腹水者，报道疗效颇佳。

《名医别录》：利水道。

《日华子本草》：除烦，治心热，利小肠。

第七章　祛风湿药

独　活

辛、苦，微温，入肾、膀胱经。

通达周身，祛风胜湿，通经活络，蠲痹止痛。

善治伏风头痛，两足湿痹，腰膝酸重疼痛等证。煮酒热漱，可治风牙肿痛。

【按语】独活与羌活功效相似，但羌活宜于太阳，独活宜于少阴。上部羌活为胜，下部独活为胜；新病宜羌活，久病伏风（日久脉证不甚明显者为伏风）宜独活。独活之治少阴伏风，有似细辛，但辛烈与散水之性相差耳。

【文献记载】《本经》：主风寒所击，金疮、止痛、奔豚、痫痉、女子疝瘕。

《名医别录》：疗诸贼风，百节痛风，无问久新。

《本经逢原》：足少阴经伏风头痛，两足湿痹不能动止者，非此不治。

苏颂：疗风宜用独活，兼水宜用羌活。

张元素：独活与细辛同用，治少阴头痛头晕目眩。

《外台秘要》：历节风痛：独活、羌活、松节等份，用酒煮过，每日空心饮一杯。

《续名医类案》：文潞公方，治牙齿风热上攻肿痛，独活、地黄各三钱，为末，每服三钱，水一盏，煎，和渣温服，卧时再用。

五加皮

辛、温，入肝、肾经。

散风湿，强筋骨。

用于肝肾不足，筋骨痿软及风湿疼痛拘挛等症。五皮饮中用之，主要是散湿，其次是温肝肾化湿。

【文献记载】《本经》：主心腹疝气，腹痛，益气，疗躄，小儿三岁不能行，疽疮阴蚀。

《名医别录》：男子阴痿，囊下湿，小便余沥，女子阴痒及腰脊痛，两脚痛痹风弱，五脏虚羸，补中益精，坚筋骨，强意志。

《本草经疏》：经云："地之湿气盛，则害人皮肉筋骨；""伤于湿者，下先受之。"肝肾居下而主筋骨，故风寒湿之邪多自二经先受。此药辛能散风，温能除寒，苦能燥湿，二脏得其气而诸症悉除矣。又湿气浸淫，则五脏筋脉纵缓，湿气留中，则虚羸乏气，湿邪既去，则中焦治而筋骨自坚，气自益而中自补也。

木　瓜

酸、温，入肝、脾经。

生津，舒筋，和胃，祛湿。

【文献记载】《名医别录》：主湿痹脚气，霍乱大吐下转筋不止。益肺而祛湿，和胃而滋脾。

《本草拾遗》：强筋骨，下冷气，止呕逆，心膈痰唾，消食，止水利后渴不止，作饮服之。

《本经疏证》：霍乱大吐大下则中气溃败，心液暴亡，筋失所养而绞旋收引焉……木瓜收合血液之余，宣布筋骸之养也。

《食疗本草》：脐下绞痛，木瓜三片，桑叶七片，大枣三枚，水三升，煮半升，顿服即愈。

《中国药用植物图鉴》：又可治肺炎、黏膜炎、支气管炎、瘰疬、腺病及咳嗽等。长期服用对肺结核有良效。

《山东中医杂志》（1984 年 2 期）：治脚癣（湿脚气），木瓜、甘草各 30 克，水煎去渣，待温后洗脚 5~10 分钟，每日 1 剂，1~2 周可愈。

威灵仙

辛、温，入膀胱经。

性急善走，散风除湿，善通经络，既导又利。

多用于风湿所致的肢体疼痛及脚气疼痛等证。治诸骨鲠，忌茶。

【文献记载】《开宝本草》：主诸风，宣通五脏，去腹内冷滞，心膈痰水，久积癥瘕，痃癖气块，膀胱宿脓恶水，腰膝冷痛，疗折伤。

《本草图解》：搜逐诸风，宣通五脏，消痰水，破坚积。朱丹溪曰，威灵仙，痛风之要药也，其性好走，通十二经，朝服暮效。辛能散邪，故主诸风，咸能泄水，故主诸湿，壮实者诚有殊功，气弱者反成痼疾。

《滇南本草》：本品煎后加酒少许服下，治脚气，脚边肿痛，经络疼痛，步履难行之证。（梁铁民大夫云：跟骨刺疼痛，灵仙、穿山甲配活血化瘀药有效。）

腰脚诸痛，《千金方》用威灵仙末，空心温酒服一钱，逐日以微利为度。（按：威灵仙能软骨，治骨质增生之症，配穿山甲尤效。以上二例，当系骨质增生跟骨刺之类。）

《经验方》：噎塞膈气，威灵仙一把，蜜醋各半碗，煎五分服之，吐出宿痰愈。

《集验方》：肾脏风壅，腰膝沉重，威灵仙末蜜丸，梧桐子大，温酒服八十丸，平时微利恶物如青脓胶，即是风毒积滞。如未利，再服一百丸，取下后，食粥补之，一月，仍常服温补药。

《外科精义》：熏痔散。威灵仙三两，水一斗，煎至七八沸，去火，就盆上坐，令气熏之。候通手淋渫，冷即再暖。

《河北省中医验方汇选》：噎膈反胃，威灵仙1两，白蜜1两，水煎3次，每煎分2次服，每4小时服1次，1日服完。1天1剂，连服7天，停药。服后感觉食物快利，以后继续用健胃营养剂慢慢调养。（平谷县唐家庄唐浩大夫曾治愈40多岁者3人，50岁以上者未试，但据说无效。所治3人，疗程均为1个月。）

《外科证治全生集》：双砂汤，治骨鲠。缩砂仁、草果、威灵仙各等份，加砂糖少许，清水煎服。

《罗氏会约医镜》：凡病风湿痰饮，采得根，阴干捣末，空腹酒调服二钱，可加至六钱，微利两行，则病除停药。

《中医杂志》（1990年7期）：河南固始公费医疗门诊所朱云海报道：每次用威灵仙5~10克捣碎，陈醋调成膏状，将患足洗净，泡温水中5~7分钟，拭干，将药敷足根，外用布包。晚休息时可将患足放热水袋上热敷，每2月换药1次，治疗足跟痛89例，痊愈76例，平均治疗6.5次；无效2例，平均治疗5次。

秦 艽

苦、辛、平，入胃、肝、胆经。

辛能散风湿之邪，入肝舒筋止痛，且具降泄之功，故能解热除蒸。

【文献记载】《本经》：主寒热邪气，风寒湿痹，肢节痛，下水，利小便。

《名医别录》：疗风无问久新，通身挛急。

《药性本草》：疗酒黄黄疸，解酒毒，去头风。

《日华子本草》：传尸骨蒸，治疳及时气。

《本草纲目》：黄疸烦渴须之，取其去阳明之湿热也。

《要药分别》：风寒发热，遍身疼痛，必以秦艽治之，以其能散结除邪也。

《贞元集要广利方》：治黄病内外皆黄，小便赤，心烦口干者，以秦艽三两，牛乳一大升，煮取七合，分温再服。此方出于许仁则，又孙真人方，加芒硝六钱。

《太平圣惠方》：治暴泻引饮，秦艽二两，炙甘草半两，每服三钱，水煎服。

《海上集验方》：发背初起，疑似者，便以秦艽牛乳煎服，得快利三五行即愈。

《太平圣惠方》：治伤寒烦渴，心神躁热，用秦艽一两，牛乳一大盏，煎六分，分作二服。

《本草通元》：主阳明风湿，搜肝胆伏风，所以养血荣筋，除蒸退热，理肢节痛，及挛急不遂，黄疸酒毒。世俗不知其功能本于祛风，凡遇痛症，动辄用之，失其旨矣。能利大小便，滑泄者勿用。

《罗氏会约医镜》：秦艽一味，诸黄宜用，能逐阳明湿热从外而出，效大而性和平。

蚕 沙

辛、甘、温，入肝、脾、胃经。

燥湿祛风。

【文献记载】《名医别录》：主肠鸣，热中消渴，风痹瘾疹。

《本草拾遗》：炒黄袋盛浸酒，祛风缓诸节不遂，皮肤顽痹，腹内宿冷，冷血瘀血，腰脚疼冷。炒令热，袋盛熨之，主偏风筋骨瘫痪，手足不遂，腰脚软，皮肤顽痹。

《汤液本草》：衍义云，妇人恶露不止，蚕沙一两，伏龙肝半两，阿胶一两，同为末，温酒调，空腹服二三服，以止为度。

《外科精义》：如圣散，治浑身瘙痒，抓之成疮及瘾疹之类。蚕沙一升，水二斗，煎至一斗，滤去渣，夜卧避风如淋洗。水冷即拭干便睡。

《中医杂志》（1963 年 7 期）：蚕沙酒，用于经闭实证。晚蚕沙四两，黄酒 1 斤半，缸贮封口，置锅中加水，文火煮 1 小时，每晚随量饮一二两，服完后观察半月，仍闭，可再服一料。

《中医杂志》（1964 年 3 期）：蚕沙止血，必须炒焦成炭乃有效，每服二升研细，黄酒送下。

《张氏医通》：头风，蒸法最效。川芎半两，晚蚕沙二两，僵蚕如患者年岁之数，以水五碗煎至三碗，就砂锅中以厚纸糊满，中开钱大一孔，取药气熏蒸痛处，每日 1 次，虽年久者，不过三五次，永不再发。

《种福堂方》：治遗精白浊有湿热者。生蚕沙一两、生黄柏一钱，共研末，空心开水下三钱，六七服即愈。

《本草求原》：原蚕沙为风湿之专药，凡风湿瘫痪固宜，即血虚不能养经络者，亦宜加入滋补药中。

《本草纲目》：蚕性燥，燥能胜风去湿，故蚕沙主疗风湿之病。

《吹剑续医续录记》：昔人有肩胛中创，血如涌出，医用原蚕沙为细末敷之，血立止。

海桐皮

苦、辛，入肝、肾经。

祛风湿，通经络。

【文献记载】《海药本草》：主治腰脚不遂，血脉顽痹，腿膝疼痛，赤白泻利。

《开宝本草》：除疳䘌疥癣……牙齿虫痛。

《本草纲目》：能行经络，达病所，又入血分及祛风杀虫。

《传信方》：腰膝痛不可忍，海桐皮二两，牛膝、川芎、羌活、地骨皮、五加皮各一两，甘草五钱，薏苡仁二两，生地黄十两，并净洗焙干，剉，以绵包裹，入无灰酒二斗浸之，冬二七，夏一七，空心饮一盏，每日早午晚各一次，长令醺醺。此方不得添减，禁毒食。

豨莶草

苦、寒，有小毒，入肝、肾经。

祛风湿，利筋骨。

【文献记载】《本草纲目》：治肝肾风气，四肢麻痹，骨痛膝弱，风湿诸疮。

《本草从新》：生寒熟温，长于理风湿，毕竟是燥血之品，恃之为补非矣。

《张泳方》：本品一味，蒸晒九次，蜜丸酒服，治中风㖞癖，语言謇涩，肢缓骨痛，及风痹走痛等证。

《延寿丹方药解》：味苦辛气臊，采于五月中者佳，感少阳生发之气，凡热瘀生湿，腰脚酸软者，此味有专功。

《集简方》：疗疮肿毒，豨莶草为末，每服五钱，热酒调下，汗出即愈。

《医方论》：豨莶之性，一味搜风逐湿，若风湿相搏，腿足麻痹，及诸湿疮皆可。用以治中风歪癖，徒益其燥耳。

《罗氏会约医镜》：生者酒煎，疗破伤风如神。若痹痛属肾虚血亏，不由风湿者忌服。

《朱良春用药经验》:"考之于古,验之于今,豨莶草有解毒活血之功,勿以平易而忽之。"朱师经验:豨莶草用至 100 克,配合当归 30 克,治风湿、类风湿关节炎效果很好。又用本品治疗黄疸型肝炎,屡屡应手。凡黄疸缠绵不退,湿热疫毒稽留,朱师每从血分取法,以此品 30~45 克配合紫丹参、田基黄、石见穿等,多能应验。

海风藤

辛、苦,微温,入肝、脾经。

祛风湿,活血通络。

络石藤

苦、微寒,入心、肝、肾经。

祛风通络,活血消痈。

【文献记载】《外台秘要》:络石藤一两,煎汤一大盏,细细呷之,以治喉痹肿痛。

《本经》:主风热死肌,口干舌焦,痈肿不消,喉舌肿闭,水浆不下。

《名医别录》:主腰髋痛,坚筋骨,利关节。

《要药分别》:络石之功,专于舒筋活络。凡病人筋脉拘挛不易屈伸者,服之无不获效。

《本草纲目》:主筋骨关节风热肿痛。

《医学衷中参西录》:俗呼为爬山虎,又名石龙藤。

桑 枝

苦、平,入肝经。

清热祛风通络。

【文献记载】《图经本草》:主遍体风痒干燥,水气、脚气、风气、四肢拘挛。

《本草纲目》:利关节,除风寒湿痹诸痛。

《普济本事方》:风热臂痛,桑枝一小升,切炒,水三升,煎二升,一日服尽。

松 节

苦、温，入肝、肾经。

祛风燥湿。

【文献记载】《名医别录》：百节久风风虚，脚痹疼痛……酿酒主脚弱，骨节风。

《本草衍义补》：炒焦治骨节间病，能燥血中之湿。

《本草纲目》：筋骨间风湿诸病宜之。

千年健

苦、辛、微甘温，香烈，入肝、肾经。

祛风湿，壮筋骨。

【文献记载】《本草纲目拾遗》：可入药酒，壮筋骨，治风气痛，老人最宜此药，忌莱菔。磨酒服，止胃痛。

《李氏草秘》：同钻地风、虎骨、牛膝、甘枸杞、蚕沙、萆薢，作理风用。

虎骨（狗骨代）

辛、温，入肝、肾经。

散风寒，健筋骨，追风定痛。

【文献记载】《药性本草》：治筋骨毒风，挛急屈伸不得，走注疼痛。

《食疗本草》：煮汁浴之，去骨节风毒肿，和醋浸膝，止脚肿痛。胫骨尤良。

《海上方》：腰脚不随，挛急冷痛，虎胫骨五六寸，刮去肉膜，涂酥炙黄捣细，绢袋盛之，以瓶盛酒一斗浸之，煻火微温，七日后任情饮之，当微利便效也。

又方：虎腰脊骨一具，前两脚全骨一具，并于石上以斧槌碎，安铁床上，文炭火炙，待脂出，则投无灰浓酒中，密封，夏七日，秋冬三七日，任性日饮三度。患十年以上者，不过三剂，七年以下者，一剂必瘥。（《圣济总录》《太平圣惠方》，并以此法治历节走痛。）

《永类钤方》：预知散，治健忘惊悸。虎骨酥炙，白龙骨、远志肉等份为末，生姜汤服，日三服，久则令人聪慧。

《种福堂方》：治一切麻木痹症，痛风历节。虎骨、木通各等份，煎汤频频多吃即愈。

附：虎骨（狗骨代）胶

功同虎骨，兼能补益。

白花蛇

甘、咸、温，有毒，入肝经。

透骨搜风，定惊。风性善行，蛇则善窜，所以透骨搜风，多用于膏酒及散剂。

【文献记载】《开宝本草》：中风湿痹不仁，筋脉拘急，口眼歪斜，半身不遂。骨节疼痛，脚弱不能久立，暴风瘙痒，大风疥癣。

《本草纲目》：通治诸风，破伤风，小儿风热，急慢惊风搐搦，瘰疬，漏疾，杨梅疮，痘疮倒陷。

乌梢蛇

甘、平，入肝经。

祛风通络定惊。为末或浸酒服。

【文献记载】《开宝本草》：治诸风顽痹，皮肤不仁，风瘙瘾疹，疥癣。

《药性本草》：主热毒风，皮肤生癞，眉髭脱落，癣疥等疮。

《本草纲目》：功与白花蛇同，而性平无毒。

《太平圣惠方》：紫白癜风：乌蛇肉酒炙六两，枳壳麸炒、牛膝、天麻各二两，熟地黄四两，白蒺藜炒、五加皮、防风、桂心各二两，剉片，以绢袋盛，于无灰酒二斗中浸之，密封七日，每温服一小盏。忌鸡鹅鱼肉发物。

蛇　蜕

咸、甘、平。孕妇忌用。

【文献记载】李时珍：一能辟恶，故治邪僻鬼魅蛊疟诸疾；二能祛风，故治惊痫癫、绞喉舌诸疾；三能杀虫，故治恶疮痔漏疥癣诸疾；四能退翳，故治翳膜胎产皮肤诸疾。

《心镜》：小儿喉痹肿痛，烧末，以乳汁服一钱。

《千金方》：小儿重舌，小儿重腭，并用蛇蜕灰，醋调敷之。

《冷庐医话》：缪氏子年十六，舌上重生小舌，肿不能食，医以刀割之，敷以药，阅时又生，屡治不痊，精力日惫，向余求药，方书用蛇蜕烧灰，研末敷之，立愈，后不复发。

《千金方》：小便不通，全蛇蜕一条，烧存性研，温酒服之。

《经效产宝》：妇人乳吹，蛇皮一尺七寸，烧末，温酒一盏服。

《肘后救急方》：肿毒无头，蛇蜕灰，猪脂和涂。

《千金方》：小儿木舌，蛇蜕烧灰，乳和服少许。

《汤液本草》：诸方用治疗毒恶疮，十年不效者，全用烧存性，猪膏涂之，其验神效。

《串雅》：治眼中胬肉，蛇蜕一条约三钱，烧黄色，不可焦黑，绿豆三合炒，砂糖一碗，共煎七分，服之立愈，病二三年者，两服亦愈。庚生按：蛇蜕须用麻油炒，并择乌梢及菜花蛇为佳。每条约重三钱最妙。须慎择洗净，余恐有毒。予尝以二三眠蚕蜕治障翳极效，胜用蛇蜕也。

《丹方》：治头风，蛇蜕炙脆为末，每服一钱，葱豉煎汤数沸，和渣热服，不拘偏正皆效。后发渐轻，再发再服。或加蜈蚣末三分，或加全蝎末三分，皆取截风之力也。每发轻者一服，重不过二服也。

《中医验方汇选·外科》第一辑：耳内流脓流水疼痛，蛇蜕一条，瓦上焙焦加冰片少许，共研极细，每日1次，吹入耳内，数次后，痛止，脓水全无。（按：《罗氏会约医镜》载，耳内大痛，如虫在内走，或流血水，或干痛，用蛇蜕烧灰吹之，立止。）

第八章　祛寒药

附　子

辛、大热，有毒，入心、脾、肾经。

辛热燥烈，走而不守，回阳救逆，补阳益火，温中止痛，散寒燥湿。

【文献记载】《本经》：主风寒咳逆邪气，温中，金疮，破癥坚积聚，血瘕，寒湿痿躄，拘挛膝痛，不能行步。

《名医别录》：腰脊风寒，脚气冷弱，必腹冷痛，霍乱转筋，下利赤白，温中强阴，坚筋骨，又堕胎。

张元素：附子以白术为佐，乃除寒湿之圣药。

戴元礼：附子无干姜不热，得甘草则性缓。

《医家秘奥》：凡久病而不愈者，多有用附获效。附子回下焦之阳，盖万物生于土，火者，土之母也，命门火旺，则脾土温暖，胃气升发，五脏皆有所秉。

《折肱漫录》：附子加入八味丸中，有地黄等阴药佐之，便不觉其热，加于补中益气汤中，其性便热，予曾加三分，服一剂，鼻衄顿发，数载受其患。（按，加入八味丸中达下，不觉热，加于益气汤中升上，便热，亦人体生理，本系上热下寒之故）。

《类证治裁》：治偏宜从阴引阳，从阳引阴，从右引左，从左引右。使气血灌注，周流不息，莫如养血温经，补中汤少加附子，下七味地黄丸。以附子能行参芪之力，而阳和自转。

《普济方》：小便虚闭，两尺脉沉微，用利小水药不效者，乃虚寒也。附子一个，炮，去皮脐，盐水浸良久，泽泻一两，每服四钱，水一盏半，灯芯七茎，煎服即愈。

《内外伤辨惑论》：羌活胜湿汤加减法云：如身重腰沉沉然，经中有寒湿也，加酒洗汉防己五分，轻者附子五分，重者川乌五分。

喻嘉言：芪附可以治风虚，术附可以治寒湿，参附可以壮元神。三者亦交相为用。

《王氏简易方》：十指痛疼，麻木不仁，生附子去皮脐，木香各等份，生姜五片，水煎服。（按，此是雷诺病。）

《内外伤辨惑论》：凡用补中……浑身拘急作胀系风寒，宜加羌防；但作胀不拘急，为内寒，宜加附子。

乌　头

辛、温，有大毒，入肝经。

祛风湿、温经止痛。

【按语】劫痰水，治寒疝，乌头胜于附子。

【文献记载】《本经》：主中风，恶风洗洗出汗，除寒湿痹，咳逆上气，破积聚寒热。

《名医别录》：消胸上冷痰，食不下，心腹冷痰，脐间痛，肩胛痛，不可屈伸俯仰，又堕胎。

《本草通元》：大抵风证用乌头，寒证用附子，而天雄之用，与附子相仿，功用略逊耳。

《山东医药》（1966年1期）："用乌头治痹证的经验"："……我们每用乌头剂，辄以乌头加蜜先煎半小时，再纳诸药同煎，分温再服，既杀其毒性，又觉药力绵长……如不用蜜煎，用之二三钱，即感舌麻头晕，再过量即现呕吐。"

《王氏博济方》：冷热不和，心腹冷痛，栀子、川乌等份生研为末，酒糊丸，梧子大，每服十五丸，生姜汤下。小肠气痛加炒茴香，葱酒下二十丸。

《医学衷中参西录》：乌头之热力减于附子，宣通之力较优，故《金匮要略》治历节风有乌头汤；治心痛彻背，背痛彻心有乌头赤石脂丸；治寒疝有乌头煎、乌头桂枝汤等方。若种后不旁生附子，惟原种之本长大，若蒜之独头无瓣者，名为天雄，为其力不旁溢，故其温补力更大而独能称雄也。

《类证治裁》：风寒湿痹腰痛，川乌头三个，生捣为末，少加盐水调摊帛上，贴痛处立止。

附：草乌头

辛、温、有大毒。

李时珍：草乌头乃至毒之药，非若川乌头、附子，人所栽种，加以酿制，杀其毒性之比，非风顽急疾不可轻投。此类只能搜风胜湿，开顽痰，治顽疮，以毒攻毒而已，岂有川乌头、附子补右肾命门之功哉。

杨清叟：凡风寒湿痹，骨内冷痛及损伤入骨，年久发痛，或一切阴疽肿毒，并宜草乌头南星等份，少加肉桂为末，姜汁热酒调涂，未破者能内消，久溃者能去黑烂，二药性味辛烈，能破恶块，逐寒湿，遇冷即消，遇热即溃。

《宋氏集验方》：诸风不遂，生草乌、晚蚕沙等份为末，取生地龙捣，和入少醋糊丸，梧子大，每服四五丸，白汤下甚妙。勿多服，恐麻人。

徐之材：反半夏、瓜蒌、贝母、白蔹、白及。

《外科证治全生集》：蛀发癣，或取草乌切片，炙脆研粉，醋调涂。日三次，数日愈。

天 雄

适应证与附子、乌头略同。主风寒湿痹，疗历节痛尤有特长。

【文献记载】《本经》：主大风寒湿痹，历节痛，拘挛缓急，破积聚邪气，金疮，强筋骨。

《本草衍义》：补虚寒须用附子，风家多用天雄。

《本草图解》：大抵风证用乌头，寒证用附子，而天雄之用与附子相仿而功略逊耳。

干 姜

大辛、大热，入心、肺、脾、胃、肾经。

回阳温中，温肺化痰，温经止血，守而不走。

【文献记载】《本草从新》：炮黑止吐衄诸血。

《本草经读》：为脏寒之要药也。大抵产后气血空虚，凡有发热，宜与四物为君，加柴胡、人参、炮姜最效。盖干姜辛热，能引血药入血分，气药入气分，且能去恶生新，有阳生阴长之道，以热治热，深合《内经》之旨。故丹溪见阴虚生内热，必用四物补血，以炮姜苦温从治，收其浮散之阳以归于阴也。

《千金方》：虚劳不眠，干姜末，汤服三钱，微汗愈。

肉 桂

辛、甘，大热，入肝、肾、脾经。

气厚纯阳，益火消阴，下行补命火不足，消沉寒，通血脉。

【文献记载】《太平惠民和剂局方》：桂苓丸，肉桂、茯苓，治暑天伤于寒凉，或饮水过多作泻之证。

《珍珠囊》：补下焦不足，治沉寒痼冷之证。

《医学衷中参西录》：秘红丹，治肝郁多怒，胃郁气逆，致吐血衄血及吐衄之证屡服他药不效者，无论因凉因热，服之皆效。大黄细末一钱，油肉桂细末一钱，生赭石细末六钱，将大黄油桂末和匀，用赭石末煎汤送下。

交泰丸，治心肾不交，怔忡无寐。川黄连五钱，肉桂五分，研为细末，炼蜜和丸空腹时淡盐汤送下。

滋肾丸，治肾水大亏，不能制火，飞龙上亢，喘而小便闭。知母、黄柏各二两（盐水炒，一作酒洗焙），肉桂二钱，共末蜜丸。此是东垣方，治下焦阴虚，脚膝软弱，阴汗阴痿，足热不能履地，及热在血分，不渴而小便涩痛，肚腹肿胀，或皮肤胀裂，或神水将枯，眼睛突出，及肾虚发热，作渴便赤。

《本草纲目》附方载：吐血下血，肘后用桂心为末，水服方寸匕。王谬曰，此阴乘阳之证也，不可服凉药。又《何氏方》治胎不下，桂末二钱，待痛紧时，童便温热调下，名观音救生散。亦治产难横生，加麝香少许，酒下。

《外科证治全生集》：桂姜汤，治喉痛顷刻而起、前毫无恙者，此虚寒阴火之证也。并治喉痹一切危急之证。肉桂、炮姜、甘草各五分，各研细末，滚水冲焯，将碗炖于滚水内，再焯，慢慢咽下，立愈。但先以鹅毛蘸桐油，入喉捲痰，痰出服药更效。

《张氏医通》：香桂散，治子死腹中，胞衣不下，服药时，如手推出。肉桂三钱，麝香三分，为散，酒煎和渣服。加生川乌三钱，为下死胎猛剂。

《中医验方汇选》：治乳结核、淋巴腺结核。上肉桂 3 钱，没药 3 钱，共为细末，每用 2 钱，兑烧酒 2 钱，用新棉蘸洗患处，每日早午晚各洗 1 次，洗 3 日，再将药渣摊布上，贴患处。2 日后再用药末 2 钱兑烧酒 2 两，如上法连行十几次，有卓效。洗后轻微作痒。结核逐渐缩小。

《医碥》丹溪云：久腰痛，必用官桂以开之，痛方止。胁胀痛亦然。

吴茱萸

辛、苦，大热，有小毒，入肝、胃、脾、肾经。

除冷痰宿水。

【文献记载】《本经》：温中下气，止痛，咳逆寒热，除湿血痹，逐风邪，开腠理。

《本草纲目》：开郁化滞，治吞酸，厥阴痰涎头痛，阴毒腹痛，疝气。

《名医别录》：利五脏，去痰冷逆气，饮食不消，心腹诸冷绞痛。

《太平圣惠方》：下痢水泄，吴茱萸炒、黄连炒，各二钱，水煎服。未止再服。

《中医验方汇选》：咽喉口疮，不论轻重虚实，用吴茱萸八钱，分作两份，一份生，一份炒，共为细末，用好醋熬滚，与药末合匀，做两个药饼，贴患者两脚心（轻者可用四钱做一个饼，男左女右贴一只脚心），贴后用油纸盖住药饼，不使药津外透，再以布条缠住，勿令移动，贴一昼夜即可。如仍未愈，可再做饼贴一次（小儿用量酌减）。病势极重者，先将患者两臂，从肘上捋至手大指十数遍，再用条布扎紧大指根部，用三棱针刺少商穴，捏出紫黑血或黄水为度，两手同法，然后在脚心敷药饼。

《本草纲目》：咽喉口舌生疮者，以吴茱萸末，醋调敷两足心，一夜便愈。

蜀 椒

辛、大热，有毒，入脾、胃、肺、肾经。

降而兼散，辛能劫痰，温能散寒。

【文献记载】《本草纲目》：散寒除湿，解郁结，消宿食，通三焦，温脾胃，补右肾命门，杀蛔虫，止泄泻。

《本经》：主邪气咳逆，温中，逐骨节皮肤死肌，寒湿痹痛，下气。

《药性本草》：治咳嗽，腹内冷痛，除齿痛。

《本草纲目》：吴猛真人服椒诀云……能使火热下达，不致上熏，芳草之中，功皆不及……大抵此方惟脾胃及命门虚寒有湿郁者相宜……故丹溪云，椒属火有下达之能，服之既久，则火自水中生。

许叔微：大凡肾气上逆，须以川椒引之归经则安。

《经验方》：呃逆不止，川椒四两炒研，面糊丸，梧子大，每服十丸，醋汤下，神效。

胡 椒

辛、热，入胃、大肠经。

【文献记载】《新修本草》：下气温中，祛痰，除脏腑中风冷。

《本草衍义》：主胃寒吐水，大肠寒滑。

《本草纲目》：暖肠胃，除寒湿，反胃虚胀，冷积阴毒，牙齿浮热作痛。

《本草求真》：辛热纯阳，比之蜀椒其热更甚。凡因火衰寒入，痰食内滞，肠滑冷利，及阴毒腹痛，胃寒吐水，牙齿浮热作痛者，治皆有效……但此只有除寒散邪之力，非同桂附终有补元益火之妙，况走气动火，阴虚气薄，最为所忌。

寇宗奭曰：胡椒去胃中寒痰，食已则吐水，甚验。

《圣济总录》：关格不通，胀闷二三日则杀人，胡椒二十一粒打碎，水一盏，煎六分，去滓，入芒硝半两煎化服。

李时珍：时珍自少嗜胡椒，岁岁病目而不疑及也。后渐知其弊，遂痛绝之，目病亦止。才食一二粒，即便昏涩，盖辛走气，热助火，此物气味俱厚故也。

《伤寒蕴要》：发散寒邪，胡椒、丁香各七粒，碾碎，以葱白捣膏，和涂两手心，合掌握定，夹于大腿内侧，温复取汗则愈。

《太平圣惠方》：伤寒咳逆，日夜不止，寒气攻胃也。胡椒三十粒，打碎，麝香半钱，酒一盏，煎半盏，热服。

《普济方》：二拗散，治沙石淋痛。胡椒、朴硝等份为末，每服二钱，白汤下，日二。

《种福堂方》：黑枣胡椒散，治心口胃脘痛，用黑大枣去核，每个中间入胡椒七粒，包好，炭火上煅焦黑存性研末，每剂四分，陈酒送下，三四服必愈。加木香、枳壳、红花、当归、五灵脂少许更妙。

丁　香

辛、温，入肺、胃、脾、肾经。

温中降逆，温肾助阳。

【文献记载】《开宝本草》：温脾胃，止霍乱胀，风毒诸肿，齿疳。

《蜀本草》：疗呕逆甚验。

《日华子本草》：治口气冷气，冷劳反胃……杀酒毒，消痃癖，疗肾气奔豚气，阴痛，壮阳，暖腰膝。

入肾壮阳，丁香与雄蚕蛾、茴香、附子、肉桂等配伍。

《证治要诀》：食蟹致伤，丁香末，姜汤服五分。

《十便良方》：胃冷呕逆，母丁香三个，陈橘皮一块，去白，水煎热服。

《种福堂》：黑枣丁香汤，治胃寒呕吐，并治寒疟。大黑枣七枚去核，每个内入丁香一粒煮烂，去丁香，将枣空心连汤服，七服见效。

《罗氏会约医镜》：有二种，小者力小，大者名母丁香，力最大也。忌见火。

荜　茇

辛、热，入胃、大肠经。

【文献记载】《本草拾遗》：温中下气，补腰脚，杀腥气，消食，除胃冷，阴疝癖。

《海药本草》：水泻虚利，呕逆醋心，产后泄痢，与阿魏和合良；得诃子、人参、桂心、干姜，治脏腑虚冷肠鸣。

《本草纲目》：治头痛鼻渊牙痛。

《太平圣惠方》：冷痰恶心，荜茇一两为末，食前用米汤服半钱。

《经验良方》：偏头风痛，荜茇为末，令患者口含温水，随左右痛，以左右鼻吸一字，有效。

《张氏医通·卷六》载《独异志》：贞观中，太宗苦于气痢，众医不效，张宝藏具疏，以乳煎荜茇方上，服之立差。其方每服用牛乳半升，荜茇三钱匕，同煎减半，空腹顿服（亦见《独异志》载《本草纲目》中）。

荜澄茄

辛、温，入脾、胃、肾、膀胱经。

暖脾胃而行滞气。

可治胃寒呕吐呃逆，胸腹胀痛，反胃，胸膈不快，兼疗寒疝疼痛。尤其对于寒证小便不利，小儿寒湿郁滞，小便混浊之证有效。

【按语】蜀椒、胡椒、荜茇、荜澄茄，功用大体相同，俱能下气温中，除痰水，消宿食。破下焦之寒结，蜀椒为优；散中焦之痰水，胡椒为良；头痛鼻渊齿痛，荜茇为长；利小便，荜澄茄最宜。

又，《永类钤方》治吐出黑汁治不愈者，用荜澄茄为末，米糊丸，梧子大，每姜汤下三四十丸，日一服。愈后服平胃散三百帖。吐黑汁用荜澄茄，当是寒湿，但吐黑水是胃肿瘤之特征。荜澄茄是否治胃肿瘤有效，尚待证明。

【文献记载】《本草拾遗》：下气消食，去皮肤风，心腹间气胀，令人能食。

《日华子本草》：治一切冷气痰癖，并霍乱吐泻，肚腹痛，肾气膀胱冷。

《本草纲目》：暖脾胃，止呕吐哕逆。

高良姜

辛、热，入脾、胃经。

【文献记载】《名医别录》：主暴冷，胃中冷逆，霍乱腹痛。

《本草从新》：暖胃散寒，消食醒酒，治胃脘冷痛。

《永类钤方》：胃寒作痛，良姜、五灵脂。

《普济方》：霍乱呕甚不止，用高良姜生剉二钱，大枣一枚，水煎冷服，立定，名冰壶汤。

附：红豆蔻

即良姜种子。辛温，入脾胃肺经。

陈藏器：主肠虚水泻，心腹绞痛，霍乱，呕吐酸水，解酒毒。

甄权：主冷气腹痛，去宿食，温腹肠，吐泻痢疾。

李时珍：治噎膈反胃，虚疟寒胀，燥湿散寒。

小茴香

辛、温，入肝、肾、脾、胃经。

【文献记载】《日华子本草》：开胃下食，治膀胱痛，阴痛。

《本草衍义》：治膀胱冷及肿痛，亦调和胃气。

《药品化义》：主治阴囊冷痛，湿气成疝，肾虚腰痛，不能转侧，血虚腿痛，不能行动。

《仁斋直指方》：小肠气坠，八角茴香、小茴香各三钱，乳香少许，水服出汗。

《袖珍方》：胁下刺痛，小茴香一两，炒枳壳五钱，麸炒为末，每服二钱，盐酒调服。

《医林改错》：小茴香酒，治白浊，俗骗白，又曰下淋，精道受风，寒药全不效。小茴香一两，为粗末，黄酒半斤，烧滚冲药，停一刻，去渣服酒。

《中级医刊》（1965年11期）：治嵌顿疝，用小茴香碾碎，成人每次服一二钱，小儿每次五分，以开水浸泡服。10分钟后再冲服第二次。服药后患者仰卧，两下肢并拢，膝关节半屈曲，静卧40分钟。用此法治疗7例，发病时间4~38小时，嵌顿包块最小如核桃大，最大如儿头大，7例伴有程度不同的肠梗阻症状，服药前亦曾手法还纳无效，服药后均收到良好效果。平均30分钟左右即自行还纳。服药后1小时仍不见缓解者，应即考虑手术，用药前必须确认无坏死、穿孔和局部炎症，经服药还纳后，还必须观察半天至 1 天，以免遗漏肠管并发症。

《医药学习参考资料》（1964 年 9 期）：民间方，治偏坠。鸡子 1 个，去清留黄，小茴香一小酒杯，食盐一小撮。将食盐、小茴香放入鸡蛋内搅匀，用纸封口，再用黄土泥包裹鸡蛋，用烈火烧成焦黑色，去泥，将鸡蛋研成细末，黄酒送下，二次即愈。

《中级医刊》（1960 年 5 期）：小茴香 5 钱，食盐 1.5 钱，同炒焦研细，再用两个去壳青鸭蛋合煎为饼，每晚临睡前，以温米酒配蛋饼服下，连服 4 天为 1 疗程，休息 2 天，再服第二疗程，如需要，可连服整个疗程。治疗 64 例鞘膜积液，治愈 59 例，92.2%，好转 1 例，占 1.5%，无效 4 例，占 6.3%。

《黑龙江中医药》：治脾肾虚寒白带，小茴香 2 两，干姜 5 钱，红糖适量，用开水浸 1 小时（亦可煎服），1 日 3 次分温服。共治 50 例，基本痊愈或好转。病程长者 3 年，短者半月，服药多者 5 剂，少者 1 剂。

附：八角茴香

又称舶茴香，现称大茴香。功效与小茴香相近，用于治疗疝气。

第九章　开窍药

麝　香

辛、温，入心、脾经。

开窍醒脑，辛散走窜，活血散结，催生下胎。

忌见火，入丸散，不宜入煎剂。

【文献记载】《本经》：辟恶气，去三虫蛊毒，温疟惊痫。

《名医别录》：中恶，心腹暴痛，胀急痞满……妇人难产，堕胎。

《本草纲目》：通诸窍，开经络，透肌骨，解酒毒，消瓜果食积，治中风中气、中恶，痰厥、积聚、癥瘕。

《重订严氏济生方》：治食瓜果成积作胀者用之，治饮酒成消渴者用之，云果得麝则坏，酒得麝则败。

冰　片

辛、苦、微寒，入心、脾、肺经。

芳香开窍。通诸窍，散郁火。有类似麝香的开窍醒脑功效。但耗气劫液，凡血虚阳亢之昏厥，和小儿慢惊及肝肾虚的目疾，都忌用。能清热止痛防腐，故外科多用之。

【文献记载】《新修本草》：主心腹邪气，风湿积聚，耳聋。明目、祛目赤退翳。

《本草衍义》：通利关格热塞，大人小儿风涎闭塞，及暴得惊热。

《本草纲目》：疗喉痹脑痛鼻息齿痛，伤寒舌出，小儿痘陷，通诸窍，散郁火。

《濒湖集简方》：风热喉痹，灯芯一钱，黄柏五分，并烧存性，白矾七分煅过，冰片脑三分，为末，每以一二分吹患处。

《夷坚志》：伤寒舌出过寸者，梅花片脑半分，为末掺之，随手即愈。

苏合香

甘、辛、温，入心、脾经。

开窍通神，逐秽避恶，功近麝香。

【文献记载】《本经逢原》：能透诸脏，辟一切不正之气。凡痰积气厥，必先以此开导，治痰以理气为本也。凡山岚障湿之气袭于经络，拘急弛缓不均者，非此不除，但性燥气窜，阴虚多火者禁用。

石菖蒲

辛、温，入心、肝经。

【按语】菖蒲的作用主要是开窍，而开窍又主要因于能宣湿。

《余听鸿医案》载，水菖蒲根一味，逐日煎洗痔漏有验。一典中司账者，肛漏有数十孔，穿肛穿臀，更穿及股髀，百药不效，用此方数月，行走如常。

水菖蒲又名臭蒲，泥菖蒲、大叶菖蒲，生池泽。与石菖蒲功效主治相似，惟开窍之力较逊，而化痰止咳、外治痈肿疮疥湿疹等疗效颇好。

【文献记载】《本经》：主风寒湿痹，咳逆上气，开心孔，补五脏，通九窍，明耳目，出音声，主耳聋痈疮，温肠胃，止小便利。

《日华子本草》：除风下气，丈夫水脏妇人血海冷败，多忘，除烦闷，止心腹痛。霍乱转筋及耳痛者，做末炒乘热裹敷甚验。

《本草从新》：辛苦而温，芳香而散，开心孔，利九窍，明耳目，发声音，逐痰消积，开胃宽中，疗噤口毒痢。

杨士瀛：下痢噤口虽是脾虚，亦热气闭隔心胸所致。俗用木香失之温，用山药失之闭，惟用参苓白术散加石膏、粳米、菖蒲，米饮调下；或用参苓石莲肉少入菖蒲服。胸次一开，自然思食。

《重庆堂随笔》：石菖蒲舒心气，畅心神，怡心情，益心志，妙药也……故清解药用之，赖以祛痰秽之浊而卫宫城；滋养药用之，借以宣心思之结而通神明。

第十章　安神药

第一节　重镇安神药

朱　砂

甘、微寒，入心经。

镇心解毒。生者无毒；火煅者有大毒。

【文献记载】《本草从新》：泻心经邪热，镇心定惊……解毒，定癫狂……独用多用，令人呆闷。

《本草求真》：朱砂体阳性阴，外显丹色，内含真汞，不热而寒，离中有坎也；不苦而甘，火中有土也……故能入心解热，而神安魄定。

《本草经解》：丹砂色赤质重，可以镇心火。

《兰室秘藏》：朱砂安神丸，治心烦懊恼，心乱怔忡，上热，胸中气乱，心下痞闷，食入反出。朱砂四钱，黄连五钱，为末，汤浸，食饼为丸，如黍米大，每服十丸，食后津唾咽下。

《医学衷中参西录》：为其质原硫汞，皆能消除毒菌，故能治暴病传染，霍乱吐泻（曾载霍乱流行二重症，皆重用朱砂钱许一味，治之而愈）。

磁　石

辛、寒，入肾、肝经。

用于肝肾阴虚，浮阳上扰所致的耳鸣、耳聋、目暗，及精神不安，头晕头痛、癫、睡眠不安等证。

【**文献记载**】《本经》：除太热烦满耳聋。

《名医别录》：养肾脏……小儿惊痫，炼水饮之。

《本草从新》：治恐怯怔忡……明目，重镇阳气。

《本草求真》：磁石入肾镇阴，使阴气龙火不得上升……徐之才《十剂》篇，怯则气浮，宜重剂以镇之。

琥　珀

甘、平，入心、肝、膀胱经。

镇惊安神，利水通淋，活血祛瘀。

用于疮肿，能活血消肿。外用作为疮疡生肌收敛药。

【**文献记载**】《名医别录》：安五脏，定魂魄，消瘀血，通五淋。

《本草拾遗》：止血生肌，合金疮。

《仁斋直指方》：小儿胎痫，琥珀末、朱砂各少许，全蝎一枚，为末，麦门冬汤调一字服。小便尿血，琥珀末，每服二钱，灯芯汤下。

《刘涓子鬼遗方》：金疮闷绝不识人，琥珀研粉，童便调服一钱，三服瘥。

《中药学讲义》：琥珀 6 分研末，分 2 次水调吞服，治疗 3 例阴囊血肿，连服 10 天痊愈。

珍　珠

甘、咸、寒，入心、肝经。

镇心定惊，清肝除翳，收敛生肌。不入煎剂。

【**文献记载**】《开宝本草》：镇心。点目去翳障膜。

《本草衍义》：除小儿惊热。

《千金翼方》：治鼻中息肉，通草散，通草半两，矾石一两烧，珍珠一铢，右三味下筛，裹绵如枣核，取药如小豆内绵头，入鼻中，日三次。徐灵胎注云：珍珠能去一切息肉。

《中药学讲义》：珍珠母，为溪水中产珍珠的贝蚌类贝壳。

《潜斋医学讲稿》：兼治心肝火旺引起的神志病证，与石决明之但入肝经者不同。

龙 骨

甘、涩、平，入心、肝、肾经。

潜镇，收湿，固涩。煅后收湿性强。

【文献记载】《本经》：主泄痢脓血，女子漏下……小儿热气惊痫。

《名医别录》：止汗，缩小便，尿血，养精神，定魂魄，安五脏……小便泄精。

《日华子本草》：主怀孕胎漏，止肠风下血，鼻红吐衄，止泻痢……涩肠胃。

《本草纲目》：收湿气，脱肛，生肌敛疮。

《药性本草》：龙齿镇心，安魂魄。

《本经》：龙齿主大人惊痫，诸痉，癫疾狂走……小儿五惊十二痫。

《心统方》：治劳心梦泄，龙骨、远志等份为末，炼蜜丸如梧子大，朱砂为衣，每服三十丸，莲子汤下。

《师梅方》：睡即泄精，白龙骨四分，韭子五合，为散，空腹酒服方寸匕。又，治遗尿淋漓，白龙骨、桑螵蛸等份为末，盐汤服二钱。

《三因方》：吐血衄血九窍出血，并用龙骨末吹入鼻中。耳中出血，龙骨末吹入耳中。

《千金方》：男妇溺血，龙骨末，水服方寸匕，日三。

徐灵胎：其性至动而能静，故其骨最黏涩，能收敛正气，凡心神耗散，肠胃滑脱之疾，皆能已之。且敛正气而不敛邪气，所以仲景于伤寒之邪气未尽者亦用之（按：龙骨黏涩，仅具吸收之力，并非大敛、大涩，所以表证不忌）。

附：龙齿

功效与龙骨相同，多用于潜镇安神。

牡 蛎

咸、平、微寒，入肝、胆、肾经。（补阴则生捣用）

【按语】龙骨、牡蛎临床同用。收湿龙骨较优；清热牡蛎为长。软坚痰，牡蛎为优；敛心神，龙骨为良。龙骨收湿而不燥烈，牡蛎补水而不柔润，相得益彰。

【文献记载】《本草备要》：咸以软坚化痰，消瘰疬结核，老血疝瘕；涩以收脱，治遗精崩带，止嗽敛汗，固大小肠；微寒以清热补水，治虚劳烦热。

《本草纲目》：化痰软坚，清热除湿，止心痛气痛，痢下赤白浊，消疝瘕积块瘿疾结核。

《丹溪心法》：心脾气痛，气实有痰者，牡蛎煅粉，酒服二钱。

《千金方》：气虚盗汗，牡蛎粉、杜仲等份为末，每酒服方寸匕。

《金匮要略》：百合病，渴不差者，牡蛎熬二两、栝楼根二两，为细末，每服方寸匕，米饮调下，日三服。

《肘后救急方》：病后常衄，小劳即作，牡蛎十分，石膏五分，为末，酒服方寸匕，亦可蜜丸，日三服。

《医学集成》：小便淋闷，服血药不效者，用牡蛎粉、黄柏炒等份，为末，每服一半，小茴香汤下，取效。

《古今录验方》：阴囊水肿，牡蛎煅粉二两，炮姜一两，研末，冷水调糊扫上，须臾囊下热如火，干则再上，小便利即愈。一方，用葱汁白面同调。小儿不用干姜。

《朱丹溪方》：梦遗便溏，牡蛎粉，醋糊丸，梧子大，每服三十丸，米饮下，日二服。

初真世：瘰疬不拘已破未破，用牡蛎四两，甘草一两，为末，每食后用腊茶汤调服一半，其效如神。

《潜斋医学讲稿》：肉名蛎黄，甘温滋补，血虚肝阳易动者，取以佐膳甚佳。

《本草纲目》：补阴则生捣用。煅过则成灰，不能补阴。

第二节　养心安神药

酸枣仁

甘、酸、平，入心、脾、肝、胆经。

甘而润，酸而收，用于肝不能藏魂，血虚心烦不安，或不得眠，或虚汗自出，心悸怔忡等。

【文献记载】《太平圣惠方》：骨蒸不眠心烦，用酸枣仁一两，水二盏，研绞取汁，下粳米二合，煮粥候熟，下地黄汁一合，再煮匀食。

李时珍：酸枣仁甘而润，故熟用疗胆虚不得眠、烦渴虚汗之证，生用疗胆热好眠，皆足厥阴少阳药也。

《汤液本草》：胡洽治振悸不得眠，人参、白术、茯苓、甘草、生姜、酸枣仁六物煮服。

《太平圣惠方》：胆虚不眠寒也，酸枣仁炒香，竹叶汤调服。

《济众方》：胆实多睡热也，酸枣仁生用末，茶姜汁调服。

《张氏医通》：大病后不得寐，大便不通，一味熟枣仁，擂水去渣，煮粥频食。

《中药学讲义》：据介绍，酸枣树根（不去皮）1两，丹参4钱，水煎治神经衰弱。又，酸枣适量，煮熟后吃枣喝汤，可降低转氨酶。

《山东中医学院学报》（1981年1期）：吴女，每半夜胃痛，酸枣仁30克，炙甘草12克，1剂效，6剂愈。张女，每夜半腹胀，酸枣仁18克，陈皮9克，3剂效，6剂愈。周女，每夜半胸闷而喘，酸枣仁30克，川贝母10克，水煎服，4剂效，6剂愈。（按语谓：十二经纳地支，子时为肝胆气输注之时，故皆以酸枣仁为主药，皆于晚十时服下。）

《山东中医学院学报》（1984年1期）报道：朱男，每夜半12时左右发热，次日凌晨三时热退，用酸枣仁30克，青蒿20克，枳壳10克，野菊花10克，竹茹12克，黄芩10克，茯苓1.0克，牡丹皮12克，枸杞子10克，水煎服，3剂效，6剂愈。

柏子仁

甘、辛、平，入心、肝、肾经。

养心安神。适用于心肾不交、惊悸不眠、盗汗等证，又通肠润便。

【文献记载】《本经》：主惊悸益气，除风湿，安五脏。

《名医别录》：益血，止汗。

《本草纲目》：不寒不燥，味甘而补，辛而能润，其气清透，能透心肾，益脾胃。

周伯度曰：色黄白而味辛，气清香有脂而燥，虽润不腻，故肝得之而风虚能去；脾得之而湿痹能通；肺得之而大肠虚秘能已。金匮竹皮大丸，喘加柏实者，肺病肝亦病也。盖妇人乳中虚，是肝气之逆，逆则不下归肾而上冲肺，柏实得西指之气，能降肺以抑肝，喘宁有不止者乎。此与他喘证不同，故用药亦异也。

《陆氏积德堂方》：真柏油二两，香油二两，熬稠，搽黄水湿疮妙。

《医学衷中参西录》：柏子仁能补心气，治心虚惊悸怔忡；能涵濡肝木，治肝气横逆胁痛；滋润肾水，治肾亏虚热上浮；虽含油质甚多，而性不湿腻，且气香味甘，实能有益脾胃，本经谓其除风湿痹，胃之气化壮旺，由中央四达而痹者自开也。其味甘而兼辛，又得秋金肃降之气，能入肺宁嗽定喘，导引肺气下行。宜去净皮，炒香用之，不宜去油。

《中国药用植物图鉴》：柏子仁可治咳止喘、收敛止血、润肺健胃、利尿消炎；柏子仁霜主治惊悸、失眠、遗精、盗汗、便秘。

远　志

苦、辛、温，入肺、心、肾经。

祛痰利窍，安神益肾。

用于痰阻心窍，精神迷乱，惊痫健忘等证，及疮肿由于痰湿壅滞而成者。亦用于痰多咳嗽，或稠痰略出不爽。

【文献记载】《本经》：主咳逆伤中，补不足，除邪气，利九窍、益智慧，耳目聪明，不忘，强志倍力。

《名医别录》：定心气，止惊悸。

《药品化义》：凡痰涎沃心，壅塞心窍，致心气实热，为神昏痴呆……暂以此豁痰利窍。

《本草从新》：一切痈疽，敷服皆效，并善豁痰。

《本草正义》：颐恒用于寒凝气滞，湿痰入络，发为痈肿等证。

《袖珍方》：治乳肿，远志研末酒调服，渣敷患处。

《仁斋直指方》：喉痹作痛，远志肉为末吹之，涎出为度。

《宣明方论》：脑风头痛不可忍，远志末嗜鼻。

《医学衷中参西录》：愚初次细嚼远志尝之，觉其味酸而实兼有矾味，西人谓其含有林檎酸，而林檎酸中固无矾也。后乃因用此药，若末服二钱，可作呕吐，乃知其中确含有矾味。是以愚用此药入煎剂时，未尝过二钱，恐多用之，亦可致呕吐也。

《名医类案》：少微述季父守信州时，年五十余，值忧劳，患身热作呕月余，脱肉破䐃，小便淋漓，白如膏饴。官医凌生检一按，名曰膏淋，用六君加远志，一服有奇功。

《药性论》：壮阳道。

《千金方》：治阴痿精薄而冷方：肉苁蓉、钟乳石、蛇床子、远志、续断、薯蓣、鹿茸各三两。欲坚倍远志，欲多房室倍蛇床，欲大倍鹿茸，欲多精倍钟乳石。右七味下筛酒服方寸匕，日二。

合 欢

甘、平，入心、脾、肺经。

花：安神解郁，入脾补阴，入心缓气（《本草求真》）。

皮：活血消肿止痛，适用于肺痈及骨折等证。

【文献记载】《本经》：安五脏和心志，令人欢乐忘忧。

《日华子本草》：合欢皮煎膏，消痈肿，续筋骨。

《本草纲目》：合欢皮主和血，消肿止痛。

《是斋百一选方》：治骨折，本品配白芥子为末，酒调服，渣敷患处。

《独行方》：本品煎服，治肺痈唾浊，心胸甲错。

《验方》：合欢皮散，本品配白蔹。

《冷庐医话·卷二》：鲜合欢皮两许煎服，治夜盲颇效（按：《鲟溪单方选》亦言其治夜盲）。

《韦宙独行方》：肺痈唾浊，心胸甲错，取合欢皮一掌大，水三升，煮取一半，分二服（此名黄昏汤。黄昏为合欢皮。张路玉称其两干相著，即黏合不解，取其黏性，实足以补肺脏之罅漏而收其全功，较世传白及尤为稳当）。方出《千金方》。

《本草求真》：合欢，气缓力微，用之非止钱许可以奏效，故必重用久服，方有补益悦心志之效。

夜交藤

甘、平，入心、肝经。

养心安神。

【按语】夜交藤即何首乌藤，何首乌温涩益肝肾，适用于阴虚血亏者，又能养血祛风，是补而微散。其藤亦稍具何首乌之性，故其治不眠证，亦以阴虚者为宜。其功能可以敛阳滋阴概之。

【文献记载】《医醇賸义》：甲乙归脏汤，本品与养心滋肝、重镇潜阳药配伍，治阴虚阳亢的彻夜不寐。单用外洗皮肤痒疹，有止痒之效。

第十一章　平肝熄风药

羚羊角

咸、寒，入肝经。

平肝熄风，清热解毒。

【文献记载】《本草纲目》：肝主木，开窍于目，目暗障翳，羚羊角能平之；肝主风，在合为筋，小儿惊痫，妇人子痫，大人中风搐搦，筋脉挛急，历节掣痛，羚羊角能舒之；魂者，肝之神也，惊骇不宁，狂越僻谬，厌寐卒死，羚羊角能安之；血者，肝之藏也，瘀滞下注，疝痛毒痢，疮肿瘰疬，产后血气，羚羊角能散之；相火寄于肝胆，在气为怒，烦懑气逆，噎塞不通，寒热及伤寒伏热，羚羊角能降之。

陆九芝：在肝之病，必用羚羊角，亦犹人心之病，必用犀角也。

李时珍：平肝舒筋，定风安魂魄，散血下气，解毒，治子痫痉疾。

《肘后方》：赤斑如疮瘙痒，甚则杀人，羚羊角磨水，磨之数百遍为妙。

《普济方》：堕胎腹痛，血出不止，羚羊角烧灰三钱，豆淋酒下。

《医学衷中参西录》：具有发表之力，其性又凉而解毒，为托表透麻疹之要药。疹之未出，或已出而速回者，皆可以此表之，即表之不出而毒气内陷者，服之亦可内消。

玳　瑁

甘、寒，入心、肝经。

镇心平肝，清热解毒。

【文献记载】《日华子本草》：止惊痫。

《本草拾遗》：解岭南百药毒。

《医经本草》：磨汁解蛊毒。

《本草纲目》：解毒清热之功，同于犀角。

用于烦热不眠、易怒、神昏谵语痉厥等证，锉末或入煎剂。

《闻人规痘疹论》：痘疮黑陷，乃心热血凝也，用生玳瑁、生犀角同磨汁一合，入猪心血少许，紫草汤五匙，和匀温服。

《潜斋医学讲稿》：玳瑁，前人均作清热解毒药，认为效用同于犀角，但临床上用治血虚头痛，效果良好，说明有潜阳熄风的作用。

石决明

咸、微寒，入肝经。

清肝明目潜阳，生用或煅用。

【文献记载】《名医别录》：主目障翳痛，青盲。

《海药本草》：疗肝肺风热，青盲内障。

《本草从新》：除肺肝风热，内服疗青盲内障，外点散赤膜外障。

《医学衷中参西录》：善治脑中充血，作痛作眩晕。又善利小便，通五淋。

《鸿飞集》：痘后目盲，石决明煅研、谷精草各等份，共为细末，以猪肝蘸食。

《龙木论》：青盲雀目，石决明一两，烧过存性，外用苍术三两去皮，为末，每服三钱，以猪肝披开，入药末在内扎定，砂罐煮熟，以气熏目，待冷，食肝饮汁。

《胜金方》：小便五淋，石决明去粗皮研为末，飞过，熟水服二钱，每日二服。如淋中有软硬物，即加苏木末五分。

代赭石

苦、寒，入肝、心包经。

镇逆平肝止血。

【文献记载】《医学衷中参西录》：能生血兼能凉血，其质重坠，又善镇逆气，降痰涎，止呕吐，通燥结。

配合应用于吐血、衄血、呕吐、噫气、气逆喘息，及肝阳上亢，头目眩晕，或目胀耳鸣。

《医学衷中参西录》：生研服之，不伤肠胃，即服其稍粗之末亦与肠无损。且生服则养气纯全，大能养血，故本经谓其治赤带漏下，日华谓其治月经不止也。若煅用之即无斯效，煅之复以醋淬之，尤非所宜。

又：受业张方与谨注：戊寅年秋，穆荫乔君之如夫人金女士，患经漏，淋漓不止者三余月，延医多人，百方调治，寒热补涩均无效，然亦不加剧，并无痛苦。予用寿师固冲汤，加重分量，服数剂亦无效。又以地榆苦酒汤试之，终不应，技亦穷矣。忽忆寿师此说，乃以磁石细末八钱，生赭石细末五钱，入滋补药中，一剂知，二剂已。

《中药学讲义》：据药理资料，代赭石内服后能收敛肠胃壁，保护黏膜面。至吸收入血，除能促进血细胞及血红蛋白的新生外，并具有镇静中枢神经的作用。

天　麻

甘、微温，入肝经。

熄风止痉，止头晕痛。用于痉挛抽搐，肢体麻木，手足不遂，肝虚头痛眩晕。

【文献记载】《本草正义》：天麻之质，厚重坚实而明净光润，富于脂液，故能平静镇定，养液以熄内风。古有定风草之名，能治虚风，岂同诳语。今恒以治血虚眩晕，及儿童热痰风惊。

《大明本草》：通血脉，开窍。

《本草述》：久服天麻药，有遍身发红丹者，是祛风之验也。

《汤液本草》：本草云，主诸风湿痹，四肢拘挛，小儿风痫惊气，利腰膝，强筋力。

钩　藤

甘、微寒，入肝、心包经。

清热平肝，熄风止痉。不宜久煎。

【文献记载】《名医别录》：治小儿寒热，十二惊痫。

《药性本草》：治小儿惊啼，瘛疭热壅，客忤胎风。

《本草纲目》：大人头旋目眩，平肝风，除心热，小儿腹痛。发斑疹……钩藤，手足厥阴药也。足厥阴主风，手厥阴主火，惊痫眩晕，皆肝风相火之病，钩藤通心包于肝木，风静火息，则诸症自除。

《中药学讲义》：钩藤能扩大末梢血管，有镇静降压作用。对慢性气管炎亦有效。久热煮沸，超过 20 分钟，能破坏有效降压成分。

《罗氏会约医镜》：此药久煎无力，俟别药煎好后，投入一二沸即止，自有功也。去梗纯用钩，其功十倍。

白蒺藜

苦、辛、温，入肝经。

苦泄温通，开郁散结，

适用于肝气郁结之胸胁不舒、乳闭不通，及肝经风邪之目赤多泪，或头目眩晕，身体瘙痒等症。

【文献记载】《本经》：主治恶血，破癥瘕积聚，喉痹，乳难。

《名医别录》：治身体风痒，头痛。

《药性本草》：治诸风疮疡。

《本草纲目》：古方补肾治风，皆用刺蒺藜，后世补肾多用沙苑蒺藜。

《日华子本草》：古方皆用有刺者，治风明目最良。

《本草求真》：按诸书虽载能补肾，可治精遗尿失及腰痛劳伤等证，然总宜散肝经风邪。凡因风盛而见目赤翳肿，并通身白癜瘙痒难当者，服此治无不效。

《千金方》：治白癜风，单用为末，每汤服二钱……一月即效。

《本草通元》：沙苑蒺藜，主补肾益精，止腰痛遗泄，《种玉方》中，尊为奇品。白蒺藜别为一种，破血消痰，治风明目，亦能补肾。

孙真人食忌：治白癜风疾，白蒺藜子六两，生捣为末，每汤服二钱，日二服，服一月绝根。服至半月，白处见红点，神效。

《石室秘录》：治目中初起星，白蒺藜三钱，水煎洗之，日四五次，星即退。

《本草备要》：刺蒺藜主恶血，故能破癥下胎。沙苑蒺藜，色绿似肾，故补肾，炒用。风家宜刺蒺藜，补肾则沙苑者为优，余功略同。刺蒺藜，去刺，酒拌蒸。

《潜斋医学讲稿》：沙苑子即沙苑蒺藜，潼关者佳，亦称潼蒺藜，甘温补血，入肝肾。可与熄风的白蒺藜同用（按白蒺藜，即刺蒺藜，方书亦有将白蒺藜误认为沙苑蒺藜者）。

蚯 蚓

咸、寒，入胃、脾、肝、肾经。

清热止痉，活络利尿。

【文献记载】《名医别录》：疗伤寒发热狂谬，大腹黄疸。

《本草拾遗》：疗温病大热狂言，主天行诸热，小儿热病癫痫。

《本草纲目》：其性寒而下行，性寒故能解诸热疾，下行故能利小便，治足疾而通经络也。

寇宗奭：肾脏风下注病，不可缺也。

苏颂：脚风药必需此物为使，然亦有毒。有人因脚病药中用此，果得奇效。病愈服之不辍，至二十余日觉躁烦，但欲饮水不已，遂致痿顿，大抵攻病用毒药，中病当即止也。

《肘后救急方》：伤寒热结六七日，狂乱见鬼欲走，以大蚯蚓半斤去泥，用人尿煮汁饮，或生绞汁亦可。

《朱氏集验方》：老人尿闭，白颈蚯蚓、小茴香等份，杵汁饮之即愈。

《肘后救急方》：劳复卵肿，或缩入，腹中绞痛，身体重，头不能举，小腹急热拘急欲死。用蚯蚓二十四枚，水一斗，煮取三升，顿服取汗。或以蚯蚓数升，绞汁服之，并良。又治手足肿痛欲断，取蚓三升，以水五升，绞汁二升半，服之。

《中药学讲义》：据药理研究，有扩张支气管、解热、抗组织胺、降压作用。据介绍，活蚯蚓数条，洗净，放入白糖内浸出溶液，消毒，涂患处，治烫伤、烧伤。

僵 蚕

咸、辛、平，入肝、肺经。

祛风解痉，化痰散结。

用于痉挛而挟热痰者，急惊痰喘发痉者，慢惊及风邪所致之头痛、齿痛、目痛、咽痛。能消风痰瘰疬及皮肤风疮疹子。《太平圣惠方》，单用为末，治风疮瘾疹。《外台秘要》单用为末治瘰疬。

【文献记载】《本经》：主小儿惊痫夜啼。

《本草纲目》：散风痰结核，瘰疬头风，风虫齿痛，皮肤风疮，丹毒作痒，痰疟癥结，妇人乳汁不通"……治风化痰，散结行经。

《鲟溪单方选》：酒后咳嗽，白僵蚕，焙研末，每茶服一钱。又，小儿未啐咳嗽，直白僵蚕细末涂乳上，令呒，效（方出《怪症奇方》）。

《瑞竹堂方》：风痰喘嗽，夜不能卧，白僵蚕炒研，好茶末各一两，为末，每用五钱，卧时泡沸汤服。

《寇氏衍义》：小儿惊风，白僵蚕、蝎梢等份，天雄尖、附子尖各一钱微炮，为末，每服一钱或半钱，以姜汤调灌之，甚效。

《上海中医研究工作资料汇编》：生僵蚕末一味，用镇江醋调成稀糊状以治疗奶疖。用法：先将患处用温水洗净，再将药敷于硬块上。6例敷药后硬块完全消散，未服他药。

《中药学讲义》：蚕茧，取已出蛾者烧黑为散内服，功能祛湿止血，以治肠出血、尿血、崩漏下血等症，外敷可治溃疡流脓水。蚕蛹，烘干研末，可治小儿消化不良。煎汤内服，亦可治糖尿病口渴。用量：研末 1~2 钱，煎服 1~2 两。

《罗氏会约医镜》：乌梅丸，治大便下血如神。姜蚕炒一两、乌梅肉一两半，为末，蜜丸，空心醋汤下。

又：瘰疬初起，用姜蚕为末，每日水调五分，服一月愈。

《续名医类案》：吴内翰《备急方》云：余常苦咽喉肿痛，用僵蚕直者，不拘多少，炒为末，以生姜自然汁，调服一钱半甚效。

全 蝎

辛、平，有毒，入肝经。

熄风镇痉，解疮肿毒，尾功尤捷。

【按语】全蝎止痉挛之性强，蜈蚣入络搜毒之力强。治小儿脐风方，蝎尾3个，僵蚕1个，蜈蚣1条用足，共研细末，蘸乳头上送下。

【文献记载】《开宝本草》：诸风瘾疹，及中风半身不遂，口眼歪斜，语涩，手足抽掣。

《本草从新》：治诸风掉眩，惊痫抽掣，口眼歪斜……厥阴风木之病。

《全幼心鉴》：治小儿脐风惊搐，单用本品研服；《袖珍方》，治诸疮发痒，全蝎烧烟熏患部。

李杲：凡疝气带下，皆属于风，蝎乃治风要药，俱宜加而用之。

小肠疝气，用紧小全蝎，焙为末，每发时服一钱，入麝香半字，温酒调服，少顷再进，神效。又，《卫生宝鉴》治子肠不收，全蝎炒研末，口噙水，鼻中搐之，立效。《太平圣惠方》治肠风下血，干蝎炒，白矾烧，各二两为末，每服半钱米饮下。

《医学衷中参西录》：此物所含之毒水，即硫酸也，其入药种种之效力，亦多赖此。中其毒螫者，敷以西药碳酸氢钠或碱，皆可解之。邻庄一壮年，中风半身麻木，无论服何药发汗，其半身分毫无汗。后得一方，用药房中全蝎二两，盐炒轧细，调红糖水中顿服之，其半身即出汗，麻木遂愈。然未免药力太过，非壮实之人不可轻用。

又：刘氏女，颔下起时毒甚肿硬，抚之微热。或授一方：用壁全蝎七个，焙焦为末，分两次用黄酒送下。服此方三日，其疮消无芥蒂。盖墙上所得之蝎子，未经盐水浸，其力混全，故奏效尤捷也。

《张氏医通》：腰痛牵引足膝，青蛾丸加蝎尾最妙，以补肾兼补肝也。又：正舌散，治惊痰堵塞窍隧，肝热生风，舌强不正。蝎尾去毒、滚醋泡炒、三钱，茯苓一两，姜汁拌晒，为散，每服二钱，温酒调服，并擦牙龈，日三度。面赤倍蝎尾，加薄荷半两，每服四钱，水煎，热服出汗效。

《鳟溪单方选》：脐风，全蝎二十一个，去头尾，酒涂炙，射香少许，研和，每二分半，麦冬汤调服。

《名医类案》引《说纂》：耳暴聋者，用全蝎去毒为末，酒调滴耳中，闻流水声，即愈。

《名医类案》：耳聋用全蝎49枚，用生姜厚片如数，铺锅内，置蝎于姜上，慢火烙姜片至黄色，蝎熟去毒并头足，研为细末，酒调送下，随量饮醉为度，取汗。

《名医绝招》：朱仁康治缠腰火丹疼痛者，用全蝎30克，研末分10包，早晚各服1包，1剂轻，2剂愈。

蜈 蚣

辛、温，有毒，入肝经。

止痉挛，解疮毒，蛇毒。

用于急慢惊风、破伤风、痉挛抽搐、口噤、角弓反张。外用治疗疮肿毒，瘰疬溃烂。

【按语】《海上方》和盐浸油，取油搽小儿秃疮，或以茶叶末同敷瘰疬溃烂。《类证活人书》统治腹大如箕，用蜈蚣三五条，炙研末，每服一钱，以鸡子二个打开，入末在内，搅匀纸糊于沸汤者熟食之，日一服，连进三服瘥。近有以此方治哮喘者，皆因其入络搜毒，且能缓解痉挛之故。

【文献记载】《本草纲目》：小儿惊痫，风搐脐风，口噤丹毒，秃疮瘰疬，便毒痔漏，蛇瘕蛇瘴蛇伤。

《太平圣惠方》：小儿急惊，万金散，蜈蚣一条全者，去足，炙为末，丹砂轻粉，等份研匀，阴阳乳汁和丸，绿豆大，每服一丸，乳汁下。

《儒门事亲》：破伤风，蜈蚣头、乌头尖、附子底、蝎梢等份，为末，每用一钱或半钱，热酒灌之，仍贴疮上，取汗愈。

《济生秘览》：便毒初起，黄脚蜈蚣一条，瓦焙存性，为末，酒调服，取汗，即散。

《医学衷中参西录》：外敷治疮甲（俗名鸡眼为末敷之，以生南星末醋调敷四周）用时宜带头足，去之则力减，且其性原无大毒，故不妨全用也。

又：一人年三十余，陡然口眼歪斜，受病之边，目不能瞬，用全蜈蚣二条为末，以防风五钱煎汤送服，三剂痊愈。

又：一媪，其腿为狗咬破受风，周身抽掣，延医调治十余日，抽掣愈甚。所用药每剂中皆有全蝎数钱，佐以祛风活血助气之药，大致顺适，而未用蜈蚣。因为疏方，生黄芪六钱，当归四钱，羌活、独活、全蝎各二钱，全蜈蚣大者二条，煎服一剂，抽掣即止，又服一剂，永不反复。

《中医杂志》：（1963年7期）：本品大量内服，一次在10条以上者，每可引起周身红色斑块，其斑块比黄豆大，压之褪色，而以肘膝关节为多见，停药二三日后即可消失。入药宜用金头蜈蚣，不必去其头足，否则反损药力，丸散较汤剂功效强。散剂每用二至四分，煎剂每用八分至二钱。癫痫惊搐，蜈蚣、全蝎各等份，并为细末，每服三分至一钱（按年龄病情增减用量），一日二次，开水送下。曾治一例农民，21岁，7年前受意外惊吓而致羊痫疯，每次服五分，连服2个月而愈。

《江苏中医》：慢性久不愈合的脓疮，包括骨髓炎、骨结核，用蜈蚣数条（干鲜不拘）焙黄，研末，以纸捻视其管道深浅掺药透入，一日外贴小膏药。若溃疡可撒蜈蚣散于疮面。

《中药学讲义》：据药理研究，蜈蚣对结核杆菌确有抑制作用，并有促进新陈代谢的功能。

又：据介绍，蜈蚣一条焙干，甘草一两，共研粉，分二次服，日服二钱治面神经麻痹。

《中医报》总143期：治骨结核久溃不敛：鸡骨一具，煅酥研末，分成14份，每份加蜈蚣二条，研末（14岁以下酌减），温酒冲服，每次1份，每日2次，1周服完，效果较好（单县中医院郭志尧院长传方）。

鱼鳔胶

甘、咸，平。

【文献记载】李时珍：烧存性，治妇人难产，产后风搐，破伤风痉，止呕血，散瘀血，消肿毒，伏硇砂。

《经效产宝》：产后风搐搦强直者，不可便作风中，乃风入子脏，与破伤风同。用鳔胶一两，螺粉炒焦，去粉为末，分三服，煎蝉蜕汤下。

《本草纲目》：八般头风，鱼鳔烧存性为末，临卧以葱酒服三钱。

《素问病机气宜保命集》：破伤风有表证未解者，用江鳔半两炒焦，蜈蚣一对，炙研为末，以防风、羌活、独活、川芎等份，煎汤调服一钱。

《仁斋直指方》：便毒肿痛，已大而软者，鱼鳔胶，热汤或醋、煮软，乘热研烂贴之。

戴氏：治露琪，即羊核，用石首胶一两，烧存性，研末酒服，外以石菖蒲生研盦之，效。

《经验方》：呕血不止，鳔胶长八寸，广二寸，炙黄，刮二钱，以甘蔗节三十五个，取汁调下。

《冷庐医话》：王官寿遗精，闻妇人声即泄，病甚欲死，医者告术穷。缪仲醇之门人，以远志为君，莲须、石莲子为臣，龙齿、茯神、沙苑蒺藜、牡蛎为佐使，丸服稍止，然终不能断，缪加鳔胶一味，不终剂即愈。

《张氏医通》：聚精丸，治肾虚封藏不固。鳔胶，白净者一斤，碎切，蛤粉或牡蛎粉炒成珠，再用乳酥拌炒则不黏，沙苑蒺藜五两，乳浸一宿，隔汤蒸一炷香，晒干勿炒。共为细末，炼白蜜中加入陈酒再沸，候蜜将冷为丸，不可热捣，热捣则胶黏难丸，丸如绿豆大，空心或温酒或白汤下八九十丸，忌诸鱼牛肉。（张景岳加五味二两）。

《医学从众录》：治妇人白带，鱼胶一斤炒酥研末，糯米二升炒熟研粉，拌好，开水冲服。

《新中医》（1986年4期）：张海峰用药经验，鱼鳔胶治疗不育证之属于精清精冷者，对精虫数量不足者，可配方应用，也可单方服用，坚持数月，必有效。

第十二章　理气药

橘　皮

辛、苦、温，入脾、肺经。

理气健脾，燥湿化痰。

【文献记载】《本经》：胸中虚热逆气，利水谷，久服去臭，下气通神。

附：橘核

苦温入肝，理气散结止痛。

《本草纲目》：橘核入足厥阴，与青皮同功，故治腰痛癫疝在下之病。

附：橘络

苦平，通络化痰，顺气活血，主治痰滞经络，咳嗽胸胁作痛。

《本草纲目拾遗》：通经络滞气脉胀，驱皮里膜外积痰，活血。

附：橘叶

苦平，疏肝行气，消肿散毒，主治乳痈胁痛。

《本草衍义补》：导胸膈逆气，入厥阴，行肝气，消肿散毒，乳痈胁痛，用之行经。

《食医心镜》：单用橘皮化痰消食；《杨氏简便方》，单用橘皮治痰膈气胀；《金匮要略》橘皮配生姜，治干呕哕。

《医彻》：既伤于食，必审何物受伤，何药能制。如山楂制肉，莱菔制面与豆，陈皮制蛋，杏仁制粉，葛根制酒，若制谷气之类，一物一治，用其为君，以他药佐之，庶易见功。

《外科证治全生集》：翻花初起，用陈皮土炒色黄香脆为度，研为末，每服三钱，水煎饮之，神效。

《罗氏会约医镜》：失声不出，用橘皮三两，水煮顿服。

《易简方论》：若觉饮食过多，填塞胀满，头痛发热，噫败卵气，恶食欲呕，即宜陈皮一斤，盐四两，浓煎汤而探吐之。吐畅自舒，仍须忍耐，戒饮食一二日，渐进稀粥，以姜苜之类啖之，使中气和，则无遗患。若骤进饮食，或不戒厚味，则余滞留连，适足为患。

《中草药方剂选编》：治乳糜尿，陈皮五钱，水煎服，效果很好。

《名医别录》：除膀胱留热，停水，起淋，利小便。

《岳美中医案集》：橘红咳而喉痒者必用。

青 皮

苦、辛、温，入肝、胆经。

疏肝破气止痛，散积化滞。

健胃之功略同陈皮，而行气之力尤胜（陈皮浮而升，入脾肺气分，青皮沉而降，一则升多于降，一则降多于升，入肝胆气分）。故常用于胁肋间痛，乳病肿痛，食滞胀痛，以及气滞血瘀结聚之证。入肝宜醋炒。丹溪治妇人久积忧郁致乳生癌，单用青皮时时煎服。

【文献记载】《图经本草》：主气滞下食，破积结及膈气。

《珍珠囊》：破坚癥，散滞气……治左胁肝经积气。

《本草衍义补》：青皮乃肝胆二经气分药，故人多怒有滞气，胁下有郁积，或小腹疝痛用之。

《罗氏会约医镜》：凡小腹痛，有气郁者，宜青皮。

大腹皮

苦、辛、微温，入脾、胃、大肠、小肠经。

本品行气而兼利水，故水气外溢为肿，湿邪内停作胀，三焦湿郁，升降失司，脘连腹胀者用之。

【文献记载】《开宝本草》：治冷热气攻心腹大肠，蛊毒痰膈醋心。

《本草纲目》：降逆气，消肌肤中水气浮肿，脚气壅逆，瘴疟痞满，胎气恶阻胀闷。

《本草求真》：槟榔性苦沉重，能泄有形之积滞；腹皮性轻浮，能散无形之积滞。故痞满膨胀，水气浮肿，脚气壅逆者宜之。

枳　实

苦、微寒，入脾、胃经。

破气行痰，散滞消痞。

【按语】破滞气，推荡有形之结滞，其功皆在利气，故非气结邪实，不可轻用。朱震亨曰，冲墙倒壁、滑窍破气之药也。

【文献记载】《本经》：除寒热结。

《名医别录》：除胸胁痰癖，逐停水，破结实，消胀滞，心下急痞痛。

《珍珠囊》：消食去胃中湿热。

张元素：心下痞及宿食不消，并宜枳实、黄连。

《子母秘录》：妇人阴肿坚痛，枳实半斤碎炒，帛裹熨之，冷即愈。

枳　壳

苦、微寒。

散气消肿。

【按语】性味归经主治与枳实同，而作用较缓。

【文献记载】《本草衍义》：枳实枳壳，一物也。小则性酷而速，大则性和而缓。

《本草纲目》：治里急后重。

张元素：枳壳破气胜湿、化痰泄肺，走大肠，多用损胸中至高之气。

《普济本事方》：因惊伤肝胁骨疼痛者，枳壳一两麸炒，桂枝生半两，为细末，每服二钱，姜枣汤下。

《危氏得效方》：小儿软疖，大枳壳一钱，去白，磨口平，以面糊抹边，合疖上，自出脓血尽，更无痕也。

《普济本事方》：伤寒呃逆，枳壳半两，木香一钱，为末，每白汤服一钱，未止再服。

《中医药文摘汇编》448页：便血是常见病，尤以痔漏最多，治法除针对其病源处理外，对血漏出血，过去常用槐角丸、黄土汤、地榆煎等，但疗效尚不够满意，试用枳壳3两，加水500毫升，煎至200毫升，然后加入白糖 2 两，融化温服，疗效很好。治疗 8 例，一般两三剂均全部治愈。

《仁斋直指方》：脱肛一症，气聚不散故也。里急而不得出，外胀而不得入，先以枳壳散（枳壳、甘草）作剂，又以枳壳烧灰存性，细末掺敷，或津唾调敷，气散则肿消矣。仍用生姜汁调五苓散如膏，入新水研散略煎，吞黄连阿胶丸。当然，此论肛门挟热而肿胀也。其或肠中虚薄不收，则理中汤、钓肠丸（系收涩大方）、养脏汤辈主治，乌贼骨、木贼草敷之。

香　附

辛、微苦、甘，平，入肝、三焦经。

理气解郁，调经止痛，为血中之气药。

用于情志抑郁所致的消化不良，胸膈痞闷，呕吐吞酸，腹痛胁胀，月经不调，痛经等证。

【按语】行气之中，兼有活瘀滞的作用。

【文献记载】《图经本草》：治膀胱间连胁下气妨，常日忧愁不乐，心松少气。

《本草纲目》：利三焦，解六郁，消饮食积聚，痰饮痞满，跗肿腹胀，脚气，止心腹肢体头目齿耳诸痛，痈疽疮疡，吐血下血尿血，妇人崩漏带下，月经不调，胎前产后百病。

李时珍：气平而不寒，香而能窜，其味多辛能散，微苦能降，微甘能和，乃足厥阴肝、手少阳三焦气分主药，而兼通十二经气分。

《重订严氏济生方》：抑气散，治妇人气盛血衰，变生诸症，头晕腹满。香附子四两炒，茯苓、炙甘草各一两，橘红二两，为末，每服二钱，三沸汤下。

《普济本事方》：下血血崩或五色漏带，香附炒为末极热酒服二钱，立愈。昏迷甚者三钱，米饮下。亦可加木灰。

戴原礼：诸般下血，只以香附子末二钱，入百草霜、麝香各少许同服，效尤速也。

朱丹溪：气郁吐血，童便调香附末二钱服。

《澹寮方》：气郁头痛，香附炒四两，川芎二两，为末，每服二钱，腊茶清调下，常服除根明目。

朱丹溪：治怒方。香附末六两，甘草末一两，和匀，白汤调下二钱，日再服。

《续名医类案》：朱丹溪曰，予见吴兄厚味气郁，而形实性重，年近六十，患背疽，医与他药皆不行，惟香附末饮之甚快，始终止此一味，肿溃恃此以安。

木 香

辛、苦、温，入肺、肝、脾、大肠、膀胱经。

行气止痛。

【文献记载】《本经》：主邪气，辟毒疫。

《珍珠囊》：散滞气，调诸气，和胃气，泄肺气。

《本草衍义补》：行肝经气。煨熟实大肠。

《简便方》：单用广木香，温水磨浓汁，入药酒，调和服，有行气止痛之效，治一切走注，气痛不和。

《本草通元》：凡入理气药，只生用之；若欲实大肠，须以面裹煨熟用。

《张杲医说·卷七》：转载《百一选方》所记，治食蟹且食红柿中毒，大吐，继之以血，用木香解之。

李时珍：木香乃三焦气分之药，能升降诸气。

《圣济总录》：霍乱转筋腹痛，木香末一钱，木瓜汁一盏，热酒调服。

《保寿堂方》：肠风下血，木香、黄连等份为末，入肥猪大肠内，两头扎定，煮极烂，去药食肠，或连药捣为丸服。

乌 药

辛、温，入脾、肺、肾、膀胱经。

顺气散寒止痛。

凡一切气逆寒郁者，皆可用之。又能温通散寒，除膀胱冷气，以治小便频数。如朱氏《集验方》缩泉丸，即本品与益智仁、山药同用。

【文献记载】《本草求真》：凡一切病之属于气逆而见胸腹不快者，皆宜用此。功与木香、香附同为一类。但木香苦温，入脾爽滞，每于食滞则宜；香附苦辛，入肝胆二经，开郁散结，每于忧郁则妙；此则逆邪横胸，无处不达，故用以为胸腹逆邪要药耳。

《日华子本草》：除一切霍乱，反胃吐食，泻痢……猫犬百病。

寇宗奭：乌药性和，来气少走泄多，但不甚刚猛，同沉香同磨作汤点服，治胸腹冷气甚稳当。

《集效方》：小肠疝气，乌药一两，升麻八钱，水二盅，煎一盅，露一宿，空心热服。

《集简方》：心腹气痛，乌药水磨浓汁一盏，入橘皮一片，苏叶煎服。

李东垣方：天台乌药散，治疝痕，少腹引控睾丸而痛。天台乌药、木香、茴香（盐水炒）、青皮去白醋炒、高良姜炒各五钱。槟榔赤者剉二枚，苦楝子大者十枚，巴豆十四枚。先将巴豆打碎同楝实用麸炒，候黑色去巴豆麸不用（一作楝子酒浸煮，去皮核，取净肉，同巴豆炒，去巴豆），余研细末，每服一二钱，温酒调下。痛甚者，生姜热酒送下。

沉　香

辛、苦温，入脾、胃、肾经。

降气温中暖肾。

沉降下达，降逆气，纳肾气，故除与木香功用相似者外，又善于治脐腹疼痛、气逆喘急、呕吐呃逆之证。此外，又用于大肠虚秘，小便气淋，男子精冷。

【文献记载】《本经逢原》：诸气郁结不伸者宜之。温而不燥，行而不泄……昔人四磨饮、沉香化气丸、滚痰丸用之，取其降泄也；沉香降气散用之，取其散结导气也；黑锡丹用之，取其纳气归元也。但多降少升，气虚下陷人不可多服。

檀　香

辛、温，入脾、胃、肺经。

理气散寒，止痛开胃。

【按语】檀香治上，沉香达下，木香理三焦，无所不及。

【文献记载】《用药法象》：白檀调气，引芳香之物，上至极高之分……

通行阳明之经，在胸膈之上，处咽嗌之间，为理气要药。

《本草求真》：凡因冷气上结，饮食不进，气逆上吐，抑郁不舒，服之能引胃气上升，且能散风避邪，消肿注痛，功专入脾与肺，不似沉香力专主降，而能引气下行也。

《本经逢原》：善调膈上诸气。

《本草备要》：调脾肺，利胸膈。

李时珍：白檀，辛温，气分之药也，故能理卫气而调脾肺，利胸膈。紫檀，咸寒，血分之药也，故能和营气而消肿毒，治金疮。

香　橼

辛、苦、酸，温，入肝、脾、肺经。

利气止痛，健脾消痰。

用于肝气不疏、脾气壅滞所致的心腹痞满，胁肋胀痛，呕吐噫气少食等。

【文献记载】《本草拾遗》：下气，除心头痰水。

《本草纲目》：煮酒饮，治痰气咳嗽；煎汤，治心下气痛。

《本草从新》：理上焦之气而止呕，进中焦之食而健脾。

《串雅》：庚生按，予尝以一方治久嗽颇效。香橼一枚，去核切片，以清酒同捣烂，入砂罐，文火徐徐煮之，自黄昏至五更为度，用蜜拌匀，唤醒病人，属其用匙挑服，服毕再睡片时，一次即愈。

《鲟溪单方选》：气病腹胀，陈香橼四两，人中白三两，共研，白汤下一钱，忌盐百日。

甘　松

甘、温，入脾、胃经。

理气止痛，开郁醒脾。

【文献记载】《开宝本草》：主恶气，卒心腹痛满，下气。

《汤液本草》：理元气，主气郁。

《本草纲目》：甘松芳香，能开脾郁，少加入脾胃药中，甚醒脾气。

《本草图解》：主下气，治心腹痛。

薤　白

辛、苦、温，入肺、胃、大肠经。

辛滑通阳，散阴邪滞。

与瓜蒌同用，治阴邪痰浊之胸痹。

【文献记载】《食医心镜》：治赤白痢下，同米煮粥食；陈藏器治赤痢不止，同黄柏煮汁服。

《本经》：主金疮、疮败。

《名医别录》：温中散结气。

《日华子本草》：止久痢，冷泻。

《用药法象》：治泻痢下重，能泄阳明下焦气滞。

《本草纲目》：薤白辛通滑利，上能开胸痹，下能泄大肠气滞。

《中西医结合杂志》（1991 年 9 期）：南京中医学院附属医院奚肇庆"薤白平喘作用的临床应用与展望"一文说："……支气管哮喘患者口服薤白煎剂后……有解痉平喘的作用。"

《本草求真》：功用有类于韭，但韭则入血行气及补肾阳，此则专通寒滞及滑窍之异耳。

《陆川本草》：治鼻渊，薤白三钱，木瓜三钱，猪鼻管四两，水煎服。

《本草衍义》：《千金方》治肺气喘急用薤白，亦取其消泄也。

荔枝核

甘、温，入肝经。

行气散寒。

用于肝经气滞的癞疝、睾丸肿痛等证；亦用于胃脘痛及妇人腹中气血刺痛。

【文献记载】《本草衍义》：慢火中烧存性，为末，新酒调一枚半服，治心痛及小肠气。

《本草纲目》：治癞疝气痛，妇人血气刺痛。

《本草备要》：入肝肾，散滞气，辟寒邪，治胃脘痛，妇人血气痛。

《医学从众录》：荔香散，治心痛甚效，妇人尤效，服数次可以除根。

荔树核一两二钱炒，木香七钱不见火，共研末，米汤或开水或酒下二钱。

《种福堂方》：治阴中肿大不消，顶大荔枝核十二三个，煅存性，以火酒调如糊，吃下即消。若未消，连吃二三服。

川楝子

苦、寒，入肝、心包、小肠、膀胱经。

苦寒降泄，导小肠、膀胱之热，引心包相火下行而止痛。如《太平圣惠方》金铃子散，本品与延胡索配伍，治胸腹作痛，或作或止之证。其杀虫效力，不及楝根白皮。但有止痛作用，故蛔蛲腹痛者，本品仍有其价值。近有用以治头癣者，川楝子烤黄研末，加适量猪油拌成糊状，先用明矾水将癣痂洗净，每日擦 1 次，一般擦 7 次，近期疗效尚好。

【按语】《用药法象》指出"止上下部腹痛"，盖因相火之证，多见于上部或下部，而中焦少见也。

【文献记载】《本经》：主温疾伤寒，大热烦狂，杀三虫疥疡，利小便水道。

《用药法象》：入心及小肠，止上下部腹痛。

《本草纲目》：治诸疝虫痔。

《本经逢原》：川楝所主，乃囊肿茎强，本痛湿热之疝，非痛引入腹厥逆呕逆之寒疝所宜……夫疝瘕皆由寒束热邪，每多掣引作痛，必需川楝之苦寒，兼茴香之辛热，以解错综之邪。

《活法机要》：热厥心痛，或发或止，身热足寒，久不愈者，先灸太溪、昆仑，引热下行，内服金铃散。用金铃、元胡各一两为末，每服一钱，温酒调下。

《全幼心鉴》：小儿冷疝气痛，阴囊浮肿，金铃子去核五钱，吴茱萸二钱半，为末，酒糊丸，黍米大，每盐汤下二三十丸。

《外科证治全生集》：酒拌透蒸去皮，入丸用核槌细不用肉，入煎用肉不用核。入火烧存性，能托毒水，治久溃烂孔。

《医学衷中参西录》：能引肝胆之热下行自小便出，故治肝气横逆，胆火炽盛，致胁下燔痛。并治胃脘气郁作疼，木能疏土也。

《罗氏会约医镜》：能入肝舒筋。

柿 蒂

涩、平，入胃经。

降气止呃。

【文献记载】《本草备要》：止呃逆。

《本经逢原》：治呃逆，专取柿蒂之涩，以敛内蕴之热，丁香、生姜之辛，以散外郁之寒，深得寒热兼济之妙用。

《本草求真》：柿蒂味苦气平，虽与丁香同为止呃之味，然一辛热而一苦平，合用深得寒热兼济之妙。

李时珍：古方单用柿蒂煮汁饮之，取其苦温能降逆气也，《济生方》柿蒂散加以丁香、生姜之辛热，以开痰散郁，盖从治之法。

《中国药用植物图鉴》：能治呃逆，且能治夜尿症。

《中药学讲义》：柿蒂、竹茹、木香、代赭石各一钱，研末，分三份，每份加鸡子一个、蜂蜜一酒盅，用开水冲服（作一日服用）。治顽固性呃逆，一般不超过三剂可愈。

《中药学讲义》：柿叶含有大量维生素 C。干柿树叶配其他药，有治疗血小板减少性紫癜的作用。柿果实榨出液，含有碘，对轻度和中度甲亢患者有显效。

柿 霜

甘、凉，入肺、胃经。

清热生津，润燥宁嗽。治咽喉口疮，燥嗽喉痛，劳嗽吐血等。

【文献记载】《本草纲目》：柿霜清上焦心肺热，生津止渴，化痰宁嗽，治咽喉口舌疮痛。

《医学衷中参西录》：柿霜色白入肺，而甘凉滑润。其甘也能益肺气，其凉也能清肺热，其滑也能利肺痰，其润也能滋肺燥。

孟诜：消腹中宿血，涩中厚肠，健脾胃气。

《笔峰杂典》：臁胫烂疮，用柿霜、柿蒂等份烧研敷之甚效。

《本草纲目》：引方勺泊宅编：外兄刘豫云，病脏毒下血凡半月，自分必死，得一方，只以乾柿烧灰，饮服二钱，遂愈。又引王谬《百一方》

云：曾通判子病下血十年，亦用此方，一服而愈。为散为丸皆可。

《折肱漫录》：乙酉岁六月间，予避乱小船，奔走冒暑而不觉，处暑前即患血痢，予年老不敢服下药，但调之而已，凡七日而愈。然痢虽愈而血未止，兼以大便燥结艰难为苦，治之半月无效。读《玉机微义》，有柿干烧灰末之，米饮调服一方。考之《本草纲目》亦载此方之效验甚详，因觅此药服之，不及一两即愈。可谓神方矣。

《本草纲目》：反胃吐食，干柿三枚，连蒂捣烂，酒服甚效，切勿以他药杂之。又引《经验方》云：有人三世死于反胃病，至孙得一方，用干柿饼同干饭日日食之，绝不用水饮，如法食之，其病遂愈。

朱氏方：热淋涩痛，柿干、灯芯，等份，水煎，日饮。

叶氏方：血淋，柿干三枚，烧存性，研末，陈米饮服。

《丹溪纂要》：痰嗽带血，青州大柿饼，饭上蒸熟，批开，每用一枚，掺真青黛一钱，卧时食之，薄荷汤下。

《食疗本草》：小儿秋痢，以粳米煮熟时，入干柿末再煮两三沸，食之。妇母亦食之。

《经验方》：小便血淋，白柿（即柿霜）、乌豆、盐花煎汤，入墨汁服之。

柿　叶

《中草药方剂选编》（济南军区后勤部卫生部1970年一月编）：霜柿叶二两，水煎服，一日一剂，治嗜酸性粒细胞增多症。

《寿世保元》：治尿后有鲜血，用柿子三枚，烧灰，陈米煎汤调服。因柿性寒故也。

《寿世保元》：一人食下即响，响而即泻，一敢食一些，食之即泻，诸药不效。以生红柿核，纸包水湿，炭火烧熟食之，不三四个即愈。

第十三章　止血药

蒲　黄

甘、平，入肝、心包经。

生用行血消瘀，炒用止血。

金疮出血、舌血，用蒲黄掺之。沈氏尊生治舌血，配海螵蛸掺之。内部出血，亦可单服。

【文献记载】《本经》：主心腹膀胱寒热，利小便，止血，消瘀血。

《药性本草》：治痢血、鼻衄、吐血、尿血、泻血，利水道，通经络，止女子崩中。

《本草纲目》：凉血活血，止心腹诸痛。

《医宗说约》：舌肿满口，不能出声，用蒲黄掺之，即效。一用百草霜钱许调服。

《医学衷中参西录》：失笑散用蒲黄、五灵脂等份生研，每用五钱，水酒各半，加醋少许，煎数沸连渣服之，能愈产后腹痛于顷刻之间。

《中医杂志》（1994 年 10 期）：治湿疹疮疡，破溃流水不止，久不收口者颇效。即以蒲黄粉掺于患处。举例一患儿出生后即患湿疹年余，嘱用蒲黄粉掺患处，每日数次，若粉被渗出水冲掉，可再掺以至痊愈，治 10 余天而愈。亦可用猪油或蜜调成糊状敷于患处。曾治疮疡及口舌生疮，皮肤疮疡 27 例，臁疮 5 例，疖肿 13 例，化脓感染 9 例，均痊愈。轻者 3~5 例，重者 10 余天。治口舌生疮 50 例，每日用药 3~4 次，5 天 1 疗程，1 个疗程治愈率 85%，2 个疗程治愈率为 100%。

仙鹤草

又名过路黄、龙芽草。

苦，凉，入肺、肝、脾经。

止血凉血。

【文献记载】《滇南本草》：治妇人月经或前或后，赤白带下，赤白血痢。

何廉臣：寒以清营，专以止血，芳香透络，亦可散瘀。

《中药学讲义》：仙鹤草中含有仙鹤草素，能使凝血时间缩短，血小板计数增加，并能增加细胞抵抗力，使已疲劳之骨骼肌兴奋。

据报道：能调整心律，使脉变缓。

三 七

甘、微苦，温，入肝、胃经。

止血散瘀，消肿定痛。

【文献记载】《本草求真》：世人仅知功能止血住痛，殊不知痛因血瘀则痛作，血因敷散则血止，三七气味苦温，能入血分化其血瘀。

《外科证治全生集》：胜金散，治溃烂，并斧破伤。人参、三七，研极细末，涂患处，消肿止痛。患湿者干掺。

《中医杂志》（1994 年 1 期）：三七治急性心肌梗死、心绞痛、顽固性头痛、瘀血性血崩。

白 及

苦、甘、涩，微寒，入肝、肺、胃经。（《名医别录》曰辛、微寒）

收敛止血，消肿生肌。

【文献记载】《验方》独圣散，单用白及为末，糯米汤调服，治吐血、咯血、鼻衄。《外科正宗》内消散，白及、金银花、知母、贝母、天花粉、穿山甲片、角针、乳香、半夏，治痈肿疮疡。亦可外用。

《本经》：主痈肿恶疮败疽，伤阴死肌，胃中邪气，贼风鬼击，痱缓不收。

《用药法象》：止肺血。

《本草纲目》：白及性涩而收，得秋金之令，故能入肺止血，生肌治疮也。

苏颂：今医家治金疮不瘥及痈疽多用之。

《永类钤方》：打跌骨折，酒调白及末二钱服，其功不减，自然铜古铢钱也。

《中国药用植物图鉴》：本品有补肺、生肌、化瘀、止血的功用，能治吐血、衄血。外敷金疮、痈肿。近用治矽肺颇有效。

《中药学讲义》：白及加异烟肼治疗矽肺并发之肺结核有较好疗效。肺结核经抗痨药治疗无效，或疗效缓慢，采用白及合并异烟肼治疗，有较好效果。

大　蓟

甘、凉，入肝、脾经。

凉血、破血、止血。

适用于血热出血症。又可治疮毒痈肿，内服外敷，均有消肿之效。

【文献记载】《名医别录》：女子赤白沃，安胎，止吐血鼻衄。

《药性本草》：捣根绞汁服半升，主崩中下血。

《日华子本草》：叶治肠痈，腹脏瘀血……仆损，生研，酒并小便任服。又恶癣疥癣，同盐研敷之。

《中药学讲义》：大蓟亦有降压作用，其有效率达88%。

小　蓟

甘、凉，入肝、脾经。

凉血、破血，止血。

【文献记载】《新修本草》：大小蓟皆能破血，但大蓟兼疗痈肿，而小蓟专主破血，不能消肿也。

《本草从新》：小蓟力微，能破血生新，不能如大蓟之消痈肿毒。

《日华子本草》：治热毒风，并胸膈烦闷，开胃下食，退热，补虚损。

《师梅方》：治卒泻鲜血，《圣惠方》治热淋，俱用小蓟一味，生捣汁服。

《医学衷中参西录》：凡咳血吐血衄血二便下血之因热者，服之莫不立愈。又善治肺结核，无论何期用之皆宜，即单用亦可奏效。并治一切疮疡肿疼，花柳淋毒，下血涩痛，盖其性不单凉血止血，兼能活血解毒。其凉润之性，又善滋阴养血，治血虚发热。至女子血崩赤带，其因热者，用之亦效。其根与茎叶皆可用，而根之性尤良。剖取鲜者捣烂，取其自然汁冲开水服之。若以入煎汁，不可久煎，宜保存其新鲜之性，约煎四五沸即取汤饮之。又其茎中生虫，即结成疙瘩，状如小枣，其凉血之力尤胜，若取其鲜者十余枚捣烂，开水冲服，以治吐血衄血之因热者尤效。

又：花柳毒淋兼血淋，鲜小蓟根一两，洗净剉细，水煎三四沸，取清汤一大茶盅饮之，一日如此三次饮。畏其性凉者，一次用六七钱亦可。

《中药学讲义》：小蓟有较显著的和持久的降压作用，还可降低血中胆固醇。

地　榆

苦、酸、微寒，入肝、大肠经。

凉血收敛止血。

【按语】地榆之止血，主要是收敛，故初起者不宜用。其性微寒，兼能收湿，故生研以治烫火伤有卓效。《肘后方》，毒蛇螫人，新地榆根捣汁饮，兼以渍疮，《师梅方》，虎、犬咬伤，地榆煮汁饮，并为末敷之，亦可为末白汤服，日三，忌酒。又，治狂犬咬伤，人参败毒散加紫竹根地榆。杨士瀛云，诸疮痛者加地榆，痒者加黄芩。地榆有清热、收湿、止痛、解毒之功。

【文献记载】《本经》：主妇人乳痛，七伤，带下病，止痛，除恶肉，止汗，疗金疮。

《名医别录》：止脓血，诸瘘，恶疮，热疮。

《日华子本草》：吐血鼻衄肠风，月经不止，血崩，产前后诸血疾，并水泻。

《开宝本草》：止冷热痢，疳痢。

《本草衍义》：性沉寒入下焦，血热痢则可用，若虚寒人及水泻白痢，即未可轻使。

《本草求真》：其性主收敛，既能清降，又能收涩……实为解热止血药也。但血热者当用，虚寒者不宜用，久病者宜用，初起者不宜用。作膏可贴金疮，捣汁可涂虎犬蛇虫伤毒，饮之亦可。

《本草通元》云：地榆虽能止血，多用有伤中气，稍能行血，必当去之。多以生用，见火无功。

《浙江中医杂志》（1965 年 3 期）：胡老医师用地榆两半，醋、水各半煎剂，治疗下焦瘀热的子宫出血 1 例，日服 1 剂，3 剂即愈，追访 2 个月，未犯。故本方适用于下焦血热久崩之证。

《续名医类案》：缪仲醇亲试治便毒甚验，地榆四两，白酒三碗，煎一碗，空腹服，虽肿者亦愈。加穿山甲三片，土炒引经更妙（《广笔记》）。

茜草根

苦、寒，入肝经。

凉血，止血，行血。

【文献记载】《名医别录》：止血，内崩下血。

《药性本草》：治六极伤心肺，吐血泻血。

《日华子本草》：止鼻衄、尿血、产后血晕、月经不止、带下，扑损瘀血。

《本草纲目》：通经脉，治骨节风痛，活血行血。俗方治女子经水不通，以一两煎酒服之。

《经验方》：妇人五十后经水不止者，作败血论。用茜根（一名山龙姜）一两，阿胶、侧柏叶、炙黄芩各五钱，生地黄一两，小儿胎发一撮烧灰，分作六帖，每帖水一盏半，煎七分，入发灰服之。

《汤液本草》：珍云，去诸死血。

《中药学讲义》：临床经验，茜草根治疗黄疸性肝炎有良好效果。据介绍，茜草五钱，大枣五个，鸡内金三钱，紫草二钱，紫丹参三钱，水煎服，可治过敏性紫癜。

槐　实

苦、寒，入肝、大肠经。

苦寒沉降，能清大肠之热而凉血止血。

适用于大肠火盛，湿热郁结的痔疮出血，肠风下血，及血痢等证。亦治肝热引起的头昏目赤，其为苦寒沉降之功。

【文献记载】《本经》：疗五内邪热气，止涎唾，补绝伤，火疮，妇人乳瘕，子脏急痛。

《名医别录》：治五痔漏疮……又堕胎。

《本草拾遗》：明目，除热泪，头脑心胸间热风烦闷，风眩欲倒，心头吐涎如醉，漾漾如舟车上者。

《本草求真》：凡因肝经热郁而致风眩烦闷，痔血肠风，并阴疮湿痒，目泪不止者，服此治无不效。以其气皆纯阴，为凉血要药，故能除一切热，散一切结，清一切火也。至书所云能疏肝经风热者，非是具有表性，得此则疏，实因热除而风自息之意。

附：槐花

应用与槐实同。但止血作用比槐实强，而泻热下降之力则较逊。

《本草纲目》：炒香频嚼，治失音及喉痹。又疗吐血衄血崩中漏下。

《药品化义》：主清肠红下血……此凉血之功，独在大肠也。大肠与肺相表里，能疏皮肤风热，是泄肺金之气也。

李时珍：槐花味苦色黄气凉阳明厥阴血分药也。

《太平惠民和剂局方》：槐角丸，治五种肠风，诸痔。槐角去梗一两，地榆当归酒焙，防风、黄芩、枳壳麸炒各半钱，为末酒糊丸，梧子大，每服五十丸，米饮下。

《外台秘要》：内外痔，槐角子一斗，捣汁晒稠，取地胆为末同煎，丸梧子大，每饮服十丸，兼作挺子纳下部。或以苦参代地胆亦可。

《普济方》：治吐血不止，槐花烧存性，入麝香少许研匀，糯米饮下三钱。朱氏方，槐花炒研，每服三钱，米饮下仰卧取效，治咯血唾血。

《箧中秘密方》：炒槐花、煨郁金，为末，淡豉汤下二钱，治小便尿血。《缌验方》用槐花、荆芥等份为末，每酒服一钱七，治大肠下血。《圣惠方》，槐花烧存性研，每服二三钱，食前温酒下，治妇人漏血。

《辍耕录》：世传中河豚毒者，橄榄及龙脑浸水皆可解。复得一方，惟以槐花微炒与干胭脂等份同捣，米饮调灌之，大妙。

《中国药用植物图鉴》：槐花米中的芸香苷，能减低微血管脆弱性高血压，可用为中风的预防药，并适用于其他原因血管脆弱性的种种出血。槐实功用除同槐花米相同，因性偏下降，有催生堕胎作用。

《寿世保元》：治舌无故出血如泉，槐花炒为末，掺之即止。

又：发背及一切肿毒，不问已成未成，但焮痛者，槐花四五两炒黄，乘热入酒二杯，煎十余沸，去渣热服，其毒即消。

又：声音不出，用新槐花不拘多少，瓦上慢火炒焦，置怀中袖中，时时将一二粒，口中咀嚼咽之，使喉中常有味，久，声自出。

侧柏叶

苦、涩，微寒，入肺、肝、大肠经。

苦能燥湿，寒能凉血止血，涩能收敛，为治热证出血之要药。

【文献记载】《名医别录》：疗吐血、衄血、痢血、崩中赤白……祛湿痹生肌。

《药性本草》：治冷风，历节疼痛，止尿血。

《本草从新》：凉血，祛血分湿热。

《中药学讲义》：临床报道，沉香五分，配侧柏叶一钱，共研末睡前顿服，对支气管哮喘具有良效。

百草霜

辛、温，入肺、胃、大肠经。

止血消积，涩血收敛。

可内服或外用于吐血、衄血、外伤出血等证；可消积，用于食积泻痢之证。《千金方》治肠鸣泄泻，用米饮调服二钱。《太平圣惠方》治夹热下痢脓血者，配黄连为末服。

【文献记载】《本草纲目》：止上下诸血，妇人崩中带下，胎前产后诸病，伤寒阳毒发狂，黄疸疟痢、噎膈、咽喉口舌一切诸疮。

《本草经疏》：用涂金疮，止血生肌。

《罗氏会约医镜》：痔漏肠红方，治痔漏下血，十日痊愈，其效无比。黄连一两，好米酒浸一夜，捞起阴干，余酒后用。百草霜，用茅柴烧者，不用松柴烧者，一两。二味共研末。乌梅蒸软，取肉一两，用前浸黄连酒蒸烂，三味同捣为丸。干加前酒，每空心酒下四五十丸，三日见效。

《观心书屋经验良方》：百灵丸，治喉中结块，不通水食者。百草霜，蜜和丸，芡实大，水化一丸灌下，甚者不过二丸。

茅 根

甘、寒，入肺、胃经。

凉血，利尿。

治热证吐血、衄血、尿血，治水肿、热淋、黄疸。鲜者尤良。

【文献记载】《本经》：主劳伤虚羸，补中益气，除瘀血血闭寒热，利小便。

《名医别录》：下五淋，除客热在肠胃，止渴坚阴，妇人崩中。

《本草纲目》：止吐衄诸血，伤寒哕逆，肺热喘急，水肿黄疸。

《医学衷中参西录》：鲜白茅根去净皮及节间细根，洗净剉细斤许，和凉水三斤煮一沸，候半刻钟再煮一沸，又候半刻钟，视茅根皆沉水底，汤即成，漉出为一日之量，渴当茶温饮。以治虚热实热外感之热，皆宜用。治因热小便不利，积成水肿，尤有奇效。若无鲜者，可用药房干者一斤，浸以开水，至水凉再用火温之，不可令开，约六十分钟许，漉去渣，徐徐当茶温饮，亦有效验。

又：茅针，即茅芽，其性与茅根同，而稍有破血之力。凡疮溃脓未破者，将茅针煮服，其疮即破。用一针破一孔，两针破两孔。

又：二鲜饮，治虚劳证痰中带血。鲜茅根四两切碎，鲜藕四两切片，煮汁常常饮之，旬日中自愈。若大便滑者，茅根宜减半，再用生山药细末两许，调入药汁中，煮作茶汤服之。有虚热者，煎方加小蓟二两，名三鲜饮。

《山西医学杂志》（1960年4月）：白茅根有显著的利尿消肿作用，可加速急性血管球性肾炎的痊愈，效果甚为满意。治疗时亦应遵守卧床休息、低盐饮食等制度。剂量每日干品半斤，加水1000毫升，以文火煮沸，煎至400~500毫升，早晚二次分服，连续使至痊愈。

《千金翼方》：治热淋。白茅根四斤，水一斗五升，煮取五升，每服一升，日三夜二。

《中药学讲义》：茅根穗或叶适量，水煎去滓，加白糖常服，可治乳糜尿。

芦　根

甘，寒。

【文献记载】《名医别录》：消渴客热，止小便利。

苏颂：疗反胃呕逆，不下食，胃中热，伤寒内热，弥良。

甄权：解大热，开胃，治噎哕不止。

《外台秘要》：骨蒸肺痿不能食者，芦根饮主之。芦根、麦冬、地骨皮、生姜各十两，橘皮、茯苓各五两，水二斗，煮八升，去滓，分五服，取汗乃瘥。

《肘后方》：呕哕不止厥逆者，芦根三斤切，水煮浓汁，频饮必效。若以童子小便煮服，不过三升愈。

《太平圣惠方》：霍乱胀痛，芦根一升，生姜一升，橘皮五两，水八升，煎三升，分服。

《金匮玉函方》：五噎吐逆，心膈气滞，烦闷不下食，芦根五两，剉，以水三大盏，煮取二盏，去渣温服。

《医学衷中参西录》：其善止吐血衄血者，以其性凉能治血热妄行。其性颇近茅根，凡当用茅根而无鲜者，皆可以鲜芦根代之。

《张氏医通》：天行热病小便不通，以蚯蚓泥升许，以水澄清，渴即与饮。不应，用地龙数枚，同芦根捣汁饮之。

藕　节

涩、平，入肝、肺、胃经。

收涩，止血，化瘀。

【文献记载】《药性本草》：捣汁饮，主吐血不止，及口鼻出血。

《本草纲目》：能止咳血、唾血、血淋、尿血、下血、血痢、血崩。

《本经逢原》：藕节之味大涩，能止骤脱诸血。

李时珍：治血淋胀痛欲死，藕节捣汁调血余炭服。

《本草纲目》：按：赵潜养疴漫笔云，宋孝宗因食湖蟹患痢，众医不效，用新采藕节捣烂，热酒调下，数服即愈。大抵藕能消瘀血解热开胃，而又解蟹毒故也。

《全幼心鉴》：大便下血，藕节晒干研末，人参、白蜜煎汤调服二钱，一日二服。

《简便单方》：治上焦痰热，藕汁、梨汁各半盏和服。

《医便》：鼻中肉坠，用藕节有毛处一节，烧存性为末，吹患处。

艾 叶

苦、辛、温，入脾、肝、肾经。

散寒除湿，温经止血。

适用于虚寒性出血及腹痛等证。加强止血之功，炒炭用。

【按语】所谓"血中之阳"即指艾叶有暖血的作用，但不燥烈耳。故入子官为安胎之药。

【文献记载】《药性本草》：止崩血，肠痔血，拓金疮，止腹痛，安胎。苦酒作煎治癣甚良。捣汁饮治心腹一切冷气鬼气。

《本草纲目》：温中逐冷除湿。

《本草述钩元》：生则微苦，大辛，熟则微辛大苦，生温熟热，纯阳也……胎漏腹痛，元阳下陷，血乃不固，是皆因虚化寒，因寒动湿之血病……若四生丸之治吐血，兼投艾于寒凉中，使阴血有主而得以归经。又治产后虚痢。亦有入艾于寒凉者，总不欲其伤阴中之真阳也。古方调经多用艾，与疗崩漏及妊娠下血，皆合阿胶投之，以阿胶入手太阴，为气中之阴，艾叶入肝脾肾三经，为血中之阳，有升有降，和合以调气血，而即以固脱也。

《食疗本草》：产后泻血不止，干艾叶半两、熟老生姜半两，浓煎汤，一服立妙。

降 香

辛、温，入肝经。

入血分而下降，有行瘀止血定痛之效。

适用于外伤所致的体内外出血疼痛等证。古方紫金散，以之为末，治刀伤出血不止。

【文献记载】《本草纲目》：疗折伤金疮，止血定痛，消肿生肌……今折伤金疮家多用其节，云可代没药、血竭。

《医林集要》：本品同五倍子、铜花为末掺之，治金疮出血。

《本草通元》：沉品色黑，故走北方而理肾；檀香色黄，故走中央而扶脾；降香色赤，故走南方而理血。

《医林集要》：金疮出血，降真香、五倍子、铜花，等份为末，敷之。

花蕊石

酸、涩、平，入肝经。

止血化瘀。适用于吐衄兼有瘀滞之证。

【文献记载】《嘉祐本草》：疗金疮出血，刮末敷之即合，仍不作脓。又疗妇人血晕恶血。

《本草纲目》：治一切失血伤损，内漏目翳。

《本草从新》：专入肝经血分，能化瘀血为水，止金疮出血，下死胎胞衣，大损阴血。

伏龙肝

辛、微温，入脾、胃经。

沉降下达，温中摄血。适用虚极呕吐及各种虚寒出血证。

【文献记载】《是斋百一选方》：治反胃吐食。单用年久灶中土为末，米饮服三钱。又治妊娠恶阻，呕吐不食。

《金匮要略》：黄土汤，以治先便后血为远血。

《名医别录》：治妇人崩中吐血，止咳逆血，醋调涂痈肿毒气。

《日华子本草》：止鼻衄肠风带下尿血、泄精，催生下胞及小儿夜啼。

余听鸿医案：吾友邹培之，便血三年，脾土极虚，面浮乏肿、色黄，胃气索然，精神疲极。稍服清剂则泻，稍服补剂则胀，稍服清利则口燥舌干，用药难于措手。丁雨亭先生曰，每日用黄土一斤，清河水五六碗，煎沸澄清，候冷去黄土，将此水煎茶煮粥。依法试行一月，脾土稍旺，饮食渐增，便血亦减；并服二三月，诸恙大减，浮肿俱退，后服健脾养血化湿等剂，数十剂而愈。

陈修园：张石顽治虚寒呕吐，每用伏龙肝两许，煮汤澄清，代水煎药，可谓得治吐之大要矣。

血余炭

苦、平，入肝、胃经。

止血化瘀，补阴利尿。

适用于吐衄、血痢、血淋、崩漏等证，及诸窍出血。

【按语】《金匮要略》滑石白鱼散内有本品，治小便不利，猪膏发煎内有本品，治阴吹，俱取其有化瘀作用。

【文献记载】《名医别录》：止血，鼻衄烧灰吹之立止。

《新修本草》：烧灰疗转胞，小便不通，赤白痢。

《本草衍义补》：消瘀血，补阴甚捷。

《圣济总录》：或吐血，或齿衄，或内崩，或舌上出血如簪孔，或鼻衄，或小便出血，俱用乱发灰水服方寸匕。一日三服。

《医学衷中参西录》：曾治一童子，年十五，大便下血，数月不愈，所下者若烂炙，杂以油膜，医者诿为不治。后愚诊视其脉，弦数无力，用生山药轧细作粥，调血余炭六七分服之，日二次，旬日痊愈。

《种福堂方》：治血崩。陈棕榈、灰百草霜、头发灰各一两，共为细末，每服一钱，陈酒下。

又：治血淋痛胀甚者。发灰二两，藕汁调服二钱。

棕榈炭

苦、涩、平，入肝、肺、大肠经。

苦泄热，涩收敛，有收涩止血之效。

常用于吐衄崩带肠风，赤白下痢等证。有瘀滞者不宜用。

【文献记载】《本草纲目》：棕灰性涩，若失血去多，瘀滞已尽者，用之切当，与乱发同用更良。年久败棕入药尤妙。

第十四章　活血化瘀药

川　芎

辛、温，入肝、胆、心包经。

活血行血，祛风止痛。

【文献记载】《药品化义》：气香上行，能升清阳之气，居上部功多；因其气辛温，能横行利窍，使血流气行，为血中之气药。以其气升，主治风寒头痛，三焦风热，头面游风，暴赤眼肿，血虚头晕，用之升解；以其辛散，主治胸膈郁滞，胁肋疼痛，腰背拘急，腿足酸痛，寒痹筋挛，癥瘕瘰疬，用之疏散；以其性温行血海，能通周身血脉，宿血停滞，女人经水不调，一切胎前产后，用之温养……凡禁用者，如心虚血少，惊悸怔忡，肺经气弱，有汗骨蒸，恐此辛温香散故也。如火气升上，吐衄咳嗽，热剧痰喘，中满肿胀，恐此引气上腾故也。

苏颂：蜜丸夜服，治风痰殊效。

陶弘景：止齿中出血。含之多瘥。

李时珍：燥湿，止泻痢，行气，开郁。

《集效方》：一切心痛，大芎一个为末，烧酒服之。

《串雅》：治头痛，兼治脑痛。川芎一两，沙参一两，蔓荆子二钱，细辛五分，水二碗，煎八分，加黄酒半碗，调匀，早晨服之，一剂之后，永不再发。

《怪病奇方》：乳房松弛下垂，严重时有可达腹部者，川芎、当归各二斤，以半斤剉末，水煎，不拘时服。余斤半剉大块，入炉，慢火烧烟，安置桌上，令病人伏桌上熏乳，将口鼻吸气，定缩。

《新医学》（1975年1期）：开封化肥厂门诊部李民安报道，2年来对10例肥大性脊柱炎8例跟骨刺治疗，用川芎一味碾极细末装入小布袋内，疗肥大性脊柱炎时，将袋敷在痛点处，治跟骨刺时，将袋垫鞋内，袋内川芎，每周1换。快者5天后疼痛消失，慢者10天后疼痛逐渐减轻。个别患者疼痛消失后二三个月又出现疼痛，仍用此法。

莪蒁子

微苦、寒。

【文献记载】《本经》：五脏瘀血，腹中水气胪胀留热，风寒湿痹，身体诸痛。

《名医别录》：疗心下坚，膈中寒热，周痹，妇人月水不通，消食明目。

《大明本草》：腰脚重痛，膀胱痛，及骨节烦痛。

李时珍：擂酒饮治闪挫腰痛，及妇人产后血气痛。

《广利方》：瘀血不散，变成痈肿，生蒁莪蒿捣汁一升服之。

《太平圣惠方》：月水不通，妇人宿有风冷，留血积聚，月水不通，莪蒁子一升，桃仁一升，酒浸去皮尖，研匀入瓶内，以酒二斗，浸封五日每饮三合，日三服。

《频湖集简方》：产后血痛，莪蒁子一两，水一升，童子小便二杯，煎饮。

《慎斋遗书》：跌坠闪挫，气凝血滞腰痛，莪蒁子五钱，乳香、没药各一钱五分，杜仲、骨碎补、威灵仙、肉桂、当归，糊丸，盐汤下。

乳 香

辛、苦、温，入心、肝、脾经。

活血、定痛，伸筋，消肿，生肌。用于扑损和瘀血阻滞，肿痛作痛。亦可外用。

【文献记载】《本草求真》：血因气逆，则凝而不通，以致心腹绞痛，毒因气滞，则血聚而不散，以致痛楚异常。乳香香窜入心，既能使血宣通而筋自伸，复能入肾温补，使气血互相通活，俾气不令血阻，血亦不被气碍，故云功能生血。究皆行气活血之品耳……是以书载乳香功能活血调气，托里护心，生肌止痛，治心腹诸痛，口噤耳聋，痈肿折伤，癫狂。但遇痈疽已溃，及脓血过多者，不可妄投，恐其复开走泄之路。

《外科方》：护心散，凡有疽疾，一日至三日之内，宜连进十余服，方免变证，使毒气出外。服之稍迟毒气内攻，渐生呕吐，或鼻生疮菌，不食，即危矣。四五日后亦宜间服之。用真绿豆粉一两，乳香半两，灯芯同研，和匀，以生甘草煎浓汤调下一钱，时时呷之。若毒气冲心，有呕逆之证，大宜服此，盖绿豆压热下气，消肿解毒，乳香消诸痈肿毒，服至一两，则香彻疮孔，真圣药也。

《本草纲目》：杨清叟云：凡人筋不伸者，敷药宜加乳香，其性能伸筋。

《要药分剂》：赤白痢腹痛不止者，加入乳香无不效。

没　药

苦、平，入肝经。

散瘀，定痛，消肿，生肌，亦可外用。

【文献记载】《本草纲目》：乳香活血，没药散血，皆能止痛消肿生肌，故二药每每相兼而用。

《本草求真》：乳香气味辛温，既能行气活血，又有没药之苦以破其瘀，则推陈致新，自有补益之妙。是以古方乳香必同没药兼施。

《医学衷中参西录》：乳香气香窜，味淡，故善透窍以理气，没药，气则淡薄，味辛而微酸，故善化瘀以理血。其性皆微温，二药并用，为宣通脏腑、流通经络之要药。虽为开通之药，不至耗伤气血，诚良药也。

郁　金

辛、苦、寒，入心、肺、肝经。

行气解郁，凉血破血。

用于血凝气滞的胸腹疼痛，胁肋胀满，痛经等。辛散苦降，寒能清热，用于湿温浊邪蒙蔽，胸部痞闷，甚则神不清等证。亦用于血热郁滞之吐血、尿血，痰热蒙闭之惊痫癫狂。现代常与茵陈、山栀子同用治黄疸。

【文献记载】《新修本草》：主血积，下气、生肌、止血、破恶血、血淋、尿血、金疮。

《本草经疏》：郁金本属血分之气药，其治诸血证者，正谓血之上行，皆属内热火炎，此药能降气，气降则火降，而其性又入血分，故能下降火气，使血不妄行也。

《本草备要》：行气解郁，凉血破瘀，治吐衄，妇人经脉逆行，痘毒入心。

《药性本草》：单用治女人宿血心气痛，冷气结聚，温醋磨服之。（按：冷气者，阳因血结而不通，非真冷也。）

《本草纲目》：治气血心腹痛，产后败血冲心欲死，失心癫狂，蛊毒。

《经验方》：治失心癫狂。真郁金七两，明矾三两，为末，薄荷丸，梧子大，日服五十丸，白汤下。

《奇效方》：厥心气痛不可忍。郁金、附子、干姜等份为末，醋糊丸，梧子大，朱砂为衣，每付三十丸，男酒女醋下。

《易简方》：衄血吐血，用郁金为末，水服二钱，甚者再服。

《经验方》：尿血，郁金末一两，葱白一握，水一盏，煎至三合，温服，日三服。

《中药学讲义》：据药理研究，郁金能促进胆汁分泌，有利胆作用，又可治黄疸、胆石症等。

姜　黄

苦、辛，温，入脾、肝经。

辛散苦泄温通，有破血行气通经止痛之效。

适用于瘀血阻滞，胸腹疼痛，及月经不通，风痹臂痛等。虚痛忌用。

【文献记载】《新修本草》：治心腹结积，疰忤、下气破血、除风热，消痈肿，功力强于郁金。

《日华子本草》：治癥瘕血块，通月经，治扑损瘀血，止暴风痛，冷气，下食。

《嘉祐本草》：祛邪辟恶，治气胀，产后败血攻心。

《本草纲目》：治风痹臂痛。

《经验方》：心痛难忍，姜黄一两，桂三两，为末，醋汤服一钱。

《昝殷产宝》：产后血痛有块，用姜黄、桂心等份为末，酒服方寸匕，血下尽即愈。

《山西中医》（1987 年 1 期）："谈中草药性能的比较"：郁金与姜黄，一为根茎，一为块根，同出一体，前者性寒，后者性温，截然不同。

《续名医类案·痛痹门》刘云密治一女子案：此以姜黄达上焦之阳，为其能不混于治血，且不等于治气之味也。

三　棱

苦、平，入肝、脾经。

破血行气，消积止痛。

【文献记载】《开宝本草》：老癖癥瘕，积聚结块，产后恶血血结，通月水堕胎，止痛利气。

《汤液本草》：通肝经积血，治疮肿坚硬。

《大明本草》：治气胀，破积气，消扑损瘀血，妇人血脉不调，心腹痛，产后腹痛血运。

张元素：治心膈痛，饮食不消。

《太平圣惠方》：胁下痃癖硬如石，京三棱一两炮，川大黄一两，为末，醋熬成糕，每日空心生姜、橘皮汤下一匙，以利下为度。

《医学衷中参西录》：三棱气味俱淡，微有辛意；莪术味微苦，气微香，亦微有辛意。性皆微温，为化瘀血之要药。治男子痃癖，女子癥瘕，月闭不通，性非猛烈而建功甚速。其行气之力，又能善治心腹疼痛，胁下胀疼，一切血凝气滞之证。若与参术芪诸药并用，大能开胃进食，调血和血。二药之区别，化血之力，三棱优于莪术，理气之力，莪术优于三棱。药物恒有独具良能，不能从气味中窥测者，如三棱、莪术性近和平，而以治女子瘀血，虽坚如铁石，亦能徐徐消除，而猛烈开破之品，转不能建此奇功，此三棱、莪术之良能也。

莪　术

苦、辛，温，入肝、脾经，

行气破血，消积止痛。

【按语】三棱破血以行气，莪术行气以破血。三棱破滞之力优于莪术，莪术行行之力优于三棱（适用于血结兼气分攻冲疼痛之证者）。二药并用，相得益彰。

【文献记载】《日华子本草》：治一切气，开胃消食，通月经，消瘀血，止扑损痛，下血及内损恶血。

《图经本草》：今医治积聚诸气，为最要之药。

《本草纲目》：郁金入心，专治血分之病，姜黄入脾，兼治血中之气，莪术入肝，治气中之血，稍为不同。

《卫生家宝方》：一切冷气，抢心切痛，发即欲死，久患心腹痛时发者，此可绝根。莪术二两醋煮，木香一两煨，为末，每服半钱，淡醋汤下。

《保生方》：上气喘急，蓬莪术五钱，酒一盏半，煎八分服（按：此是肺瘀血，如心源性哮喘）。

《本草备要》：莪术辛苦气温，入肝经血分。破气中之血，化瘀通经，开胃化食，解毒止痛。治心腹诸痛……虽为泄剂，亦能益气。

丹 参

苦、微寒，入心、心包经。

活血行瘀，清血热，除烦满。

苦降行血，化瘀除血热，凡血热有瘀滞者均可用。故能治产后恶露不尽，瘀血作痛，肢体疼痛，心腹刺痛，癥瘕痈肿。除血热，通心窍，用于热痛伤荣，心烦不安，有除烦安神之效。

【文献记载】《重庆堂随笔》：丹参降而行血，血热而滞者宜之，故为调经产后要药……至于补心之说，亦非如枸杞、龙眼肉真能补心之虚者，以心藏神而主血，心火太动则神不安，丹参清血中之火，故能安神定志。

《北京中医学会 19643 年会议论文摘要汇编》：丹参合剂，丹参、三棱二味治疗无黄疸型传染性肝炎 100 例，其中发病最长者 5 年，最短者 1 周之内，疗程最长者半年，最短 1 周，疗效显著。根据不同症状类型，配合其他方药。证明丹参确能使肝脾肿大缩小变软。

《中药学讲义》：近人有将本品用治再生障碍性贫血，粒状白细胞缺乏症等。

益母草

辛、微苦，寒，入心包、肝经。

行血祛瘀，消水解毒。

【文献记载】《新修本草》：捣汁服主浮肿，下水，消恶毒疔肿，乳痈丹游等毒，并敷之。又服汁，主子死腹中，及产后血胀闷，滴汁入耳中，主聤耳；捣敷蛇虺毒。

《本草纲目》：活血破血，调经解毒，治胎漏产难，胎衣不下，血晕，血风，血痛、崩中、漏下、尿血、泻血、疳痢、痔疾、打仆内损瘀血、大便小便不通。

《辨药指南》：凡胎前气易滞，故恶阻而胎不安；产后血易凝，故血晕而腹痛。以此活血行气而不推荡，使血气流通以除凝滞，大有益于阴分，故有补阴之功。此非濡润之物，体木枝叶，仅可通散，不可滋补。惟用之疏滞气，即所以养真气；用之行瘀血，即所以行新血耳。

《外台秘要》：益母膏，治产妇诸疾，及折伤内损，有瘀血，每天阴则痛。

《太平圣惠方》：治产后血闭，《集效方》治带下赤白，《食医心镜》治痔疾下血，《子母秘录》治产后血晕，俱用益母草一味，捣汁服。

《中医杂志》（1959年6期）："治慢性肾炎水肿13例初步疗效"指出：肾炎患者，经服用益母草后，水肿消退迅速，大小便排出量增多，并能增进食欲，多服久服从未发现有不良反应，是否有恢复肾功能的作用，尚待研究。

《霍乱论》：治干霍乱腹痛，骤然发深赤斑毒，俗呼为番沙，益母草以水浓煎，少投生蜜，温服取效。或加生莱菔汁半杯良。

蔡厚良云：益母草浓煎频饮治牙痛。

《中医杂志》（1990年7期），李秀珍报道：马齿苋30克，益母草30克，每日1剂，水煎服，治疗100例妇科出血性疾病，服药不过9剂痊愈者83例，9剂后出血减少，但仍未痊愈者13例，无效者4例。1~3剂即效者55例。

茺蔚子

甘、微寒，入肝、心包经。

活血调经，功同益母草，又凉肝明目。

用于肝热目赤肿痛，或生翳膜等证。本品辛散滑利，可治血滞之目疾；如肝血不足，瞳子散大者忌用。

【文献记载】《本草纲目》：治风解热，养肝益心，安魂定魄，调女人经脉，崩中带下，产后胎前诸病。益母草之根茎花实，并皆入药，可同用。若治手足厥阴血分风热，明目益精，调妇人经脉，则单用茺蔚子为良；若治肿毒疮疡，消水行血，妇人胎产诸病，则宜并用为良。盖其根茎花叶专于行，而其子则行中有补故也。

朱震亨：茺蔚子活血行气，有补之功。

鸡血藤

苦、微甘、温，入肝、肾经。

行血而能补血，惟行血之力较强。兼能舒筋活络。

适用于血虚的月经不调，经闭腹痛，腰膝酸痛，筋骨麻木，风湿痹痛。内热者不宜用。

【文献记载】《本草纲目拾遗》：壮筋骨，已酸痛，和酒服，治老人气血虚弱，手足麻木瘫痪……妇人经水不调，赤白带下……妇女干血痨，及子宫虚冷不受胎。

《福建中医药》1964 年 6 期：作者对因放射治疗恶性肿瘤所引起白细胞减少 13 例，应用中药鸡血藤丸或糖浆口服，一般用药 3~7 天后停药，用药期间白细胞很快回升到 5.4×10^9/升以上，停药后继续放射也不见白细胞再度下降。药丸每日 3 次，每次 5 粒。糖浆每日 3 次，每次 10 毫升。13 例中 10 例单纯由深度放疗所引起的，经治疗后白细胞均上升到正常。另 3 例用放疗配合抗癌药物或采用 ^{60} 钴放射而引起的，则效果不显。

附：鸡血藤膏

气香，味微甘涩，凤庆鸡血藤膏最著名，主治与鸡血藤同，而补血之力较胜。

泽 兰

苦、辛，微温，入脾、肝经。

活血破瘀，通经行水。

用于经闭癥瘕，产后腹痛、产后小便淋漓腹痛，身面浮肿。此外又用以消肿散结，缓和疼痛，以治损伤瘀肿及痈肿疮毒等。

【文献记载】《本经逢原》：治产后败血，流于腰股，拘挛疼痛，破宿血，消癥瘕，除水肿，身面四肢浮肿。

《肘后备急方》：产后血虚浮肿，泽兰、防己等份为末，每服二钱，醋汤下。

《集简方》：产后阴户燥热，遂成翻花，泽兰四两，煎汤熏洗二三次，再入枯矾煎汤洗之即安。又，疮肿初起，或损伤瘀肿，泽兰捣封之，良。亦治小儿褥疮。

红 花

辛，温，入心、肝经。

活血通经，祛瘀止痛。

附：番红花（又称藏红花，西红花）

藏红花甘寒，入心肝。功用与红花同，但兼有清热解毒之功，适用于温病热入荣分，及癥瘕大热等。

【文献记载】《本经逢原》：活血，解痘毒，散赤肿，产后血晕，及胎死腹中，并宜和童便服之。少则养血，多则行血，过用使人血行不止。

《本草正义》：性本温和，气兼辛散，凡瘀滞内积，及经络不利诸证，皆其专主。但走而不守，迅利四达，不宜大剂独任。苟仅以为疏通活血之用，小剂亦无流弊。

《本草纲目》：心忧郁积，气闷不散，活血。

《本草纲目拾遗》：干之可治痞。王士瑶云，不论虚实何经所吐之血，只须用藏红花，将无灰酒一盏，花一朵入酒内，隔汤顿取汁服之，入口血即止。

《金匮要略》：红花一大两，分为四分，以酒一大升，煎盏半，顿服之。治妇人六十二种风，腹中血气刺痛。

月季花

甘、温，入肝经。

活血调经消肿。

适用于肝郁不舒，经脉阻滞，月经不调，胸腹胀痛等证。亦用瘰疬肿痛。

【文献记载】《本草纲目》：活血，消肿，敷毒。

凌霄花

辛、微寒，入心包、肝经。

破瘀血，泄血热。

适用于经闭癥瘕，通身风痒，及血热癣疮。

【文献记载】《医学心传》：单用本品为末，酒服一钱，治通身风痒。

《滇南本草》：治妇人乳汁不通，乳痈，乳结红肿，小儿尿血，血淋，祛皮肤瘙痒，消风解热。梗叶细末，调敷痈疽疮溃。

《本草纲目》：凌霄花及根……手足厥阴药也。能去血中伏火，故主产乳崩漏诸疾，及血热生风之证也。

《鲟溪单方选》：鼻上酒渣，凌霄花、山栀子等份为末，每用茶服二钱，日二服，数日除。

延胡索

辛、苦、温，入肺、肝、脾经。

活血、利气、止痛。

【文献记载】《本草纲目》：本品单用三钱研末，温酒调服，治胃脘当心作痛。

又，《太平圣惠方》配金铃子，治热厥心痛。有生用破血，酒炒行血，醋炒止血之说。通经堕胎。

《本草纲目》：能行血中气滞，气中血滞，故专治一身上下诸痛。

《太平圣惠方》：热厥心痛，或发或止久不愈，身热足寒者，用延胡索、金铃子肉等份为末，每温酒或白汤下一钱。

《仁斋直指方》：疝气危急，延胡索盐炒，全蝎去毒生用，等份为末，每服半钱，空心盐酒下。

《太平圣惠方》：凡产后秽污不尽，腹满，及产后血晕，心头硬，或寒热不禁，或心闷手足烦热，气力欲绝诸病，并用延胡索炒研，酒服二钱，甚效。

《本草纲目》：《方勺泊宅编》：一人病遍体作痛，殆不可忍，都下医或云中风，或云中湿，或云脚气，药悉不效。周离亨言是气血凝滞所致，用延胡、当归、桂心等份为末，温酒服三四钱，随量频进，以止为度，遂痛止。其后赵待制霆，因导引失节，肢体拘挛，亦用此数服而愈（按：后世以本方治冷气腰痛，《脉因症治》名立效散）。

《胜金方》：治膜外气疼及气块，延胡索不拘多少，为末，猪胰一具，切作块子炙熟，蘸末频食之。

《中药学讲义》：此药能改善失眠，使睡眠较深熟，减少多梦现象。醋炒可使其中生物碱度大大提高，酒炒能使其中部分生物碱破坏损失。

五灵脂

甘、温，入肝经。

治身体血痹刺痛、痰涎夹血成窠。通利血脉，散瘀止痛。《经效产宝》单用本品为末酒服，治儿枕作痛。

【文献记载】《本草纲目》：止妇人经水过多，赤带不绝，胎前产后血气诸痛，男女一切心腹胁肋少腹诸痛，疝痛，血痢，肠风腹痛，身体血痹刺痛……反胃消渴及痰涎夹血成窠。

《本草从新》：行血宜生，止血宜炒。

《本草纲目》：李仲南云：五灵脂治崩中，非止治血之药，乃祛风之剂，风动物也，冲任经虚，被风伤袭营血，以致崩中暴下，与荆芥防风治崩义同。

朱震亨：凡血崩过多者，半炒半生，酒服，能行血止血，治血气刺痛甚效。

《永类钤方》：灵脂散，治丈夫脾积气痛，妇人血崩诸痛。飞过五灵脂，烟尽，研末，每服一钱，温酒调下。此药气恶难吃，烧存性乃妙。或以温酒童便煎服名抽刀散，治产后心腹胁肋腰胯痛，能散恶血。如心烦口渴者，加炒蒲黄减半，霹雳酒下。肠风下血者，煎乌梅柏叶汤下。中风麻痹痛者，加草乌半钱，同童尿水酒煎服。

《本草衍义》：手足冷麻，风冷血气闭，手足身体疼痛冷麻，五灵脂一两，没药一钱，乳香半两，川乌一两半，炮去皮，为末，滴水丸，如弹子大，用一九，生姜温酒磨服。

《普济方》：皱肺丸治咳嗽肺胀。五灵脂二两，胡桃仁八个，柏子仁二半两，研匀，滴水和丸，小豆大，每服二十丸，甘草汤下。

《脉诀汇辨》：邑侯张孟端夫人，忧愤交乘，食下辄噎，胸中隐痛。余诊曰：阳脉滑而阴脉搏，痰血互凝之象也。以二陈汤加归尾、桃仁、郁金、灵脂，连进四剂，证犹未衰。因思人参与五灵脂同剂，善于溶血，即以前剂入人参二钱，倍用五灵脂，再剂而血从大便出，十剂而噎止，弥月而竟安矣。

瓦楞子

一名魁蛤。

甘、咸、平，入肺、胃、肝、脾经。

散结消痰。适用于癥瘕痞块，老痰积结，胃脘疼痛等证。

【文献记载】《日华子本草》：烧过醋淬，醋丸服，治一切冷气癥癖。

《本草衍义补》：消血块，化痰积。

《本经逢原》：治积年胃脘瘀血作痛。

《本草纲目》：咸去血而软坚，故瓦楞子能消血块，散痰积。

《本草求真》：昔人有云，此与鳖甲、虻虫为一类，皆能消药除积，但虻虫其性最速，此与鳖甲其性稍缓耳。

《福建中医药》（1958年12期）：甘楞散治疗胃及十二指肠溃疡50例，痊愈20例，进步26例，有效率为92%。甘草粉、瓦楞子煅透研细末，每次剂量各2克，每日3次，饭前20分钟冲开水服。

牛　膝

苦、酸、平，入肝、肾经。

生用破血通经，消癥下胎，通利关节，引血下行，川者良；熟用补肝肾，强腰膝，怀者良。但其性下行，故梦遗精滑，气虚下陷，月经过多禁用。《医学心传》三妙丸，本品入二妙散中，治湿热关节痹痛。

【文献记载】《本草经疏》：走而能补，性善下行。

《本经》：主寒湿痿痹，四肢拘挛，膝痛不可屈伸，逐血气，堕胎。

《张氏医通》：牛膝三两，煮成，入麝少许顿服，名地髓汤，此治血淋之要剂，但淋久不止，元气下陷者，又为切禁。且虚人能损胃气，及崩淋下血不止者，皆不宜服，以其滑精故也。

《本草通元》：按五淋诸症，极难见效，惟牛膝一两，入乳香少许，煎服数剂即安。性主下行，且能滑窍，梦遗失精者，在所当禁，此千古秘奥也。

苏　木

甘、咸、平，入心、肝、脾经。

行血祛瘀，止痛消肿。

适用于产后瘀阻，血滞经闭，跌打损伤，瘀滞作痛等证。

【文献记载】《新修本草》：破血，产后血胀闷欲死者。

《本草纲目》：苏木乃三阴经血分药，少用则和血，多用则破血。

《海药本草》：虚劳血癖气壅滞，产后恶露不安，心腹搅痛，及经络不通。

《日华子本草》：妇人血气心腹痛，月候不调及褥劳，排脓止痛，消痈肿扑损瘀血。

《摄生方》：凡指断及刀斧伤，用真苏木末敷之，外以蚕茧包缚完固，数日如故。

《胡氏方》：产后气喘，面黑欲死，乃血入肺也，用苏木二两，水二盏，煮一盏，入人参末一两服，随时加减，神效不可言。

《集简方》：偏坠肿痛，苏枋木二两，好酒一壶，煮熟频饮，立好。

《胡氏方》：产后血运：苏木三两，水五升，煎取二升，分服。

《圣济总录》：治破伤风，独圣散方：苏枋木不拘多少，捣箩为细散，每服三钱匕，酒调服之，立效。

刘寄奴

苦、温，入心、脾经。

破血通经，消瘀止痛。

【文献记载】《妇科玉尺》紫葳散内用之，有行瘀通经之功，多服令人吐利，故气虚血弱无滞者禁用。《千金方》治折伤瘀血在腹内，以之配骨碎补、延胡索煎汤，加酒及童便服。《本事方》，研末入破口，治金疮疼痛。

《名医别录》：下血止痛，治产后余疾，止金疮血。

《新修本草》：破血下胀，多服令人下痢。

《日华子本草》：心腹痛，下气，水胀血气，通妇人经脉，癥结。

《集简方》：治大小便血，刘寄奴为末，茶调空腹服二钱。

《如宜方》：赤白下痢，阴阳交滞不问赤白，刘寄奴、乌梅、白姜等份，水煎服，赤加梅，白加姜。

《普济本事方》：汤火灼伤，刘寄奴捣末，先以糯米浆鸡翎扫上，后掺末，并不痛，亦无痕。凡烫火伤先以盐末掺之（即消毒），护肉不坏，乃掺药为妙。

《集简方》：血气胀满，刘寄奴穗实为末，每服三钱，酒煎服。

不可过多，令人吐利。此破血之仙药也。

《太平圣惠方》：风入疮口肿痛，刘寄奴为末掺之。

《江西中医药》（1960年1期）：介绍用鲜刘寄奴根治疗丝虫病橡皮肿，除1例腿周径增大外，其余均不同程度缩小，有效率93.3%，组织松软率73%。用法：每日取鲜根部四两，煎服。10、15日为1疗程，总量为40~50两。服药后，无特殊不良反应。孕妇忌服。

《张氏医通》：肠风便血（肠风所下之血，清而色鲜，四射如溅），刘寄奴半两，松萝茶一钱，乌梅肉一枚，煎服，效。

穿山甲

咸，微寒，入肝、胃经。

通经下乳，消肿排脓。

行散之力较猛，不宜过服，痈疽已溃者忌用。古方涌泉散，单用为末酒服，治乳汁不通。

【文献记载】《药性本草》：烧灰敷恶疮，又治山岚瘴疟。

《本草纲目》：除痰证寒热，风痹强直疼痛，通经脉，下乳汁，消痈肿，排脓血，通窍杀虫。

《本草从新》：善窜，专能行散，通经络，达病所。

《医学衷中参西录》：治癥瘕积聚，疼痛麻痹、二便闭塞诸症，用药治不效者，皆可加穿山甲作向导。友人黄星楼说，身上若有血箭证，或金伤出血不止者，敷以穿山甲末立止，屡次用之皆效。蛤粉炒透用，惟以之熬膏药用生者（血箭，系血友病人因伤出血。据此可知穿山甲内服有开破透达之功，外用又有凝闭血液之效）。

《哈尔滨中医》（1964 年 6 期）：1 例特发性血尿，先经中西医合治无效，后用甲珠粉 5 分，每晚睡前服，服 1 次血尿减轻，3 次彻底痊愈，追访 1 年，亦未复发。

皂角刺

辛、温，入肝、胃经。

消肿排脓，治风杀虫。凡痈疽肿毒，未成能消，已成能溃，兼治麻风疮癣，为外科常用之药。《医宗金鉴》追风散内，同大黄、郁金、大枫子油、朴硝配，以治麻风。苏颂方，以米醋熬嫩刺作煎，涂疮癣，有奇效。

【文献记载】《本草纲目》：治痈肿妒乳，风疠恶疮，胎衣不下，杀虫。

《本草经疏》：刺功与荚同，第其锐利能直达疮所，为痈疽妒乳疔肿未溃之神药。

《外科证治全生集》：横痃，生于小腹两旁大腿界中，形如腰子，皮色不异，硬如结核，按之微痛。日取角刺粥时饮，三四日全消。角刺末六钱，糯米二合，布袋同盛煮粥。

又：鲜角膏，治阴顽恶癣，并治横痃。五月初旬，取鲜皂角数斤打烂入锅，煮汤煎浓，沥出易水再煎，二三度出渣，以汁共归一锅，漫煎成膏。治横痃，糯米粥饮；治顽癣，加醋熬至稠腻，洗剃后涂，日剃日涂，神效异常。

《罗氏会约医镜》：嫩刺，米醋熬，涂癣有效。

《新中医》（1986 年 4 月）：治骨结核。皂角刺 120 克（鲜者佳），1500克以上老母鸡 1 只，去毛及内脏，洗净。将皂角刺戳满鸡身，放锅中文火煨烂，去皂刺食鸡喝汤。2~3 日吃 1 只，连服六七只为 1 疗程。一般一个疗程即能治愈或改善症状。

王不留行

苦、平，入肝、胃经。

行血调经，下乳消肿。

功专通利，可以催生，孕妇忌服。

【文献记载】《本草纲目》：利小便，出竹木刺……能走血分，乃阳明冲任之药。

《药性本草》：治风毒，通血脉。

《名医别录》：金疮止血逐痹，出刺，除风痹内塞，止心烦鼻衄，痈疽恶疮，乳痈，妇人难产。

《珍珠囊》：下乳汁。

《中药学讲义》：据报道，王不留行微火炒黄，研细末，治带状疱疹，已破外撒，未破油调敷，有效。

《本草纲目》：王执中资生经，一妇人患淋久，诸药不效。其夫夜告予，予按既效方治诸淋，用剪金花十余叶煎汤，遂令服之。明早来云，病减八分矣，再服而愈。剪金花一名禁宫花，一名金盏银台，一名王不留行。

桃 仁

苦、甘，平，入心、肝、大肠经。

破血祛瘀，润燥滑肠。

【文献记载】《本经》：主瘀血血闭，癥瘕邪气，杀小虫。

《名医别录》：止咳逆上气，消心下坚硬，除卒暴出血，通月水，止心腹痛。

《本草经疏》：散而无收，泻而无补。

《中药学讲义》：据介绍，桃树胶可治乳糜尿。每用 3 钱，酌加冰糖，隔水墩服。治糖尿病，每用 5~8 钱，加玉米须、枸杞根各一两至一两六钱煎服。

《本草纲目》：桃胶，苦平无毒。下石淋。《古方录验》：石淋作痛，桃木胶如枣大，夏以冷水三合，冬以汤三合和服，当下石，石尽即止。

《杨氏家藏方》：治血淋作痛，桃胶炒、木通、石膏各一钱，水一盏，煎七分，食后服。

《寿世保元》：冬月唇干出血，用桃仁捣烂，猪油调涂唇上，即效。

干　漆

辛、苦、温，有毒，入肝、胃经。

去瘀破癥，通经杀虫。

削年深坚结之积滞，破日久凝结之瘀血，作用强烈，大伤荣血，损胃气，故胃虚人服之往往作呕。凡畏漆者，嚼涂口鼻，免生漆疮。误中其毒，以生蟹捣汁或紫苏解之。用时炒令烟尽。

【文献记载】《本经》：主绝伤，补中，续筋骨，填髓齿，安五脏，五缓六急，风寒湿痹。生漆祛长虫。

张元素：削年深坚结之积滞，破日久凝结之瘀血。

《千金方》：治女人月水不通，脐下坚如盃，时发热往来，下利羸瘦，此为血瘕，若生肉癥，不可治也（按：若是血瘕，必有发热羸瘦等症状，若是肉瘤，只能有腹满坠胀等症状，不能有荣卫症状）。干漆一斤烧研，生地黄二十斤取汁，和煎至可丸，丸梧子大，每服三丸，空腹服下。

《兰室秘藏》：增损四物汤，治妇人血积。当归、川芎、芍药、熟地黄、京三棱、干漆炒燥烟尽，肉桂去皮，广茂，以上各等份。右为粗末，服五钱，水二大盏，煎至一盏，去粗，食前稍热服。

《罗氏会约医镜》：外中其毒而生漆疮者，惟杉木汤、紫苏汤、蟹汤浴之可解。或用香油调铁锈涂之。

水　蛭

咸、苦、平，入肝、膀胱经。

破血逐瘀，散癥通经。

【文献记载】《重订严氏济生方》：夺命散，同大黄、牵牛研末，温酒调服。治创伤瘀滞，心腹胀痛，大便不通。

《本经》：逐恶血瘀血月闭，破血癥积聚，无子，利水道。

《本草拾遗》：唇赤白游疹及痈肿毒肿。

《本草经百种录》：水蛭最喜食人之血而性又迟缓。迟缓则生血不伤，善入则坚积易破。借其力以攻久积之滞，自有利而无害也。

《千金方》：漏血不止，水蛭炒为末，酒服一钱，日二服，恶血消即愈。

《古今录验方》：坠跌打击，内伤神效方，水蛭、麝香各一两，剉碎烧令烟出，为末，酒服一钱，当下蓄血，未止再服，其效如神。

《医学衷中参西录》：为其味咸，故善入血分；为其原为噬血之物，故善破血；为其气腐，其气味与瘀血相感召，不与新血相感召，故但破瘀血而不伤新血，且其色黑下趋，又善破冲任中之瘀，盖其破瘀血者，此物之良能，非其性之猛烈也。纯系水之精华生成，故最宜生用，甚忌火炙。曾治傅寿朋夫人，经血调和，竟不产育，细询之，少腹有癥瘕一块，遂单用水蛭一两，香油炙透为末，每服五分（若入煎剂，当用二钱），日再服，服完无效；后改用生者，如前服法，一两犹未服完，癥瘕全消，逾年即生男矣。此后屡用生者治愈多人，惟气血亏损者，须用补助气血之药佐之。

《名医绝招》：颜德馨曾用水蛭粉吞服（每次 1.5~3 克加入煎剂内，服药 200 余帖，用水蛭粉 3000 克有余）治愈一静脉血管瘤——巨肢症。

《中医杂志》（1993 年 5 期）：水蛭治血小板聚集率升高的心脑血管病、癌、精子不液化。

虻　虫

苦，微寒，有毒，入肝经。

破血祛瘀，散结消癥。

【**文献记载**】《本经》：逐瘀血，破血积坚痞、癥瘕寒热，通利血脉及九窍。

《名医别录》：女子月水不通，积聚，除贼血在胸腹五脏者，及喉痹结塞。

土鳖虫

咸、寒，有毒，入肝经。

破血逐瘀，散癥结，疗折伤。

【**文献记载**】《证治准绳》：土鳖虫和盐研末煎汤服，治木舌。《袖珍方》与自然铜为末，治骨折损伤。

《本经》：主心腹寒热洗洗，血积癥瘕，破坚，下血闭。

《本草衍义》：乳脉不行，研一枚，水半合滤清服。

《本草纲目》：行产后血积，折伤瘀血，治重舌木舌，口疮，小儿腹痛夜啼。

《杨拱摘要方》：折伤骨折，土元焙存性为末，每服二三钱，神效。一方擂汁酒服。

《董炳集验方》：治骨折，土鳖阴干一个，临时旋研入药，乳香、没药、龙骨、自然铜火煅酒淬各等份，麝香少许，为末，每服三分，入土鳖末，以酒调下。先须整定骨乃服药，否则接错也。此乃家传秘方。慎之。又可代杖。

第十五章　补虚药

第一节　补气药

人　参

甘、微苦、微温，入脾、肺经。

【文献记载】《本经》：补五脏，安精神，定魂魄，止惊悸，明目，开心益智。

《名医别录》：调中，止消渴，令人不忘。

《用药法象》：人参甘温，能补肺中元气，肺气旺则四脏之气皆旺，精自生而形自成。

党　参

甘、平，功同人参而力较弱。

【按语】人参之全部功能，可以"补五脏"、"体阴而用阳"八字尽之。邪未清正已虚，与祛邪药用时，一般可用党参代之。

【文献记载】《本草正义》：与人参不甚相远。其尤可贵者，则健脾润而不燥，滋胃阴而不湿，润肺而不犯寒凉，养血而不偏滋腻，鼓舞清阳，振动中气，而无刚燥之弊。

附：太子参

性味功用同人参，但力弱，须大剂量持续服用。

西洋参

苦、甘、凉，入肺、胃经。

补肺降火，养胃生津。虚而有火者相宜。

【文献记载】《医宗说约·卷四》：若发斑烦渴，非人参白虎汤不愈，若斑见而复隐者，元气不足故也，倍参则复出矣。

《鲟溪单方选》：误服人参，捣莱菔汁服；或捣莱菔子煎汤服。

《是斋百一选方》：夺命散，又名复脉汤，人参一两，水两盏，紧火煎一盏，以井水浸冷服之，少顷鼻梁有汗出，脉复之，瘥。此治伤寒时疫，不问阴阳老幼妊妇。误服药饵，困重垂死，脉沉伏，不省人事，七日以后，皆可服之，百不失一。

《医学衷中参西录》：凡用白虎汤者，见其脉数至七至或六至者，皆宜加参。

又：寒温之症，最忌舌干，至舌苔薄而干，或干而且缩者，尤为险证。而究其原因，却非一致。有因真阴亏损者，有因气虚不上潮者，有因气虚更下陷者，皆可治以白虎加人参汤。更以生山药代方中粳米，无不效者。

《张氏医通》：小便不利，审是气虚，独参汤少加广皮如神。

《中国药用植物图鉴》：明党参为滋补强壮药，并有散毒消肿排脓等功效。通常用治肺病咳嗽、呕吐。南方民间一般作补血或解毒、疗疮用。

《痰火专门》：治咳，喉如鼾声为虚，与独参汤一二服自退，多服数十剂痊愈。

《中西医结合杂志》（1990年1期）：干祖望"使用西洋参经验"："二术不入喉门，一参能除百病"，二术指白术、苍术，一参指西洋参，其实有些夸大。该药另有三个应用，为一般人所鲜知者：①原因不明的长期低热：西洋参3克，地骨皮6克，粉丹皮同煎饮服，每剂浓煎2次，每日1剂，热退为止。②顽固性盗汗：凡浮小麦、干瘪桃，甚至玉屏风散所无法敛止的，用稽豆衣30克，西洋参3克，分别煎煮，然后两药合饮，每日1剂。③过度体力疲劳之后，疲乏无法恢复正常时，仙鹤草30克，红枣7枚浓煎，另煎西洋参3克，同服。以上三方，效果满意。选西洋参应注意：

手感要沉重，长约 3~4.5 厘米，直径 0.6~0.7 厘米，强调横纹。服药期间，忌莱菔、茶叶、咖啡。

黄 芪

甘、微温，入脾、肺经。

补气升阳，固表止汗，托毒排脓，利水退肿。

【文献记载】《本经》：主痈疽，久败疮，排脓止痛，大风癞疾，五痔鼠瘘，补虚，小儿百病。

《日华子本草》：助气，壮筋骨；长肉，补血……血崩带下。

《珍珠囊》：补肺气……实皮毛，益胃气。

《本草备要》：温分肉，实腠理，泻阴火，解肌热，炙用补中益气，温三焦，壮脾胃，排脓内托，疮痈圣药。

《本草正义》：其皮味浓汁厚，力量皆在皮中，故能直达人之肤表肌肉，固护卫阳，充实表分。

《折肱漫录》：予临场不耐风寒，合玉屏风散服之，反自汗津不止，盖防风与黄芪各等份之谬也。本草云，黄芪得防风其功愈大，用黄芪七分配防风三分，斯得之矣。

《医林改错》：黄芪防风汤，治脱肛，不论十年八年，皆有奇效。生黄芪四两，防风一钱，水煎服。小儿减半。

又：黄芪甘草汤，治老人尿溺，玉茎痛如刀割，不论年日久深，立效。黄芪一两，甘草八钱，水煎服。病重者一日两付。

李东垣：羌活胜湿汤加减法。如大便后有白脓，或只便白脓者，因劳役气虚伤大肠也，以黄芪人参汤补之。

《耕耘医话》：子宫脱垂，治以补中益气汤加何首乌，黄芪必须重用 30 克以上。曾治胃黏膜脱垂之患者，用四君子汤加黄芪 30 克，配枳壳 3 克为反佐，一升一降，升多降少，未用一味止痛之药，再诊时已无胃痛。（《新中医》1987 年 1 期）

《医学衷中参西录》：黄芪入汤剂，生用即是熟用，不必先以蜜炙，若丸散剂中宜用熟者，蜜炙可也。

《当代名医验方大全·黄米饮》：据现代药理研究，单味黄芪即显示消蛋白尿作用。

山　药

甘、平，入肺、脾、肾经。

体润性涩，滋阴止泻。补脾胃，益肺胃，主泄精、健忘、泻痢。

【文献记载】李东垣：亦治皮肤干燥，以此物润之。

《医学衷中参西录》：一味薯蓣饮，治劳瘵发热，或喘或嗽，何自汗，或心中怔忡，或因小便不利，致大便滑泻，及一切阴分亏损之证。生怀山药四两切片，煮汁两大盏，以之当茶，徐徐温饮之。

《儒门事亲》：治小便数多，山药（以矾水煮过）、白茯苓等份，为末，每米饮服二钱。

白　术

苦、甘、温，入脾、胃经。

补脾益气，燥湿利水。

【文献记载】《本经》：主风寒湿痹死肌，痉挛，止汗除热消食。

《名医别录》：除痰水，除皮间风水结肿，暖胃消谷嗜食。利腰脐间血。

《日华子本草》：利小便。

《珍珠囊》：除湿益气，补中补阳，消痰逐水，生津止渴，止泻痢，消足胫湿肿……得枳实消痞满，佐黄芩安胎清热。

《医学衷中参西录》：性温而燥，气香不窜，味苦微甘微辛，善健脾胃，消痰水，止泻泄。治脾虚作胀，脾湿作渴，脾弱四肢运动无力，甚或作痛。

又，一人年二十二，喘逆甚剧，脉数至七至，投以滋阴兼纳气降气之剂不效。后于方中加白术数钱，将药煎出，其喘促亦至极点，不能服药，将药重温三次，始强服下，一剂喘即见轻，连服数剂痊愈。后屡用其方以治喘证之剧者，多有效验。

《三因良方》：中湿骨痛，术一两，酒三盏，煎一盏，顿服。不饮酒以水煎之。

《串雅》：分水神丹，治水泻，白术一两，车前子五钱，煎汤服之，立效。

《新医药学杂志》(1978年4期):魏龙骧医案四则:便干结者,阴不足以濡之,然从事滋润,而脾不运化,脾亦不能为胃行其津液,始终治标。重用白术,运化脾阳,实为治本之图。故余治便秘,概以生白术为主,少则一二两,重则四五两,便干结者,加生地黄以滋之,时或少佐升麻,乃升清降浊之意。若便难下而不干结,或稀软者,其苔多呈黑灰而质滑,脉亦多细弱,则属阴结脾约,又当增加肉桂、附子、厚朴、干姜等温化之味,不必通便而便自爽。

《傅青主男科》:腰痛,凡痛而不止者,肾经之病,乃脾湿之故,方用白术四两,苡仁三两,芡实二两,水六碗,煎一碗顿饮之。此方治梦遗之病,亦甚效。

白扁豆

甘、微温,入脾、胃经。

和中化湿,补脾止泻,治暑湿腹痛,脾胃虚弱泄泻带下等。治暑湿宜生用。

【文献记载】《名医别录》:和中下气。

《新修本草》:疗霍乱吐利不止。

《本草求真》:脾喜甘,扁豆得味之甘,故能于脾而有益也;脾得香而舒,扁豆禀气芬芳,故能于脾而克舒也;脾苦湿而喜燥,扁豆得性之温,故能于脾而克燥也。

《药品化义》:味甘而不甜,气清香而不窜,性温和而色微黄,与脾性最合。

李时珍:止泻痢,消暑,暖脾胃,除湿热,止渴。

李时珍:其气腥香,其性温平,得乎中和,脾之谷也,入太阴气分通利三焦,能化清降浊,故专治中宫之病,消暑除湿而解毒也。

李时珍:白扁豆炒为末,用米饮服二钱,治赤白带下。

《孵溪单方选》:中砒霜毒,白扁豆生研,水绞汁服。

又:吐利后转筋,扁豆叶一把,生捣,入少酢,绞汁服,瘥。

《备急方》:全椒医高照,一子无赖,父笞之,遂服砒霜自毒,大渴腹胀欲裂，白扁豆晒干为细末，新汲水调下二三钱。随所欲饮与之，不数盏，即利而安。

附：黑豆

甘、平。

《本经》：生研涂痈肿，煮汁饮杀鬼毒，止痛。

《名医别录》：逐水胀，除胃中热痹，伤中淋露，下瘀血，散五脏结积内寒，杀乌头毒。炒为屑，主胃中热，除痹去肿，止腹胀，消谷。

《圣济总录》：治赤白痢服药不止。黑豆炒去皮四两，甘草二两，用绵裹入湖水煎二杯，分二服。

《志雅堂杂抄》：治齿痛肿，用黑豆以酒煮汁，漱之立愈。

大　枣

甘、温，入脾经。

补脾固津。

水饮方中用之，有固护中土之功效。甘麦大枣汤用之，滋荣充液以安神。湿阻中满，疳疾中䘌齿病，皆不适宜。

【文献记载】《本经》：主心腹邪气，安中养脾，助十二经，平胃气，通九窍，补少气少津液，心中不足，大惊，四肢重，和百药。

《本草求真》：大枣甘能补中，温能益气……甘能解毒，故于百药中得甘则协，且于补药中，风寒发散药内，用为向导，则能于脾助其升发之气。不是白术性燥不润，专于脾气则补；山药性平不燥，专于脾阴有益之为异耳。

《玉楸药解》：大枣补土，补血以化气也；人参之补土，补气以生血也……凡内伤肝脾之病，土虚木燥，风动血耗者，非此不可。而尤于外感发表之剂……若不以大枣补其荣阴，则汗出血亡，外感去而内伤来矣。

《外科证治全生集》：治胃脘痛，用坊内好红花四分，枣头十枚，入水二盏，煎至枣熟去花，以汤食枣，连服二十日，永远除根。

甘　草

甘、平，入十二经。

补脾益气，清热解毒，润肺止咳，调和诸药。

【文献记载】《伤寒论》治少阴咽痛，《仁斋直指方》治乳痈初起，《外科精义》治痈肿发热，俱内服。《千金方》治阴头生疮，外用。都单用本品。又有缓解药物烈性，及梢具缓急止痛作用。梢，生用内服，治阴茎中痛；节，专治痈疽肿毒。

《汤液本草》：甘味入中，有升降浮沉，可上可下，可外可内，有和有缓，有补有泻，居中之道尽矣。

《张氏医通》：凡用补中，病热已退，升柴不可用也；若大便燥结，小便不利，或平常见此证，此清气下陷，补中虽数贴无妨；如热甚不去者，甘草少故也。

《鲟溪单方选》：中诸热药毒，绿豆煎汤冷服；或甘草煎汤冷饮。甄权：凡虚而多热者，加用之。

《医学衷中参西录》：铁岭友人魏紫绂，日以甘草置茶壶中当茶叶冲水饮之，旬日，其大小便皆较勤，遂不敢饮。后与愚见面，问其故，余曰，甘草熟用则补，生用则通，虽冲以开水，其性未熟故也。

《中华医学杂志》（1956年7月）：用甘草流浸膏每日15毫升，或增至45~60毫升，治疗4例阿狄森病，显示体力进步，血清钠增加，血压升高及皮肤色素沉着减退。若与皮质酮同用时，有互补作用，可减少患者的用药量。

《中医药文摘汇编》：加味四妙勇安汤，金银花四两，生甘草一两半，玄参四两，全当归一两半，熟附片三钱，桂枝一钱半，炒赤芍三钱，牛膝三钱，经治34例，有效率百分之百，治愈率90.6%。剧痛不止者，重用甘草有奇效。

《张氏医通》：举世治中满痞胀，不问虚实，咸禁甘草，殊不知古人所谓中满勿食甘者，指实满而言也，若自觉满而外无腹胀之形者，当以甘治之。

《罗氏会约医镜》：用以解毒药需冷饮，热则不效。

黄　精

甘、平，入脾、肺经。

补脾润肺。

用于脾胃虚弱食少，肺阴虚而燥咳，及病后虚赢，体倦乏力等证。但滋腻之品，易助湿邪，凡痰湿壅滞，中寒便溏者，不宜用。

【文献记载】《名医别录》：补中益气，除风湿，安五脏。

《日华子本草》：益脾胃，润心肺。

《本草纲目》：补诸虚，填精髓。

饴　糖

甘、微温，入脾、胃、肺经。

补虚建中，缓急止痛，润肺止咳。

【文献记载】《本草求真》：米麦本属脾胃之谷，而饴糖即属谷麦所造。凡脾虚而肺不润者，用此气味甘缓，以补脾气之不足，以制肺燥之有余。（解附子、天雄、草乌毒。）

蜂　蜜

甘、平，入肺、脾、大肠经。

润肺补中滑肠，缓急解毒。

【文献记载】《本草纲目》：蜂蜜入药之功有五……生则性凉，故能清热；熟则性温，故能补中；甘而和平，故能解毒；柔而濡泽，故能润燥；缓可去急，故能止心腹肌肉疮疡之痛；和可以致中，故能调和百药而与甘草同功。

《张氏医通》：凡内伤胁痛不止者，生香油一盏，生蜜一杯，和匀服，一二次即止。

《本草纲目》：隐瘆疹痒，白蜜不拘多少，好酒调下有效。

《中医杂志》方：治萎缩性鼻炎，即中医臭鼻症。先用开水将鼻腔的结痂和分泌物洗去，充分暴露出鼻黏膜后，再用棉签或干净手指蘸生蜜涂患处，早晚各一次，至无分泌物，嗅觉恢复为止。

《中药学讲义》：单味蜂蜜治溃疡病有效，每次 30~90 毫升，热水炖温，或开水冲之，空腹服。5% 蜂蜜水溶液，可治疗角膜溃疡。口疮、溃疡、烫伤、火伤，可用生蜜外敷。

附：蜂房

《千金方》：阴痿不起，蜂房灰夜卧敷阴上即热起，无妇不得敷之。

蜜　蜡

甘，微温（未炼色黄者为黄蜡，炼成白色者为白蜡）。

【文献记载】《本经》：主下痢脓血，补中，续绝伤。

甄权：孕妇胎动，下血不绝欲死，以鸡子大煎三五沸，投美酒半升服，立瘥。

张仲景：调气饮，治赤白痢，少腹痛不可忍，后重，或面青，手足俱变者，用黄蜡三钱，阿胶三钱，同融化，入黄连末五钱，搅匀，分三次热服，神妙。

《医方摘要》：妊娠胎漏，黄蜡一两，老酒一碗，溶化热服，顷刻即止。

《经验方》：诸般疮毒，冻疮金疮烫火等疮，用黄蜡一两，香油二两，黄丹半两，化开顿冷瓶收，摊贴。

李时珍：蜜之气味俱厚，属于阴也，故养脾；蜡之气味俱薄，属于阳也，故养胃。厚者味甘而性缓质柔，故润脏腑；薄者味淡而性涩质坚，故止泻痢。

《临床心得选集》：张赞臣云，某年秋，余患赤白痢甚剧，诸药罔效，迁延四十余日，每登圊，肛翻直肠下垂达一二寸，乃应用民间验方获愈。方用干柿饼一只，重约四五钱，去蒂，置锅内烘热，加白蜡一块，约一钱余，烊化，煎至如荷包蛋状，乘热食之，每日吃一二只，旬日后痢减，肠脱亦收，遂告痊愈。

《槐西杂志》：刑曹案牍多被殴后以伤风死者，在保辜限内，于律不能拟抵。吕太常含晖，常刊秘方，以荆芥、黄蜡、鱼鳔（炒黄色）三味各五钱，艾叶三片，入无灰酒一碗，汤煮一炷香，热饮之，汗出立愈。惟百日以内不得食鸡肉。

第二节　助阳药

鹿　茸

甘、咸，温，入肝、肾经，补督脉。

壮元阳，生精髓，强筋骨。

适用于畏寒乏力，四肢痿软，及小儿发育不良、齿迟、行迟等证，有峻补元阳、增进体力、加强筋骨的功效。亦治肾阳不足，遗尿、阳痿、眩晕、耳聋、腰痛等证，有补肾壮阳之效。茸乃血肉之精，而冲为血海，故又能养冲脉，对阳虚冲脉不固，血崩漏下的虚寒证，亦常用之。此外，亦治阴疽经久不敛合，及痘疮黑陷者，有补养升举之功。每用五分至一钱五分，入丸散为多。普济鹿茸酒，治阳痿，本品与山药同用，浸酒服。

【文献记载】《日华子本草》：补男子腰肾虚冷，脚膝无力，精溢自出，女子崩中漏血，赤白带下。炙末空心酒服，壮筋骨。

《本经逢原》：鹿乃山兽，属阳……角乃督脉所发，督为肾脏外垣，外垣即固，肾气内充，命门相火，不致妄动，气血精神，得以凝聚，扶阳固阴，非他草木可比。

《本草经读》：鹿卧则口对尾闾以通督脉，督脉为通身关之主，肾主骨，故又能补肾。肾得其补，则志强而齿固，以志藏于肾，齿为骨余也。督得其补，则大气升举，恶血不漏，以督为阳气之总督也。然角中皆血所贯，冲为血海，其大补冲脉可知也。

李时珍：生精补髓，养血益阳，强筋健骨，治一切虚损，耳聋目暗，眩晕虚痢。

《普济方》：鹿茸酒，治阳事虚痿，小便频数，面色无光。用嫩鹿茸一两，去毛切片，山药末一两，绢袋裹，置酒坛中，七日开瓶，日饮三盏，将茸焙作丸服。

《济生方》：精血耗润，耳聋口渴，腰痛白浊，上燥下寒，不受峻补者，鹿茸酒蒸，当归酒浸，各一两，焙为末，乌梅肉煮膏捣丸，梧子大，每米饮服五十丸。

《续千金方》：腰膝疼痛伤败者，鹿茸涂酥炙紫为末，每服酒服一钱。

《济生方》：室女白带，因冲任虚寒者，鹿茸酒蒸焙二两，金毛狗脊、白蔹各一两，为末，用艾煎醋打糯米糊丸，梧子大，每温酒下五十丸，日二服。

《名医别录》：疗虚劳洒洒如疟赢瘦，四肢酸痛，腰脊痛，小便数利，洩精尿血，破瘀血在腹，散石淋痈肿，骨中热疽，安胎下气。

《日华子本草》：补男子腰肾虚冷，脚膝无力，夜梦鬼交，精溢自出，女人崩中漏血，赤白带下，炙末空心酒服方寸匕，壮筋骨。

《医学从众录》：眩晕寸口脉大，按之即散者为上虚，以一味鹿茸酒治之。鹿茸半两，酒煎去滓，入麝香少许服。

《新中医》（1986 年 4 期）：对于精冷的不育症，多选用鹿茸末，每日1~3 克，和入米粥，或用米酒冲服。

鹿　角

咸、温。

常作鹿茸之代用品，效弱而价廉。外用磨醋涂疮肿，以及内服疗疮肿，均用于气弱虚寒之证。单方擦敷冻疮。

附：鹿角胶

具滋养止血作用，颇同于龟胶，但龟胶重在补阴，而鹿角胶重在补阳。

附：鹿角霜

鹿角熬胶后之残渣（或鹿角烧炭）。功同鹿角，力较逊，用治血弱精寒及崩漏等证。

【文献记载】《名医别录》：鹿角主治恶疮痈肿，逐邪恶气，留血在阴中，除少腹血痛，腰脊痛，折伤恶血，益气。

《本草经百种录》：鹿茸气体全而未发泄，故补阳益血之功多；鹿角则透发已尽，故托毒消散之功胜。

李时珍：鹿角生用则散热行血，消肿辟邪，熟用则益肾补虚，强精活血，炼霜熬膏则专于滋补矣。

《肘后方》：肾虚腰痛如锥刺，不能动摇，鹿角屑三两，炒黄研末，空心温酒服方寸匕，日三服。

《杨氏产乳》：妇人腰痛，鹿角屑炒黄研，酒服方寸匕，日五六服。

《千金方》：跌扑损伤，血瘀骨痛，鹿角末酒服方寸匕，日三服。

《妇人大全良方》：妇人白浊滑数虚冷者，鹿角屑炒黄为末，酒服二钱。

《普济方》：妊娠下血不止，鹿角屑、当归各半两，水三盏，煎减半，顿服，不过二服。

《医方摘要》：产后血晕，鹿角一段烧存性，出火毒，为末，酒调灌下即醒。

《普济方》：盗汗遗精，鹿角霜二两，生龙骨炒、牡蛎煅各一两，酒糊丸，梧子大，每盐汤下四十丸。

《外台秘要》：虚劳尿精，白胶（鹿角胶）二两，炙为末，酒二升，和温服。

《总要》：小便频数，鹿角霜、白茯苓等份为末，酒糊丸，梧子大，每服三十丸，盐汤下。

《中医药文摘汇编》：乳房肿痛，乳汁不下或少，鹿角霜三钱，水煎剩半茶杯，再用黄酒四两温后同服。

《傅青主男科》：人夜卧交睫，则梦争斗，恐怖之状，难以形容……肝血虚则肝魂失养，故交睫若厌。此非大补不克奏功，而草木之品，不堪重任。当以酒化鹿角胶，空腹服之可愈。盖鹿角胶大补精血，血旺则神自安矣。

《张氏医通》：劳心思虑伤魂者，羸瘦善恐，梦寐不宁，一味鹿角胶，酒溶多服效。

《罗氏会约医镜》：治肝伤失血，不能养魂，睡即异梦惊怖。真鹿角胶，每用三钱，以酒蒸溶，空腹服，日三次，五日自安。

又：虚寒白浊，鹿角霜炒为末，每服三钱，酒调下。

腽肭脐

咸、热，入肾经。

暖肾，壮阳作用极强。用于肾阳虚面黑精冷，阳痿不起等证。

【文献记载】《日华子本草》：益肾气，暖腰膝，助阳气。

《本草纲目》：大抵与苁蓉、锁阳之功相近。

紫河车

甘、咸、温，入心、肺、肾经。

益气，养血，补精。

治虚损劳伤，神经衰弱，阳痿，妇女不孕，久病体虚，支气管哮喘，乳汁不足，预防麻疹等。可研粉单用，每次一至二钱。或以汤剂送服。

【按语】紫河车对于席汉综合征有较好效果。本症见于妇女，系因脑垂体前叶功能降低而引起的新陈代谢下降及其他内分泌紊乱水电平衡失调所致。症见经闭、毛发脱落（包括阴毛）、色素沉着（唇、颧、大小阴唇、乳房青紫）、肥胖、基础代谢率下降、尿中17-羟皮质酮下降等。一般有分娩期间大出血病史。

蛤　蚧

咸、平，有小毒，入肺、肾经。

补肺益肾，纳气定喘。

【文献记载】《普济方》：治咳嗽面浮，并四肢浮肿，蛤蚧一对，配紫团人参半两为末，化蜡四两，作六饼，每煮糯米薄粥一盏，投一饼搅化，细细热呷之。

《海药本草》：治肺痿咯血，咳嗽上气。

《本草纲目》：补肺气，益精血，定喘止嗽，疗肺痈消渴，助阳道。

《本草备要》：补肺润肾，益精助阳，治渴，定喘止嗽，肺痿咯血，气虚血竭。

李时珍：蛤蚧补肺气，定喘止渴，功同人参；益阴血、助精扶羸，功同羊肉。近世治劳损痿弱，许叔微治消渴，皆用之，俱取其滋补也。刘纯云，气液衰、阴血竭者宜用之。何大英云，定喘止嗽，莫佳于此。

冬虫夏草

甘、温，入肺、肾经。

止血化痰。

治痨嗽痰血，盗汗及阳痿遗精，病后虚损不复。力缓，当持续服用。

【文献记载】《本草从新》：保肺益肾，止血化痰，已劳嗽。

《本草纲目拾遗》：酒浸数枚啖之，治腰膝间痛楚，有益肾之功。曹炳章：据唐容川云，欲补下焦之阳单用根，益上焦之阴兼用苗……现今皆根苗并用，其补肺阴、纳肾阳，显而易见……凡治阴虚阳浮而为虚喘痰嗽者，投之辄效。

《药性方》：味甘性温，秘精益气，专补命门。

《中国药用植物图鉴》：适用于肺结核、老人虚弱、贫血虚弱、阳痿、遗精等。

肉苁蓉

甘、酸、咸、温，入肾、大肠经。

补肾壮阳，润肠通便。

【文献记载】《本经》：主五劳七伤，补中，除茎中寒热痛，养五脏，强阴，益精气。

《日华子本草》：主男子绝阳不育，女子绝阴不产。

《药性本草》：益髓，悦颜色……大补壮阳……治女子血崩。

《张氏医通》：古方治老人燥结便秘，多用苁蓉，不知胃气虚者，下口即作呕吐，肥人胃中多有湿痰，尤非所宜，惟命门火衰，开合失职者，方为合剂，然须丸服，若作汤，亦必作吐，以其味咸气浊也。

《医学广笔记》：唐震山年七十余，大便燥结，胸中作闷。仲淳曰：此血液枯槁之候，用大肉苁蓉三两，白酒浸洗，去甲片，切片。白汤三碗。煎一碗，顿饮，饥竟，大便通，胸中快然。

锁 阳

甘、温，入肝、肾经。

益精兴阳，润燥养筋，润肠，功类肉苁蓉。益阴兴阳，养筋起痿，多用于痿证。

【文献记载】《本草图解》：补阴益精，润燥养筋，凡大便燥结，腰膝软弱，珍为要药。

《本草求真》：锁阳本与苁蓉同为一类……凡阴虚气损，精血衰败，大便燥结，治可用此以唉，并代苁蓉。

巴戟天

辛、甘、微温，入肾经。

补肾壮阳，强筋骨。

用于肾虚阳痿，早泄骨痿。因性辛温，亦可散风湿，但一般风湿少用，惟宜于肾阳虚而下焦风湿痹痛者。

【文献记载】《本草备要》：补肾益精，治五劳七伤，辛温散风湿，治风气脚气水肿。

《本草正义》：巴戟隆冬不凋，味辛气温，专入肾家，为鼓舞阳气之用。温养元阳，则邪气自除。起阴痿，养筋骨，益精，治小腹阴中相引痛，皆温肾胜寒之效。安五脏，补五劳，补中增志益气，皆元阳布护之功也。

《辨证录》：治发癫久而不效，口中喃喃不已，时而忽忽不知，时而叫骂，时而歌唱，吐痰如蜓蚰之涎。用天半神丹。巴戟天三两，半夏三钱，水煎服。一剂即止癫，十剂不再发。

《罗氏会约医镜》：夜梦鬼交，重用巴戟天，余用清心宁神之品。

胡桃仁

又名核桃仁。

甘、温，入肺、肾经。

仁肉即可补肾润肺，皮涩又能收敛肾气。

故能治肺肾不足之气喘。痰热喘嗽，及阴虚有热而致吐血、衄血等证忌服。养血去皮，涩连皮用。

【文献记载】《图经本草》：同破骨脂蜜丸服，补下焦。

《本草纲目》：补气养血，润燥化痰，益命门，利三焦。温肺润肠，治虚寒喘嗽，腰脚重痛。心腹疝痛，血痢肠风，散肿毒，发痘疮。

《本草纲目》：溧阳洪辑幼子病痰喘，凡五昼夜，不乳食，辑急取新罗人参寸许，胡桃肉一枚，煎汤一蚬壳许灌之，喘即定。明日以汤剥去胡桃皮用之，喘复作，仍连皮用，信宿而瘳，名人参胡桃汤。亦治产后气喘。

《传信适用方》：食物醋心，胡桃烂嚼，以生姜汤下立止（按亦消痰之效）。

《医学衷中参西录》：味微甘，气香，性温，多含油质，将油榨出，须臾即变黑色。为滋补肝肾，强健筋骨之要药，故能治腰疼腿疼，一切筋骨疼痛。为其能补肾，故能固牙齿，乌须发，治虚劳喘嗽，气不归元，下焦虚寒，小便频数、女子崩带诸症。其性又能消坚开瘀，治心腹疼痛、砂淋、石淋、腹寒作痛、肾败不能溹水、小便不利。或误吞铜物，多食亦能消化。又善治疮疽及皮肤疥癣，头上白秃，又能治疮毒深入骨髓，软弱不能步履。曾治一媪，年过六旬，腿疼年余不愈，其脉两尺沉细，俾日服青娥丸，月余痊愈。（按：青娥丸之作用，全在故纸之热加胡核之润，二者俱下行）

又：水晶桃，治肺肾两虚，或咳嗽，或喘逆，或腰膝酸疼，或四肢无力，以治孺子尤佳。核桃仁一斤，柿霜饼一斤，先将核桃仁饭甑蒸熟，再与柿霜饼同装入瓷器内蒸之，融化为一，晾冷随意服之。

《中医药文摘汇编》：治疗泌尿系结石。胡桃肉四两，放入香油炸酥，再与冰糖四两（白糖亦可），混合研末，成人每1~2天1剂，每日服4~5次。儿童则酌减，3~4天1剂，每日2~3服。孙氏用此方治愈5例，朱氏治愈10例，山东临沂市中心医院治愈2例，均有结石排出。结石坚硬完整，未见丝毫溶石现象。究竟系药物对局部组织作用还是尿液化学改变而致排石，尚待研究。

《中医杂志》1958年：牛皮癣大部患在颈部腕部关节或膝关节，下阴等部皮肤粗糙变厚，上有裂纹，十分瘙痒，常落白屑，抓破后，有的渗出黄水或结针尖样血痂，又名鱼鳞癣，又名顽癣。白露节前，摘取绿核桃用小刀刮去外面薄皮，趁湿在癣上用力擦，每天三五次，一般只得五至十个核桃，约十至二十天就好了。如无鲜核桃，可在核桃成熟时摘回，剥下绿皮晒干，煎水洗患部，也能同样收效。此法得自一农村妇女，试治5例，效果惊人。

《中国药用植物图鉴》：果隔（果肉中之隔）涩精、止淋。

《交流方》：核桃一个，取仁，匀分二份，生鸡蛋二个，各敲一小孔，核桃仁分别装入，煮熟食之。每日吃蛋两个，继续常服。又，核桃仁与生桃仁配合嚼食。此二方，前方降血压，后方治冠心病，疗效虽缓慢，但稳健而可靠。

《医学大辞典》：乳孔寒痛，宜用核桃肉数颗，擂碎，滚酒冲服。

补骨脂

辛、苦，大温，入肾经。

补肾壮阳，主治下元虚冷之阴痿、遗精、腰痛，冷泻及小便数遗等证。

【文献记载】《药性本草》：治男子腰痛膝冷囊湿，逐诸冷顽痹，止小便，腹中冷。

《本草纲目》：治肾泻，通命门，暖丹田。

《开宝本草》：治五劳七伤，风虚冷，骨髓败伤，肾冷精流，及妇人血气，堕胎。

《夏子由奇方》：治玉茎长硬不痿，精出，捏之则脆痒如刺针，方用补骨脂、韭子各一两为末，每服三钱，日三服。

《本事方》：二神丸治脾肾虚泻。补骨脂炒半斤，肉豆蔻生用四两为末，肥枣研膏和丸梧子大，每空心米饮下五七十丸。

《三因方》：治精气不固。故纸青盐等份同炒为末，每服二钱，米饮下。

《太平惠民和剂局方》：青娥丸，治肾气虚弱风冷乘之，或劳役伤肾，或湿痹伤腰等腰痛。补骨脂酒浸一斤，杜仲姜炒一斤，胡桃肉二十个，为末，以蒜捣膏一两和丸，梧子大，每空心温酒服二十丸，妇人淡醋汤下。

《慎斋遗书》：凡腰痛挟小腹痛者，阴中之气滞，用小茴香、破骨脂行气破滞。

《中华皮肤科杂志》（1959年3月）：补骨脂浸液治疗7例白癜风，作者认为可能是补骨脂使色素新生。并谓涂用补骨脂浸液尚可治疗寻常疣及青年扁平疣。制法：补骨脂30克，研细，浸于95%乙醇100毫升中，约五六日后滤过，浸液成为芳香黑褐色液状物。

《张氏医通》：小儿胎中受冷遗尿，一味补骨脂炒研，临卧红酒调服，即不遗。

胡芦巴

苦，大温，入肾经。

温肾，散寒，止痛。

用于命门火衰，寒凝气滞之胁胀、腹痛、疝瘕等。力能鼓动元阳，治小肠气痛。

【文献记载】《嘉祐本草》：主元脏虚冷气，得附子、硫黄，治肾虚冷，腹胁胀满，面色青黑；得茴香子、桃仁，治膀胱气甚效。

《本草纲目》：治冷气疝瘕，寒湿脚气，益右肾，暖丹田……元阳不足，冷气潜伏，不能归元者宜之。

益智仁

辛，温，入脾、肾经。

补肾固精，缩小便，温脾止泻，摄涎唾。

宜于下元虚冷不能固秘的遗泄，小便数、遗尿、白浊及脾寒泻泄冷痛，唾涎多等症。

【按语】胃寒多涎唾，理中汤加益智仁；肾虚小便失禁，六味地黄汤加益智仁。

【文献记载】《本草正义》：温补脾肾，而尤以固涩为主。

《医家秘奥》：脾肺胃三经药也。若专用温肾，需用山药补助脾气，然后不得上行，而成补肾之功。

《鳞溪单方选》：泄而腹胀，诸药不效，用益智仁二两煎服。

《朱氏集验方》：缩泉丸，治脬气不足，小便频数。益智仁盐炒，天台乌药等份为末，酒煮山药为糊，丸如梧子大，每服七十丸，空心盐汤下。

心虚尿滑及赤白浊，益智仁、白茯苓、白术等份为末，每服三钱，白汤调下。

《危氏得效方》：腹胀忽泻，日夜不止，诸药不效，此气脱也。益智仁二两，浓煎饮之。

《胡氏济阴方》：漏胎下血，益智仁半两，砂仁一两，为末，每服三钱，空心白汤下，日二服。

《汤液本草》：夜多小便者，取二十四枚碎之，入盐同煎服，有神效。

仙　茅

辛、热，有毒，入肾经。

温肾壮阳，祛寒除湿。

适用于肾阳不足，命门火衰的阴痿精寒，腰膝风冷痹痛。间接能补火运土，增进食欲。

【文献记载】《开宝本草》：主心腹冷气不能食，腰膝风冷挛痹不能行，丈夫虚劳，老人失溺，男子益阳道。

《本草正义》：仙茅乃补肾温阳之专药，故亦能兼除寒温，与巴戟天、仙灵脾相类，而猛烈又过之。

淫羊藿

辛、甘，温，入肝、肾经。

补肾壮阳，祛风除湿。

用于肾阳不足，阴痿不举，小便淋漓，或行痹走注疼痛，四肢拘挛麻木等证。如《证治准绳》仙灵脾散，威灵仙、苍耳子、桂心、川芎。

【文献记载】《本经》：主阴痿绝伤，茎中痛，利小便，益气力，强志。

《名医别录》：坚筋骨。

《本草求真》：淫羊藿气味甘温，则能补火助阳，兼有辛香，则冷可除而风可散耳。

《中药学讲义》：据药理研究，淫羊藿具有促进精液分泌的作用。

《罗氏会约医镜》：病后青盲，用淫羊藿一两，淡豆豉一百粒煎服。

《寿世保元》：仙灵酒。仙灵脾一斤，切碎，以生绢袋盛不渗器内，好酒浸之。春夏三日，秋冬五日，开罐适量饮之，常令醺醺莫得大醉。治一切冷风劳气，补腰膝，强心力，丈夫绝阳不起，女子绝阴无子，老人昏冒健忘，服之最良。兼治偏风、手足不遂、皮肤不仁等证。

蛇床子

辛、苦，温，入肾经。

内服温肾壮阳，外用燥湿杀虫。

【文献记载】《千金方》：三子丸治阴痿，即蛇床子、五味子、菟丝子。

《本经》：主男子阳痿湿痒，妇人阴中肿痛，除痹气，利关节，癫痫恶疮。

《名医别录》：温中下气，令妇人子脏热，男子阴强。

《日华子本草》：去阴汗，湿癣，齿痛，赤白带下，煎汤浴大风身痒。

《本草经百种录》：蛇床子生于阴湿卑下之地，而芬芳燥烈，不受阴湿之气，故入于人身，亦能于下焦阴湿所归之地，逐其邪而补其正也。

《顾氏医镜》：带下如鸡子清不臭者宜之。

《集简方》：妇人阴痒，蛇床子一两，白矾二钱，煎汤频洗。

《普济方》：小儿甜疮，头面耳边连引流水，极痒，久久不愈者，蛇床子一两，轻粉三钱，为细末，油调搽之。

《儒门事亲》：赤白带下，月水不来，蛇床子、枯矾等份为末，醋面糊丸，弹子大，胭脂为衣，绵裹纳入阴户，如热极，再换，日一次。

《千金方》：治阴痿精薄而冷方：肉苁蓉、钟乳石、蛇床子、远志、续断、薯蓣、鹿茸各三两，治下筛，酒下方寸匕，日二。欲多房室倍蛇床子。

又：治阳不起方：菟丝子、五味子、蛇床子等份，末之，蜜丸梧子大，饮服三丸，日三服。

又：壮阳道方：蛇床子末三两，菟丝子汁二合，和涂，日五遍。

又：冷暖适性方：肉苁蓉三分、远志三分、附子一分、蛇床子二分，为末，唾和丸，梧子大，安茎头内，内玉泉中。

又：一行当百，思想不忘方：蛇床子三分，天雄、远志各二分，桂心一分，无食子一枚，右五味末之，唾丸如梧子，涂茎头内，内玉泉中，稍时遍体热。

杜　仲

甘、微辛，温，入肝、肾经。

补肝肾，壮筋骨，安胎。

适用于肾虚腰痛，腰膝乏力，眩晕，阴痿，小便频数等证。气虚下陷者禁用。

【文献记载】《本经》：主腰脊痛，补中，益精气，坚筋骨，强志，除阴下湿痒，小便余沥。

《名医别录》：治脚中酸痛，不欲践地。

《本草求真》：胎因气虚而血不固，用此益见血脱不止，以其性不上升而反引下降也。功与牛膝、地黄、续断相佐而成，但杜仲性补肝肾、能直达下部筋骨气血，不似牛膝达下走于经络血分之中，熟地滋补肝肾，竟入筋骨精髓之内，续断调补筋骨在于曲节气血之间为异耳。独怪今世安胎，不审气有虚实，辄以杜仲、牛膝、续断等药引血下行，在肾经虚寒者，固可用此温补以固胎元，若气陷不升，血气脱而胎不固者用此，则气益陷不升，其血必致欲脱无疑。

《本草思辨录》：本经杜仲主腰脊痛，脊有误作膝者……为肝肾气药，非血药，其温补肝肾之功，实在腰脊。性温化湿而甘能守中，不特腰膝痛可止，即阴下湿痒，小便余沥，何不可已。《别录》谓脚酸痛，不欲践地，不欲之故，自在腰脊，与不能有异，总当以腰脊痛为用是物之主脑，即后世治频惯堕胎，亦岂为脚膝事哉。

《大明本草》：治肾劳腰脊挛。

《陶隐居得效方》：风冷伤肾，腰背虚痛，杜仲一斤，切炒，酒二升渍十日，日服三合。

《庞元英谈薮》：一少年，新娶后得脚软病，且痛甚，医作脚气治不效，路钤孙琳诊之，用杜仲一味，寸断片拆，每以一两，用半酒水一大盏煎服，三日能行，又三日痊愈。琳曰，此乃肾虚，非脚气，杜仲能治腰脊痛，以酒行之，则为效容易矣（按：此当是六味地黄汤加骨碎补证，可互参）。

狗　脊

苦、甘，温，入肝、肾经。

补肝肾，利俯仰，坚筋骨，散风湿。

治风湿所致之腰痛膝痛，足软无力，而肝肾复虚者。根上茸毛贴金疮跌损，有止血生肌之效。

【文献记载】《本经》：主腰脊强，机关缓急，周痹，寒湿膝痛。

《名医别录》：坚脊，利俯仰。

《本草纲目》：强肝肾，健骨，治风虚。

《中医文摘汇编》：一年老职工，发背溃烂面积达尺许，在手术进行中突然疮口出血如注，仓促之间，用压迫法、冷敷、止血药粉等，均未能遏止，忽急中生智，在废弃之杂药堆中寻得狗脊毛两许，按于出血处10分钟后，血溢旋止，二三日后，其毛脱落，毫无痕迹可见。

续　断

苦、微温，入肝、肾经。

补肝肾，续筋骨，止崩漏，性温又能疏通血脉。

用于肝肾不足而又血脉不利的腰膝疼痛，步履艰难，及风湿肢体疼痛之症。止血安胎。

【按语】杜仲性降，续断性散，同补肾肝。

【文献记载】《本经》：主伤寒，补不足，金疮痛伤，折跌，续筋骨，妇人乳难。

《名医别录》：妇人崩中漏血，金疮血，内漏，止痛，生肌肉，及腕伤恶血腰痛；关节缓急。

《本草通元》：血痢，用平胃散五钱，入续断一钱二分煎服，必效；以其既能行血，又能止血，宣中有补也。

甄权：宣通血脉。

《大明本草》：破癥结瘀血，消肿毒肠风痔漏，乳痈瘰疬，妇人产前后一切病，胎漏，子宫冷，面黄虚肿，缩小便，止泄精尿血。

妊娠胎动，两三月堕，预宜服此方（李时珍）：续断酒浸，杜仲姜炒，各二两，为末，枣肉煮烂杵为丸，梧子大，每服三十丸，米饮下。

《子母秘录》：产后血晕，心闷烦热，厌厌气欲绝，心头硬，乍寒乍热，续断皮一大握，水三升，煎二升，分三服。

《鳟溪单方选》：跌伤腰痛，用续断煎酒服，以能化恶血也。

骨碎补

苦、温，入肾、心经。

性降，补肾而收浮阳。对肾虚阳浮之牙痛有效。又活血疗折伤。《本草纲目》，单用炒黑为末揩齿，治虚气攻牙，齿痛出血或痛痒者。又用骨碎补研末，入猪肾中煨熟食之，治久泻或耳鸣、牙痛，亦以温肾而见功。苏颂谓治骨折筋骨损伤，取根捣筛，煮米粥和敷伤处。

【文献记载】《开宝本草》：主破血止血，补折伤。

《本草纲目》：主补肾，故治耳鸣及肾虚久泄；肾主骨，故治折伤耳痛。

《本草求真》：功专入肾补骨，且能入心破血，是以肾虚耳鸣，久泻跌仆，损伤骨痛牙痛、血出、无不用此调治，俾其肾补骨坚，瘀破新生，而病即除。

《本草思辨录》：李氏谓以骨碎补研末入猪肾中煨熟空心食，治久泄顿住，其补肾之功，自不可没。则他方书治耳鸣牙痛，亦必补虚。要知为苦温之剂，勿施于阳胜之体乃可耳。

六味地黄汤加骨碎补一钱治妇女足跟痛，加骨碎补三钱治齿衄。

《医彻》：牙宣出血，六味丸加骨碎补，虚寒者，八味加骨碎补，生脉散亦效。

甄权：主骨中毒气，风血疼痛，五劳七伤，足手不收，上热下冷。

《医学心悟》：发落不生，骨碎补为末，麻油调涂之。

《百乙方》：一盗被答捶，身无全肤，买骨碎补烂研取汁，以酒煎或调服，留渣以敷疮，不数日，平整如故。

《新中医》（1986 年 1 期）："骨菊钩藤汤治链霉素毒性反应 53 例疗效观察"：骨碎补 30 克，菊花、钩藤各 12 克为基本方，临床可随证加减。原药浸泡半小时后，用文火或蒸汽冲煎至 500 毫升备用。53 例 35 天总有效率 98.1%。链霉素不良反应，常见头晕、耳鸣、唇面麻木，其次是步履蹒跚、听力下降、少数见头痛、个别人视物模糊。这主要与硫酸链霉素主要损害第八颅神经的前庭支及听支与三叉神经下颌支有关。

《新疆中医药》（1990 年 4 月）：骨碎补治疗链霉素毒性反应 6 例：随体质

强弱，用本品 20~40 克，日 1 剂，水煎 2 次分服，轻症 3~4 剂愈，重症连服 1 周后治愈。能治链霉素不良反应，且与链霉素合用，亦未再出现不良反应。

菟丝子

辛、甘，平，入肝、肾经。

补肝肾，益精髓，益阴以固阳。

多用于肝肾不足之阴痿，小便频数淋漓、遗精、肾虚腰痛及目暗目眩等症。肾虚便溏者，须与补脾药配伍。肾家多火，大便燥结者忌用。

【文献记载】《本经》：主续绝伤，补不足，益气力，肥健，汁去面奸。

《名医别录》：强阴……主茎中寒，精自出，溺有余沥。

《药品化义》：善补而不峻，益阴而固阳。

《本草正义》：阴中有阳，守而能走，与其他滋阴诸药之偏于腻滞者绝异。

《本草思辨录》：菟丝子，叶香岩谓升少阴……他物补肾，补之而已，此物能于补中寓升，故其治精自出溺有余沥，不得以涩剂目之。治消渴，则是化肾中之阴，以升其液，亦非滋阴之谓。

《事林广记》：消渴不止，菟丝子煎汁，任意饮之，以愈为度。

范汪方：小便淋漓，菟丝子煮汁饮。

《中国药用植物图鉴》：为滋养强壮药，治遗尿、遗精、阴痿、腰膝痛、虚热口渴等。

《中药学讲义》：据报道，菟丝子连同叶及果实 25 克，浸于 95％乙醇 100 毫升内，48 小时后，外用涂擦。日 2~3 次，可治白癜风。

《中国卫生信息报》1989 年 8 月：治带状疱疹，菟丝子炙干研粉，加香油调成糊状，外敷，1 日 1 次，一般 2~3 次，便可止痛治愈。

《本草新编》：菟丝子可以重用，亦可一味专用。遇心虚之人，日夜梦，精频泄者，用菟丝子三两，水十碗，煮汁三碗，分三服，早午晚各一服即止，且永不再遗。

韭 子

辛、甘，温，入肝、肾经。

助阳固精。

适用于肾阳衰的阳痿遗精，腰膝酸软遗尿，小便频数，白浊白带等证。《太平圣惠方》单用本品作散剂内服，治肾虚梦遗。《千金方》、《梅师方》、《三因方》配桑螵蛸或龙骨为丸，治男子漏精，女人带下，以及下之虚冷、小便频数或不禁、白浊等证。

【按语】丁香、韭子俱辛温走窜，故皆治呃逆，但韭子能祛漏精虚带下白浊，其通窍驱浊之力胜于丁香。

【文献记载】《名医别录》：主梦中泄精，溺血。

《本草纲目》：治小便频数遗尿，女人白淫白带。

《本草思辨录》：梦中泄精者，阳不维阴也；溺白者，阴不维阳也。韭子入肾，甘温足以起尫，酸温足以为固，兼斯二长，所以为梦中泄精与尿白之妙品。但阴阳两不相维，若虚甚而患是证，则韭子无能为役，或当更加以温固之剂矣。

《经验方》：玉茎强硬不痿，精流不住，时时如针刺，捏之则痛，病名强中，乃肾滞漏疾也。用韭子、破骨脂各一两，为末，每服三钱，水一盏煎服，日三，即住。

《千金方》：治梦泄精方，韭子一升，为末，酒服方寸匕，日三服，立效。

《新医学》1975年1月：宁波市第三医院内科、妇产科报道，韭子治疗顽固性呃逆，3例为神经性呃逆，1例为脑血管栓塞形成，另1例为重症肝炎出现呃逆。呃逆持续时间，最短2天，最长8天，均经西药如氯丙嗪等或针刺无效。其中2例神经性呃逆用炒韭子，炒至毕剥响为度，余3例用生干品。先研末，然后用温开水吞服，每次3钱（1例用5钱），每日2次。结果3例神经性呃逆均于治疗当天停止（1例用生干品），另2例于治疗2天后停止，均无不适反应。

沙苑蒺藜

甘、温，入肾、肝经。

固精明目。

用于肝肾不足的目昏、腰痛、遗精及小便遗沥等证。阴虚火旺忌用。

《外台秘要》单用本品治腰痛。《冷庐医话》本品配莲须、鱼膘胶等治肾虚精滑。

【文献记载】《本草纲目》：补肾，治腰痛泄精，虚损劳气。

《本经逢原》：性降而补，益肾，治腰痛，为泄精虚劳要药，最能固精。

《本草述钩元》：刺蒺藜入肺与肝，沙苑蒺藜入肺与肾。刺蒺藜为风脏血药，其治上者多；沙苑蒺藜为肾脏气剂，其补下者专。

《顾氏医镜》：沙苑者强阴固精，功专补肾；有刺者明目治风，兼入肝矣。

《福建中医药》：3例糖尿病患者，尿糖均在（++）以上。给沙苑蒺藜5钱一次于晚饭后顿服，连续10天为1疗程，计用沙苑蒺藜5两，一般症状均显著好转，尿糖有的在5剂左右显著减少或消失，每隔10天再给1疗程，反复可给至3~5疗程。3例效果均满意。

阳起石

咸，微温，入肾经。

温肾壮阳。

适用于元气虚寒的阳痿早泄，遗精，及妇人子宫久冷不孕，崩漏，腰膝酸软等。作丸剂用，不入汤剂。

【文献记载】《本经》：主崩中漏下，破子脏、中血……无子，阴痿不起。

《名医别录》：疗男子茎头寒……令人有子。

《药性本草》：补肾气精乏，腰痛腰冷，湿痹，子宫久冷……月水不足。

紫石英

又名萤石、氟石。甘温，无毒。

镇心安神，降逆气，暖子宫。

【文献记载】治虚劳惊悸，咳逆止气，妇女血海寒不孕。

第三节　养血药

何首乌

苦、涩，微温，制熟则味兼甘。入肝、肾经。

补肝肾，益精血。用于阴虚血枯，须发早白，筋骨不健等。

生何首乌通便解疮毒，可治瘰疬、痈疮、肠燥便秘。《博济方》，本品同艾叶煎汤洗疮癣。

【文献记载】《开宝本草》：治瘰疬，消痈肿，疗头风面疮，治五痔，止心痛，益血气，黑髭鬓，悦颜色，久服长筋骨，益精髓，延年不老，亦治妇人产后及带下诸疾。

《本草备要》：补肝肾，涩精，养血去风，为滋补良药。

《丹方》：治肝肾风秘，至夜微发寒热者，用生何首乌两许顿煎，服之神应。若暴病热邪固结及中有留滞者禁用，以其纯阴味涩，无养正祛邪之力也。

《潜斋医学讲稿》：熟地、首乌虽俱补阴，一为峻补先天真阴之药，一系调补后天荣血之药。首乌并不宜与桂附辛热之药同用。如用桂附温药，当以熟地为宜。

《罗氏会约医镜》：凡无病人，忽然脱发，头皆见肉，是心虚有火也。用何首乌一两，当归三钱，天冬、麦冬各二钱，服之神效。

白　芍

苦、酸，微寒，入肝经。

柔肝止痛，养血敛阴，平抑肝阳，破阴结，通脾络。

【文献记载】《本经》：主邪气腹痛，除血痹，破坚积寒热疝瘕，止痛，利小便，益气。

《本草纲目》：止下痢，腹痛后重。

《本草求真》：赤芍药与白芍药主治略同，但白则有敛阴益荣之力，赤则有散邪行血之意；白则能于土中泻木，赤则能于血中活滞。

《脾胃论》：腹中夯闷，此非腹胀，乃散而不收，可加芍药以收之。中焦用芍药，则脾中升阳，使肝胆之邪不敢犯也。腹中狭窄及缩急者去之，及诸酸涩药亦不可用。腹中痛者加甘草、白芍药。

《医学衷中参西录》：一妇人年三十许，因阴虚小便不利，积成水肿甚剧，大便亦旬日不通，一老医投以八正散不效，友人高夷清为出方，用生白芍六两，煎汤两大碗，再用生阿胶二两融化其中，俾病人尽量饮之，尽二剂而二便皆通，肿亦顿消。

《张氏医通》：凡治腹痛，必用温散，如川芎、苍术、香附之类。白芍能治血虚腹痛。惟脉弦发热者为宜，其生酸寒收敛，无温散之功，若气虚者服之，反伤脾胃也。

《中药学讲义》：据临床有关资料，对肝功能不好的患者，不能大量长期服用。

当 归

甘、辛、苦，温，入肝、心、脾经。

补血和血，调经止痛，润肠通便。

【按语】当归之所以能止血，全在辛温以助血行之力，此即所谓"引血归经"。正由于此，所以凡因血热而崩漏者，若误用当归以促其妄行，血出必剧，在此种情况下，只宜黄芩、黄连之清以固之；当归便须禁用。又孙静明（锡纯弟子）按，凡治痢疾，于消导化滞药中，加当归一二钱，大便时必觉通畅，此足证当归润大便之功效也。

【文献记载】《医学衷中参西录》：当归味甘微辛，气香，液浓，性温，为生血活血之主药，而又能宣通气分……内润脏腑，外通肌表，能温肺金之燥，故本经谓其主咳逆上气；能缓肝木之急，故《金匮》当归芍药散，治妇人腹中诸疼痛；能补益脾血，使人肌肤华泽，生新兼能化瘀，故能治周身麻痹，肢体疼痛，疮疡肿痛；活血兼能止血，故能治吐血衄血、二便下血；润大便兼能利小便，举凡血虚血亏，阴分亏损之证，皆宜用之。惟虚劳多汗，大便滑泄者，皆禁用。

《外科证治全生集》：凡吐血多者，觅三两多重大全当归一双，切细，取好陈酒一斤，慢火煎至一满碗，顿于锅中，以温为妙，候将要吐尚未吐，口中有血，含住，取药一口，连血咽下。即此一剂而愈，后不再发。（俗传方：当归四两，黄酒三斤，煮一斤服之。）

《外科证治全生集》：尿血头裂，当归一两，以陈酒一升煎之，一次服下即愈。

又：治小便闭，非大小便不分也，医家每以泽泻、木通、猪苓等药，全无一效，此乃气闭。余遇此症，以归身一两，川芎五钱，柴胡、升麻各二钱，水二碗，煎八分，一服即通，曾救多人。或孕妇及老年人，加人参一钱。

何梦瑶：凡咳嗽日轻夜重，属阴虚，二陈加当归。

李东垣：补中益气汤加减法，如腹中或周身有刺痛，皆血涩不足，加当归五分或一钱。羌活胜湿汤加减法，如里急频见者，血虚也，更加当归。

《医学从众录》：治血虚头痛，用当归补血汤。或只用当归二两酒四杯，煎一杯半，分两服效。

《慎柔五书》：凡久病用补脾补命门之药，皆燥剂，须用当归身以润肝，恐燥能起肝火故也。

阿 胶

甘、平，入肺、肝、肾经。

滋阴，止血。

【文献记载】《本经》：主心腹内崩，劳极洒洒如疟状，腰腹痛，四肢酸痛，女子下血，安胎。

《用药法象》：止血安胎，兼除嗽痢。

《本草求真》：阿胶气味俱阴，既入肝养血，复入肾滋水……为血分养血润燥，养肺除热要剂。不似首乌功专入肝，补血祛风，乌须黑发，而于肺经润燥定喘则未及；鹿胶性专温督与冲，以益其血，而于肺经清热止嗽则未有；龟胶力补至阴；通达于任，退热除蒸，而于阴中之阳未克有补。

《本草纲目》：阿胶大要只是补血与液，故能清肺益阴而治诸症。按陈自明云，补虚用牛皮胶，祛风用驴皮胶。杨士瀛云，凡治喘嗽，不论肺虚肺实可下可温，须用阿胶以安肺润肺，其性和平，为肺经要药。小儿惊风后瞳仁不正者，以阿胶倍人参煎服最良。阿胶育神，人参益气也。又痢疾多因伤暑伏热而成，阿胶乃大肠之要药，有热毒留滞者则能疏导，无热毒留滞者则能平安。

李时珍：疗吐血衄血，血淋尿血，肠风下痢，女人血痛血枯，经水不调，无子，崩中带下，治产前后诸疾，男女一切风病，骨节疼痛，水气浮肿，虚劳咳嗽，喘急，肺痿唾脓血，及痈疽肿毒，和血滋阴，除风润燥，化痰清肺，利小便，调大肠，圣药也。

黄明胶

甘，平。

【文献记载】李时珍：吐血衄血，下血血淋，下痢，妊娠胎动血下，风湿走注疼痛，打扑损伤，烫火灼伤，一切痈疽肿毒，活血止痛，润燥，利大小便。

李时珍：其功用亦与阿胶仿佛，苟阿胶难得，则真牛皮胶亦可权用，其性味皆平补，宜于虚热。若鹿角胶则性味热补，非虚热所宜。

龙眼肉

甘、平，入心、脾经。

补心安神，养血益脾。

【文献记载】《名医别录》：主安志厌食，……久服强魄聪明。

《医学衷中参西录》：味甘、气香、性平，液浓而润为心脾要药。能滋生心血，兼能保合心气，能滋补脾血，兼能健强脾胃，故能治思虑过度，心脾两伤。或心虚怔忡，寝不成寐，或脾虚泄泻，或脾虚不能统血，致二便下血。为其味甘能培补脾土，即能有益肺金，故又治肺虚劳嗽，痰中带血，食之甘香适口，以治小儿尤佳。

又：一妇人年四十许，初因心中发热，气分不舒，医者投以清火理气之剂，遂泄泻不止。更延他医，投以温补之剂，初服稍轻，久服则泻仍不止，一日夜四五次，迁延半载，以为无药可医。后愚为诊视，脉虽濡弱，而无弦数之象，知犹可治。但泻久身弱，虚汗淋漓，心中怔忡，饮食减少。踌躇久之，为拟方，用龙眼肉、生山药、炒白术各一两，补脾兼补心肾，数剂泻止，而汗则加多。遂于方中加生龙骨、生牡蛎各六钱，两剂汗止，又变为漫肿。盖从前泻时小便短少，泻止后小便仍少，水气下无出路，故蒸为汗，汗止又为漫肿也。斯非分利小便，使水下有出路不可。特其平素常觉腰际凉甚，利小便之药，凉者断不可服，遂用此方，加椒目三钱，连服十剂痊愈。

第四节　滋阴药

枸杞子

甘、平，入肝、肾经。

滋补肝肾，益精明目。

治虚劳精亏之腰脊酸痛，及肝肾不足之头晕目疾。《龙木论》单用本品，浸酒服，治肝虚下泪。

【文献记载】《汤液本草》：主心病嗌干……渴而引饮，肾病消中。

《圣济总录》：治气短。枸杞子四钱，加姜枣，水煎服。

《本草纲目》：甘平而润，性滋而补，不能退热，只能补肾润肺，生精益气，乃平补之药。

《摄生方》：枸杞子、五味子研细，滚水泡封三日，代茶饮，治疰夏虚病。

《肘后救急方》：目赤生翳，枸杞子捣汁，日点三五次，神验。

《潜斋医学讲稿》：枸杞子用于肝肾阴虚，亦能助阳气，其力胜于潼沙苑，用以协助熟地最佳。内热者不宜用，在平补剂中，可与女贞子配合。

《本草思辨录》：所治皆肺肝肾脏阴亏而虚热之病。

《新中医》（1986年4期）："张海峰用药经验"，对脂肪肝、迁延性肝炎转氨酶长期不正常，属于偏阴虚患者，以一贯煎为主，重用枸杞子30~60克（也可单服枸杞子），痊愈率达98%以上。

《本草正义》：真阴虚而脐腹疼痛不止者，多用神效。

《新中医》（1988年2期）：枸杞子治男性不育。枸杞子15克，每晚1

次嚼碎咽下，连服 1 个月为 1 疗程。共治 42 例，1 个疗程精液转正常者 23 例，2 个疗程转正常者 10 例，6 例无精子者无效，3 例疗效不佳。服药期间，适戒房事。

《新中医》（1988 年 7 期）：单味枸杞子减肥报道：枸杞子每日 30 克，当茶冲服，早晚各 1 次。男 2 例女 3 例，1 月后体重分别降 2.6~3 公斤。

楮 实

甘、寒。

【文献记载】《名医别录》：阴痿水肿，益气充肌明目。

《大明本草》：壮筋骨，助阳气，补虚劳，健腰膝，益颜色。

《洁古心法机要》：水气蛊胀，楮实子一斗，水二斗，熬成膏，茯苓三两，白丁香一两半为末，以膏和丸梧子大，从少至多服至小便清利胀减为度。后服治中汤养之。忌甘苦峻补及发物。

《仁斋直指方》：楮实子研细，食后蜜汤服一钱，日再服，治肝热生翳。

桑 椹

甘、寒，入心、肝、肾经。

益血除热，滋阴补血。

治消渴阴虚津少，口干舌燥，及肝阴不足，阳亢眩晕失眠，亦润肠燥。可单用，大量持续服用。

【文献记载】《新修本草》：单食止消渴。

《本草纲目》：捣汁饮，解中酒毒；酿酒服，利水气，消肿。

《普济方》：桑椹酒治水肿胀满，水不下则满溢，水下则虚竭，还胀，十无一活方。桑心皮切，以水二斗，煮汁一斗，入桑椹再煮，取五升，以糯米饭五升酿酒饮。

沙 参

甘、淡、微寒，入肺、胃经。

润肺止咳，养胃生津。

有南北二种，南沙参力较薄，鲜者清热生津之功强，寒客于肺作嗽者不宜用。

【文献记载】《本草纲目》：清肺火，治久咳肺痿。

《汤液本草》：葛洪云，沙参主卒得诸疝，小腹及阴中相引，痛如绞，自汗出，欲死。细末，酒调服方寸匕，立瘥。

徐灵胎：为肺家气分中理血药，色白体轻，疏通而不燥，润泽而不滞，血阻于肺者，非此不能清也。

《张氏医通》：（疝）一种因肺气不化，膀胱为热邪所滞，而小便不通，小腹与睾丸肿胀，一味沙参，大剂煎服，肺气化而小便通，一剂即愈。但小便不闭者不可服。

《罗氏会约医镜》：白带，沙参研末，酒调服。

天　冬

甘、苦，大寒，入肺、肾经。

养阴清热，润燥生津，为治肺肾虚热之品，能清肺金、壮肾水而化痰热。

用于阴虚内热，津枯口渴，肺热燥咳痰稠，或咳血气逆等证。泄泻者忌用。

【文献记载】《药性本草》：治肺气咳逆，喘息促急，肺痿生痈吐脓，除热，通肾气，止消渴。

《本经逢原》：天门冬，手太阴肺经气分药，兼通肾气……其性寒润能滋肺，肺气热而燥者宜之……时珍云，天门冬清金降火，益水之上源，故能下通肾气，入滋补方用之有效。

麦　冬

甘、微苦，微寒，入心、肺、胃经。

养阴清热，润肺止咳。

【按语】天冬止于润，麦冬则兼开结气。

【文献记载】《本经》：主心腹结气，伤中伤饱，胃络脉绝，羸瘦短气。

《本草拾遗》：主心热，止烦热。

《珍珠囊》：治肺中伏火。

《本草蒙筌》：天麦门冬，并入手太阴经，而能除烦解渴，止咳消痰，功用似同，实亦有偏胜也。麦门冬兼行手少阴心，每每清心降火，使肺不犯于贼邪，故止咳立效；天门冬复走足少阴肾，屡屡滋肾助元，令肺得全其母气，故消痰之功殊。

《本草思辨录》：麦冬形象，合之本经主治，自是胃家正药……邹氏云，麦冬之功，在提胃家阴精润泽心肺，以通脉道，以除烦热，若非上焦之证，则与之断不相宜。又云：脉绝乃胃络之不贯，非真脉绝，麦冬补胃阴以通络，亦非能经复其脉……且心腹结气，伤中伤饱，若非胃络脉绝，亦岂麦冬所能治。

《医学衷中参西录》：能入胃以养胃液，开胃进食，更能入脾以助脾散精于肺，定喘宁嗽，即引肺气清肃下行，通调水道以归膀胱。盖因其性凉，液浓气香，而升降濡润之中，兼其开通之力，故有种种诸效也，用者不宜去心。

《观心书屋经验方》：哮有虚实之分，热哮、盐哮、酒哮皆虚哮也；寒哮，实哮也。虚哮方：麦冬三两，桔梗三钱，甘草二钱，水煎服，一服即愈，不必加去痰之品，加则无效矣。

石　斛

甘、淡，微寒，入肺、胃、肾经。

滋养胃阴，清热生津。

用于胃脘作痛，干呕，舌光少苔，因于胃阴不足者，鲜者尤良。湿温尚未化燥者禁用。

【文献记载】《本经》：主伤中，除痹下气，补五脏虚劳羸瘦，强阴，久服厚肠胃。

《本草衍义》：治胃中虚热有功。

曹拙巢：石斛之用，全在滋养胃阴，除此别无他用。

百　合

甘、淡，微寒，入心、肺经。

润肺止咳，清心安神。

用于肺燥、肺热咳嗽。《太平圣惠方》，新百合蜜和蒸软，时含一片咽津。亦治热病余热不清。甘中有收，利大小便，风寒咳嗽及中寒便滑者勿用。

【文献记载】《冷庐医话》：海宁蒋寅舫，偶患火丹，两臂红肿而痛，诸药不效。后得一方，用百合研细末，白糖共捣烂敷之，即痊。

《新疆中草药手册》：治支气管扩张咯血，百合二两，白及四两，蛤粉二两，百部一两，共末蜜丸，丸重二钱，每次一丸，日三服。

《卫生简易方》：肺病吐血，新百合捣汁，和水饮之，亦可煮食。

葳　蕤

甘、微寒，入肺、胃经。

养阴润肺，生津止渴。

适用于肺胃燥热乏津之证。阴虚之体而患风温发热咳嗽证，可与解表药同用。盖葳蕤润而不滞，补而不留邪故也。有痰湿者忌用。

【文献记载】《本经》：主中风暴热，不能动摇，跌筋结肉，诸不足。

《药性本草》：主时疾寒热，内补不足，去虚劳客热。

《本草崇原》：气味甘平，质多津液，禀太阴湿土之精，以资中焦之汁。主中风暴热不能动摇者，以津液为邪热所烁也。跌筋者，筋不柔和也；结肉者，肉无膏泽也；诸不足者，申明以上诸证皆津液不足也。

胡麻仁

一名脂麻，一名巨胜子。

甘、平，入肺、脾、肝、肾经。

柔润多脂，滋养肝肾，润燥滑肠。

【文献记载】《本经》：主伤中虚羸，补五内，益气力，长肌肉，填髓脑。

《新修本草》：生嚼涂小儿头疮。煎汤浴恶疮，妇人阴疮，大效。

《日华子本草》：补中益气，润养五脏，补肺气，止心惊，利大小肠。

女贞子

甘、苦，凉，入肝、肾经。

滋肾益肝，滋而不腻，治肝肾不足之发白、目昏、耳鸣。

脾胃虚寒泄泻及阳虚者忌用。

【文献记载】《本草经疏》：应是甘寒凉血益血之药，气薄味厚，入足少阴经。

《本经》：味苦平，主补中，安五脏，养精神，除百病。

《本草备要》：益肝肾，安五脏，强腰膝，明耳目，乌须发，补风虚，除百病。

《本草思辨录》：中之所以补，五脏之所以安，精神之所以养，百疾之所以除，皆人于热气耗散之余之大效，非《本经》无端加以隆誉。然则用女贞者，当知苦平非温补之品，而功与温补同者，其故自有在矣。

叶橘泉方：地骨皮 10 克，十大功劳叶 12 克，女贞子 10 克，甘草 3 克，治结核性潮热。（按：功劳叶为苦凉滋养强壮药，功效与女贞子相似，适用于结核性潮热骨蒸、腰酸膝软、头晕耳鸣等症，能止咳化痰，退虚热，杀虫。多服久服有效。）

《医学广笔记》：乌须神方：女贞实一斗，如法去皮，每斗用马料黑豆一斗，拣净，淘洗晒干，同蒸透，九蒸九晒。先将女贞实为末，加生姜汁三两，好川椒，去闭口者及蒂，为末，三两，同黑豆末和匀，蜜丸梧子大，先食服四五钱，白汤或酒吞。

旱莲草

甘、酸，寒，入肾、肝经。

益肾阴，凉血止血。

用于肝肾阴虚之吐血、尿血、便血、崩漏及须发早白等症。《医学心传》治小便溺血方，用金陵草（即本品）、车前草各等份，杵自然汁服。脾胃虚寒，大便易泻者不宜。

【文献记载】《新修本草》：血痢，针灸疮发，血不可止者，敷之立已。汁涂眉发，生速而繁。

《本草纲目》：乌髭发，益肾阴。

《顾氏医镜》：益阴凉血。

《种福堂方》：治大便下血虚弱者，旱莲草阴干为末，以槐花煎汤调炒米粉糊丸，如桐子大，每日服五钱，以人参五分煎汤下，二服即愈。

《中国药用植物图鉴》：为滋养性收敛药，有收敛止血排脓的功效，适用于吐血、衄血、肠出血、小便出血及各种出血。捣汁涂眉发，能促进毛发的生长。内服有乌须发的功效。广州医者，用来医治跌打损伤，有散瘀血之效。捣敷箭伤及疮痈毒。

《中医杂志》（1965 年 5 期）：旱莲草治痢疾，旱莲草四两，糖一两（白痢用白糖，赤痢用红糖，赤白兼下则红白糖对半）水煎温服。一般一剂后开始见效，继服 3~4 剂多可痊愈，且无不良反应。

《罗氏会约医镜》：便血，用旱莲草焙研末，为饮下二钱。

据报道：鲜旱莲草捣汁，治脚癣瘙痒。

龟　甲

咸、甘、平，入肾、心、肝经。

咸寒益肾阴，质潜浮阳。

用于肾阴不足，骨蒸劳热，或阴虚阳亢，有滋阴潜阳、退热熄风之功。又益肾健骨，用于肾阴不足之腰脚痿弱，筋骨不健，及小儿囟门不合等症。如丹溪虎潜丸，即大补阴丸加牛膝、芍药、锁阳、虎骨（狗骨代）、当归、陈皮，以治肾虚骨痿。又因其性偏凉，益肾阴通任脉，可用于血热所致的崩漏带下。

【文献记载】《本经》：主漏下赤白，破癥瘕痃疟，五痔阴蚀，湿痹四肢痿弱，小儿囟门不合。

《本草备要》：滋阴益智，治阴血不足，劳热骨蒸，癥瘕崩漏，五痔难产，阴血虚弱之证。

《通俗伤寒论》九章十二节：有阴虚偏坠一症，用一味龟板为末，茴香煎汤送下。如不应，乃入厥阴也，加醋炒蝎尾三分更效。

李时珍：龟首常向腹，能通任脉，故取其甲以补心、补肾、补血，皆以养阴也。鹿鼻常反向尾，能通督脉，故取其角以补命、补精、补气，皆以养阳也。乃物理之玄微，神工之能事。观龟甲所主诸病，皆属阴虚血弱，自可心解矣。

《中药学讲义》：据报道，肝硬化腹水，龟板、鳖甲可配用，但动物性药物，须视肾功能及血中非蛋白氮基本正常者方可用。

附：龟板胶

功同龟甲，但滋补之性过之。对于肾阴不足所致之痿弱、崩漏等证尤效。

鳖　甲

咸、平，入肝、脾经。

滋阴潜阳（生用），散结消癥（醋炙用）。

用于阴虚发热，骨蒸盗汗，胸胁积聚作痛，或久疟疟母等证。

【文献记载】《本经》：主心腹癥瘕坚积寒热，去痞、息肉，阴蚀、痔、恶肉。

《名医别录》：疗温疟、血瘕、腰痛、小儿胁下坚。

《药性本草》：除骨热，骨节间劳热……妇人漏下五色，下瘀血。

《本草求真》：鳖甲味咸气平色青，书载属补肝，与龟属补肾各别，然究皆属除热削肝之品，非真滋肝药也。凡厥阴血分积热，而致劳嗽骨蒸，寒热往来，温疟疟母，及腰腹胁坚……服此咸平，能以消除。若肝虚无热切忌。

《肘后方》：卒得腰痛，不可俯仰，用鳖甲炙研末，酒服方寸匕，日二服。

《圣济总录》：奔豚气痛，上冲心腹，鳖甲醋炙三两，京三棱煨二两，桃仁去皮尖四两，浸研汁三升，煎二升，入末煎良久，下醋一升，煎如汤，以饼收之，每空心酒服半匙。

甄权：疟癖癥积，用鳖甲醋炙黄研末，牛乳一合，每调一匙，朝朝服之。

《河北医药学习参考资料》（1964年9期）：民间土方，治腰胯腿痛久不愈方：甲鱼盖一个，砂锅炒黄，醋淬三次，研为细末，分三次，用黄酒四两冲服，稍见汗。

第十六章　消食药

莱菔子

辛、甘，平，入脾、胃、肺经。

行滞消食，降气祛痰，生能涌吐风痰。

【文献记载】《胜金方》：宣吐风痰，本品为末，温水调服三钱，良久吐出涎沫。丹溪吐法，本品研取汁服。

《本草衍义补》：治痰有推墙倒壁之功。

《本草纲目》：下气定喘治痰，消食除胀，利大小便……下利后重。

《医学衷中参西录》：莱菔子无论生或炒，皆能顺气开郁，消胀除满。

《折肱漫录》：予家有仆妇，患小便不通之症，时师药以九节汤，腹渐满而终不通，几殆矣，有草泽医人，以白萝卜子炒香，白汤吞下数钱，小便立通。

李时珍：莱菔子之功，长于利气，生能升，熟能降。生则吐风痰，散风寒，发疮疹，降则定痰喘咳嗽，调下痢后重，止内痛，皆是利气之效。

《胜金方》：宣吐风痰，莱菔子末，温水调服三钱，良久吐出风痰。

《医学衷中参西录》：生用味微辛性平，炒用气香性温，其力能升能降，生则升多于降，炒则降多于升，取其升气化痰宜用生者，取其降气消食，宜用炒者。究之，无论或生或炒，皆能顺气开郁，消胀除满。

朱丹溪：凡呕家禁用瓜蒌实、桃仁、莱菔子、山栀一切有油之物，皆犯作呕。

《中药学讲义》：据临床报道，用新鲜萝卜汁及茅根汁为主药，治疗18例矽肺，有一定的疗效。萝卜汁外用治阴道滴虫也有效。

《罗氏会约医镜》：失声不出，用萝卜自然汁，稍加姜汁，时时细饮。又方，用皂角一条，去皮子，同萝卜三个，煎服数次。

又：积年哮喘体实者，用莱菔子一合，研碎，水煎服，神效。

《中西医结合杂志》六卷：让单验秘方放异彩：白萝卜，水煎服，治煤气中毒。

山　楂

酸、甘，微温，入脾、胃、肝经。

消食积，散瘀滞。

【文献记载】《简便方》：治食肉不消，即单用一味山楂煎水服。《丹溪经验方》山楂煎汁入砂糖童便服之，治产后儿枕痛，恶露不尽。

《日用本草》：消食积，补脾，治小肠疝气，发小儿疮疹。

《随息居饮食谱》：醒脾气，消肉食，破瘀血，散结消胀，解酒化痰，除疳积，止泻痢。

《医学衷中参西录》：女子至期，月信不来，用山楂两许煎汤，冲化红蔗糖七八钱，服之即效通，此方屡试屡效。若月信数月不通者，多服几次，亦通下。痢疾初得者，用山楂一两，红白蔗糖各五钱，好毛尖茶叶钱半，将山楂煎汤，冲糖与茶叶在盖碗中，浸片时，饮之即愈。

《全幼心鉴》：痘疹干黑危困者，用棠球子为末，紫草煎酒，调服一钱。

《是斋百一选方》：伤风下血，用寒药、热药及脾弱药俱不效者，独用干山楂为末，艾叶煎汤调下，应手即愈。

麻疹之兼消化不良者，清解药中，可加山楂、青皮，使气行血活，更易透发。

《简便方》：食肉不消，山楂肉四两，水煮食之，并饮其汁。

《犉溪单方选》：腰脚屈而难伸，山楂末三钱，茶酒盐汤随下。

《名医别录》：陈孝廉子，痘疹后患疳积病，骨瘦如柴，大便不固。偶得市人传一方，用山楂一两，白酒糟一两，取多年瓦夜壶中人中白多者，将二物装内，炭火煅存性，研为细末，每服六分，滚水送下。药末完而病愈。

神　曲

甘、辛，温，入脾、胃经。

消食和胃。丸剂中有金石药品，难于消化吸收者，可用神曲糊丸，以助消化。大量多用能堕胎。

【文献记载】《药性本草》：化水谷宿食，癥瘕积滞，健脾暖胃。

《珠珠囊》：养胃气，治赤白痢。

附：建神曲

清香甘淡，能搜风解表，开胸快膈，调胃健脾，消积进食，和中解酒，止泻利水，治四时不正之气，感冒发热，头眩咳嗽及伤食腹痛，痞满气痛，呕吐泄泻，痢疾，饮食不进等症。又治不服水土，瘴气疟痢。外感发热头眩咳嗽，疟疾呕吐，俱加生姜同煎，泄泻加乌梅同煎，惟痢疾一症，须加倍用，大人每用五钱，小儿二三钱，加好箬茶心同煎（拾遗）。

《医学传灯》：牛肉伤加红粬。

麦　芽

咸、平，入脾、胃经。

消食和中，退乳。

适用于淀粉性食物如米面薯蓣等物停滞，小儿乳汁不化尤宜。小儿吐乳，单用麦芽煎服有效。《丹溪纂要方》，治产妇无子食乳，乳房胀痛，令人发热恶寒，用大麦芽二两，炒为末，每剂五钱，白汤下。

【文献记载】《日华子本草》：能催生落胎。

《本草纲目》：消化一切米面诸果食积。

《医学衷中参西录》：善疏肝气。

《中药学讲义》：据化学研究，麦芽含有淀粉酶，能助消化。微炒时，对淀粉酶没有影响，炒焦大大降低淀粉酶的含量。

附：谷芽

甘、平，入脾、胃经。

消食和中，健脾开胃，作用较麦芽和缓。

鸡内金

甘、平，入脾、胃、小肠、膀胱经。

动物之弱于齿者，必强于胃。

本品即鸡的胃内膜，故具有消食积、止遗尿、健脾理肠的作用。

【按语】《本草纲目》引本品治喉闭乳蛾、一切口疮、鹅口白疮、走马牙疳、阴头疮蚀、谷道生疮、脚胫生疮、口疮不合、发背初起、发背已溃、金腮疮蚀、小儿疣目等证，俱用鸡肫黄皮，不洗，不落水，或阴干，或焙干研末，或敷或服，或囫囵外贴。

【文献记载】《千金方》：独用本品治反胃吐食之由于消化不良者。《袖珍方》，本品配葛根治因酒成积者。《万病回春》鸡肫胵散，治小儿遗尿，以本品连鸡肠炙为末服。

《本经》：治泄利。

《名医别录》：小便频遗，除热止烦。

《本草纲目》：治小儿食疟，疗大人淋沥，反胃，消酒积。

《医学衷中参西录》：与白术等份并用，为消化瘀积之要药……无论脏腑何处有积，鸡内金皆能消之，是以男子痃癖，女之癥瘕，久久服之，皆能治愈。又凡虚劳之证，其经络多瘀滞，加鸡内金于滋补药中，以化其经络之瘀滞，而病始可愈。至以治室女月信一次未见者，尤为要药。

《千金方》：反胃吐食，鸡肫胵一具，烧存性，酒调服。男用雌，女用雄。

《本草纲目》：噤口痢疾，鸡内金焙研，乳汁服之。

《医学衷中参西录》：砂淋丸，治石淋。黄色生鸡内金一两（鸡鸭皆有内金，而鸡者色黄，宜去净砂石），生黄芪八钱，知母八钱，生杭芍六钱，硼砂六钱，朴硝五钱，硝石五钱，共轧细，炼蜜为丸，桐子大，食前开水送服三钱，日两次。

《圣济总录》：膈消饮水：鸡内全洗，晒干，栝楼根炒五两，为末，糊丸梧桐子大，每服三十丸，温水下，日三服。

阿　魏

苦、辛，温，入脾、胃经。

消痞去积，散癥瘕。

扶寿精方，治痞块有积，本品同五灵脂炒为末，以雄黄狗胆汁和丸服。《是斋百一选方》，窦藏叟治久疟方，阿魏配朱砂，米糊丸，人参汤化服。阿魏消痞膏，治小儿痞积，妇人癥瘕血块，成人五积六聚等证。《证治准绳》阿魏丸，治肉积为患，本品配山楂、黄连、连翘。

【文献记载】《新修本草》：杀诸小虫，去臭气，破癥积，下恶气，除蛊毒。

《海药本草》：治心腹中冷。

《日华子本草》：辟温，治疟。

《本草衍义补》：消肉积。

据传消肝硬变腹水方：阿魏、月石各一两，研，装入猪尿脬内，同时装入煮沸的热白干酒十二两，缚在脐部，可以取得暂时消水的治标功效。

《本草通元》：谭远久疟，用阿魏、朱砂各一两，研匀，米糊丸，皂子大，空心人参汤化服一九，即愈。如痢疾，以黄连木香汤下，盖疟痢多起于积滞故耳。

《保寿堂经验方》：小儿盘肠内吊，腹痛不止，为阿魏为末，大蒜半瓣炮熟，研烂和丸，麻子大，每艾汤服五丸。

第十七章　止咳化痰平喘药

第一节　温化寒痰药

半　夏

辛、温，有毒，入脾、胃经。

降逆止呕，燥湿祛痰，宽中消痞，下气散结。

对停饮和湿邪所致的呕吐尤宜。凡属热证的呕吐，需配清热泻火药物。法半夏、清半夏燥性和缓，有和胃调脾之功。诸血证及口渴者禁用，为其燥津液也。

【按语】血证忌半夏者，指少量出血者，大口吐血者不忌。

【文献记载】《本草纲目》：半夏治痰，谓其体滑辛温也。涎滑能润，辛温能散，亦能润，故行湿而通大便，利窍而泄小便，所谓辛走气，能化液，辛以润之是也。丹溪谓半夏使大便润而小便长，成无己谓半夏行水气而润肾燥，《局方》半硫丸治老人虚秘，皆取其润滑。俗以半夏为燥，误矣。湿去则土燥，痰涎不生，非其性燥也。惟阴虚劳损，非湿热之邪而用之，是重竭其津液也。

《本草通元》：同苍术、茯苓则治湿痰，同瓜蒌、黄芩则治热痰，同南星、前胡则治风痰，同芥子、姜汁则治寒痰，惟治燥痰则宜贝母瓜蒌，非半夏所司也。

《鲟溪单方选》：生半夏中毒，满口疼痛火热，饮食难下，老生姜汁半杯，忍痛下。

李时珍：重舌木吞，胀大塞口，半夏煎醋，含漱之。

《外科证治全生集》：生研细末，立疗刀斧跌破止血。

《重订严氏济生方》：玉液汤治眉棱骨痛。半夏六钱，生姜十片，水煎去滓，纳沉香末少许服。

《中药学讲义》：据武汉第十医院介绍，生半夏1~2钱，葱白2~3根，捣烂塞于患乳对侧鼻孔，每日两次，每次半小时，治疗50例急性乳腺炎，一般2~3次即愈。

《罗氏会约医镜》：其质润滑，大便燥者宜用，其性燥湿，痰涎不生。

又：凡眉毛屡落，用生半夏捣涂即生。

《本草思辨录》：半夏味辛气平，辛则开结，平则降逆……其所以结与逆者，由其有停痰留饮，乘阳微以为患，半夏体滑性燥，足以廓清之也……然半夏之燥，燥滑者也，能开结，能降逆，与燥而涩者不同矣。

《天津中医学院学报》1982年创刊号，半夏秫米汤经验介绍：本方（半夏秫米汤）获效之关键在于主药（清）半夏非量大力专不为功。上述四案其用量均至50~60克，并无不良反应发生……尝观《吴鞠通医案》治李姓惊悸不寐案，方用半夏量至二两，据述效果甚捷。

《朱良春用药经验》：上海中医学院出版社1989年第1版：以生半夏研极细末，多种外伤出血外掺之，恒立能止血，且无局部感染现象……凡痰核症之顽缠者，恒非生半夏不为功。盖生者性味浑全，药效始宏。生者有毒，但一经煎煮，则生者已熟，毒性大减，何害之有，朱师治疗痰核，以生半夏为主药，因证制方，奏效迅捷。

天南星

苦、辛，温，有毒，入肺、肝、脾经。

燥湿祛痰，祛风解痉，生用峻烈，制者稍缓。

用于顽痰咳嗽、湿痰壅滞、胸膈胀满之症，其温燥之性，更烈于半夏。又用于风痰眩晕，癫痫、口眼歪斜、手足痉挛，以及破伤风口噤强直等。如《局方》玉壶丸，以天南星配生半夏、天麻，白面为丸，姜汤下，治风痰头晕、目眩呕逆，胸闷少食。青州白丸子，治风痰壅盛，呕吐涎沫，口眼歪斜等症。玉真散治破伤风，内服外敷。

附：胆南星

燥性已减，性味苦凉，能化痰熄风定惊，适用于痰热惊搐之症。

【按语】半夏降为主，天南星散为主。胆南星则入胆治惊痰为长。

【文献记载】《本草求真》：性虽有类半夏，然半夏专走肠胃，故呕逆泄泻得之以为向导，南星者专走经络，故中风麻痹亦得之以为向导。半夏辛而能散，仍有内守之意；南星辛而能散，决无有守之性。其性烈于半夏也。南星者主经络风痰，半夏者主肠胃湿痰，功虽同而用有别也。但阴虚燥痰，服之为切忌耳。

《日华子本草》：天南星味辛烈，治扑损瘀血，主蛇虫咬，敷疥癣疮毒。

《中医杂志》（1964 年 9 期）：治小儿口角流涎。《串雅》外编方，天南星一两，用醋调后，晚间敷足心涌泉穴，男左女右，外以布条缠扎，每次敷 12 小时，一般敷 2~4 次痊愈。但因口疮引起流涎者无效。

《福建中医药》（1985 年 5 期）：葱星丸，葱白一根，生南星 1 克，捣烂为丸，用药棉包裹，浸冷开水后，填塞乳痈患者鼻前庭。乳痈发于左，塞其右鼻；发于右侧，塞其左鼻。1 日 2 次，2 天为 1 疗程。治乳痈 23 例，效果显著。

白附子

辛、甘，温，有毒，入胃经。

辛温性燥，散而能升，祛风痰，燥湿痰，逐寒湿。

【按语】白附子善治皮肤诸风。

适用于中风痰壅，口眼歪斜，语言謇涩，及偏风头痛等症。如《证治准绳》白附饮，天南星、半夏、全蝎、僵蚕、陈皮、木香、川乌、天麻、白附子；《杨氏家藏方》牵正散；《济生方》治痰厥头痛，则与天南星、半夏等合用。

【文献记载】《名医别录》：心痛血痹，面上百病，行药势。

《日华子本草》：中风失音，一切冷风气，面皮斑疵。

《本草衍义补》：治风痰。

《本草纲目》：因与附子相似，故得此名，实非附子类也。

《杨氏家藏方》：牵正散，治中风口歪，半身不遂，用白附子、白僵蚕、全蝎等份，生研为末，每服二钱，热酒调下。

《简便方》：赤白汗斑，白附子、硫黄等份为末，姜汁调稀，茄蒂蘸搽，日数次。

《山西中医》（1989 年 1 期）：谈谈中药性能的比较：禹白附与关白附，前者为天南星科植物独脚莲的块茎，实与天南星同类，长于祛风痰熄风止痉；后者为毛茛科植物黄花乌头的根茎，实与乌头同类，毒性大，又甚燥烈，长于祛寒湿止疼痛。

白芥子

辛、温，入肺经。

豁痰利气散结。

用于寒痰壅滞，胸胁支满，咳嗽上气等症，及痰注肢体关节疼痛痈肿。

【文献记载】《本草纲目》：附方，单用白芥子为末，醋调涂肿毒初起。

《名医别录》：发汗，主胸膈痰冷上气，面目黄赤。

《千金翼方》：咳嗽，胸胁支满，上气多唾者，每用温酒吞下七粒。

《本草求真》：书载能治胁下及皮里膜外之痰，非此不达。古方控涎丹用之，正是此义。盖辛能入肺，温能散表，痰在胁下及皮里膜外，得此辛温以为搜剔，则内外宣通，而无阻隔窠囊留滞之患矣。是以咳嗽反胃，痹木脚气，筋骨痛毒肿瘤，因于痰气阻塞，法当用温散者，无不借此以为宣通。

《外科证治全生集》：贴骨疽患在环跳穴，又名缩脚疽，皮色不变，肿硬作痛，外用白芥子捣粉，白酒酿调涂，内服阳和汤，每日一剂，四五服可消。消后再服子龙丸或小金丹，以杜患根。

皂荚

辛、咸，温，肺、大肠经。

祛痰开窍，熬膏涂疮肿未溃者。

【按语】内服大量，能泻下。《金匮要略》皂荚丸，以枣膏汤服下，治咳逆上气，时时唾浊，不得眠。《太平圣惠方》钓痰膏，皂荚熬膏，加入醋制半夏及明矾，合柿饼捣得为丸，用于胸中痰结症，痰易吐出。《证治准绳》通关散用之。但走窜锐利，非邪实痰痞者，或虚弱人及孕妇，有咯血宿疾者，俱禁用。用时去皮及种子，煅存性。二圣救苦丹用之，即皂角二两，大黄四两，水丸。

【文献记载】《本经》：主风痹死肌、邪气、头风泪出，利九窍。

《名医别录》：疗腹胀满，消谷，除痰嗽囊结，妇人胞不落。

《本草图解》：味辛散，性燥烈，吹喉鼻则通上窍；导二阴则通下窍，入肠胃则消风湿痰喘肿满，杀虫；涂肌肤则消风祛痒，散肿消毒。

《鰣溪单方选》：胃脘痛剧，诸药不效，牙皂烧存性研末，以烧酒调服钱许，效。此可偶服，不可常服。

《孙用和家传秘宝方》：稀涎散，治卒中风昏昏如醉，口角流涎，肥皂荚不蛀者四挺去黑皮，白矾光明者一两，为末，每用半钱，重者三钱，温水调灌，不大吐，只是微微稀冷涎出，或出一升二升，当待清醒乃用药调治。

《金匮要略》：咳逆上气吐浊不得卧，皂荚丸方。皂荚炙去皮子研末蜜丸，豆大，每服一丸，枣膏汤下，日三夜一服（《宣明方》用酒面糊丸，每服五十丸，治二便关格）。

袖珍方：妇人乳吹，猪牙皂角去皮蜜炙，为末酒服一钱。

附：皂荚子

辛，温，入大肠经。

瓦焙为末，米糊丸梧子大每服四五十丸，治下痢不止，诸药不效者（《医方摘要》）。蜜丸梧子大，空腹以蒺藜子酸枣仁汤下三十九，治腰脚风痛，不能履地，及风人虚人脚气人，大肠虚秘或利者（《千金方》）。

附：肥皂荚

辛、温。

李时珍：祛风湿，下痢便血，疮癣肿毒。

《乾坤生意》：下痢噤口，肥皂荚一枚，盐实其内，烧存性为末，以少许入白米粥内食之，即效。

《寿世保元》：声音不出，用萝卜三个切片，入皂角一挺，去皮子水一碗，煎至半碗以下，服之。不过三服，能语声出。

《是斋百一选方》：风秘，用不蛀皂角，当中取一寸许，去黑皮，以沸汤半盏泡，上用盏盖定，候温服之，只一服见效。先备少粥，通后即食。

旋覆花

辛、苦、咸，微温，入肺、脾、胃、大肠经。

消痰行水，降气止噫。

【文献记载】《本经》：主结气，胁下满，惊悸，除水。

《名医别录》：消胸上痰结，唾如胶膝，心胁痰水，膀胱留饮，风气湿痹。

《本经逢原》：肺中伏饮，寒嗽宜之。

《药性本草》：主水肿，逐大腹，开胃，止呕逆不下食。

李时珍：其功只在行水下气，通血脉尔。

朱震亨：亦走散之药，病人涉虚者，不宜多服，冷利大肠。

白 前

辛、甘，微温，入肺经。

降气下痰止嗽。用于肺气壅实痰多症。

【文献记载】《深师方》：治咳嗽喉中作声不得眠，单用白前焙为末，温酒服。

《名医别录》：治胸胁逆气，咳嗽上气，呼吸欲绝。

《本草纲目》：降气下痰。

《要药分别》：白前性无补益，虽寇氏称其能保肺气，但其功能专于降气，气降故痰亦下，故惟肺气壅实兼有痰凝者，用之无不奏功；若虚而喘气者，不可投也。（张仲景治咳而脉沉，泽漆汤用之）。

《岳美中医案例》：白前祛深在之痰。

桔 梗

苦、辛，平，入肺经。

辛散苦泄，开提肺气，祛痰排脓。

【按语】常用于咳嗽痰多，咽痛失音。由于有开提之功，故有排脓之效，且疏通肠胃，故治下痢里急后重的处方中，亦有用者。

【文献记载】《本经》：胸胁痛如刀刺，腹满，肠鸣幽幽，惊恐悸气。

1964年济南中医学会王景唐：肺与大肠相表里，故凡慢性腹泻兼肠鸣者，加而用之，效果较好，此即本经治"肠鸣幽幽"之意。如参苓白术散内用桔梗，即是此意。又有人介绍一肠管蛔虫阻塞患者，濒危，经西医检查，既使进行外科手术亦无把握，魏院长用杀虫药使君子、雷丸、川椒，加入桔梗、杏仁以开提肺气，服后虫下而愈。朱丹溪：痢疾腹痛，乃肺经之气郁在大肠，宜桔梗开之。

第二节　清化热痰药

瓜　蒌

甘、寒，入肺、胃、大肠经。

全瓜蒌清热荡痰，散热导滞。

【按语】亦用于乳痛初起，肿痛未成脓者。瓜蒌皮，宽中利气，清热化痰；瓜蒌仁，润燥涤痰，滑肠通便；瓜蒌霜，功同瓜蒌仁，但性较缓。《宣明方》单用瓜蒌实，治小儿痰喘；《济生方》，本品与半夏合用，治肺热痰咳。

【文献记载】《本草纲目》：瓜蒌仁润肺燥，降火，治咳嗽，涤痰火，利咽喉，止消渴，利大肠，消痈肿疮毒。

《药品化义》：瓜蒌仁体润能去燥，性滑能利窍。凡痰病在膈，易消易清，不必用此。若郁痰浊、老痰胶、顽痰韧、食痰黏，皆滞于内，不得升降，致成气逆胸闷，咳嗽烦渴，或有痰声不得出，借内滑润之力，则痰消气降……其油能润肺滑肠。若邪火燥结大便，以此助苦寒之药，则大肠自润矣。

《本草正义》：景岳谓瓜蒌仁气味恶劣，令人恶心呕吐，中气虚者不可用，是从阅历经验得来。

《串雅》：治伤寒结胸，瓜蒌一枚槌碎，入甘草一钱，同煎服之。

天花粉

甘、微苦、酸，微寒，入肺、胃经。

清肺化痰，养胃生津。

【文献记载】《本经》：主消渴身热，烦满大热。

《本草衍义补》：消渴圣药。

《日华子本草》：治狂热时疾，通小肠，消肿毒，乳痈发背，痔瘘疮疖，排脓生肌长肉。

《本草纲目》：止渴润枯，微苦降火。

邨井杶《药徵续编》：盖兼治口中燥渴及黏者。

《罗氏会约医镜》：黑疸，危疾也，用栝楼根捣汁服。小儿加蜜。

贝　母

川者，苦、甘、微寒；浙者，甘、寒。入心、肺经。

止咳化痰，清热散结。

【按语】清火散结，川不及浙；润肺化痰，浙不及川。故阴虚肺燥咳嗽宜川；外感风寒，或痰火郁结咳嗽宜浙。由于浙贝母长于清火散结，故亦适用于瘰疬痈肿等症之未溃者。有湿痰者不宜用贝母。

【文献记载】《全幼心鉴》：用以配甘草，治孕妇及小儿痰嗽。

《药性本草》：与连翘同服，主项下瘿瘤。

《日华子本草》：消痰润心肺，末和砂糖丸，含止嗽。

《本草正义》：半夏兼治脾肺，贝母独善清金；半夏用其辛，贝母用其苦；半夏用其温，贝母用其凉；半夏性速，贝母性缓；半夏散寒，贝母清热。

张景岳：浙贝治肺痈肺痿，咳喘吐血衄血，最降痰气，善开郁结，止疼痛，消胀满，清肝火，明耳目，除时气烦热黄疸，淋闭，便血尿血，解热毒，杀诸虫，及喉痹瘰疬乳痈，发背，一切痈疡肿毒，湿热恶疮，痔漏，金疮出血，火疮疼痛。为末可敷，煎汤可服，性味俱厚，较之川贝母，清降之功，不啻数倍，反乌头，又解上焦肺胃之火。

《叶阖斋》：浙贝苦寒，解毒利痰，开宣肺气，凡肺家风火有痰者宜此。川贝味甘而补肺矣，不若浙贝治风火痰嗽为佳。若虚寒咳嗽，以川贝为宜。

张石顽：浙贝同苦参、当归治妊娠小便难，同青黛治人面恶疮，同连翘治项上结核，皆取其开郁散结，化痰解毒之功也。

《山西中医》（1987 年 1 期）：谈谈中草药性能的比较：川贝母甘苦微寒，滋润性强，长于治疗肺热燥咳，及肺虚劳嗽；浙贝母苦寒降泄，且有辛散之性，解郁散结力盛，治外感风热，痰热郁肺所致的咳嗽痰稠，及忧郁烦闷、瘰疬痰核、痈肿疮毒等症为之长。尚有土贝母，只有解毒消肿疗痈之功，而无止咳化痰作用，治肺病不可当贝母应用。

前　胡

苦、辛，微寒，入肺经。

降气下痰，宣散风热。但系宣散之品，性又微寒，故阴虚火嗽，寒饮咳嗽，均不宜用。

【文献记载】《本草纲目》：清肺热，化痰热，散风邪。

《本经逢原》：柴胡主升，前胡主降，有不同耳。又云：其功长于下气，故能治痰热喘嗽痞满诸疾，气下则火降，痰亦降矣。

葶苈子

辛、苦，大寒，入肺、膀胱经。

祛痰定喘，泻肺行水。如葶苈大枣泻肺汤，己椒苈黄丸即是。

【文献记载】《本草求真》：辛苦大寒，性急不减硝黄，大泻肺中水气膹急，下行膀胱，故凡积聚癥瘕，伏留热气，水肿痰壅，咳嗽经闭，便塞至极等症，无不当用此调。

《本草纲目》：通身肿满，苦葶苈炒四两，为末，枣肉和丸梧子大，每服十五丸，桑白皮汤下，日三服。

《中药学讲义》：葶苈子具有强心苷作用的特点，有显著的利尿作用。临床报道，对肺源性心脏病并发心力衰竭，除采用抗生素控制感染并作一般对症处理外，单纯使用葶苈子末，每日 3~6 克，分 3 次食后服用，经治 10 例，效果良好。

天竺黄

甘、寒，入心、肝经。

清热豁痰，凉心定惊。用于痰热惊搐，中风痰壅，小儿急惊等症。

【文献记载】《日华子本草》：治中风痰壅，卒失音不语，小儿客忤痫疾。

《本草求真》：与竹沥功用略同，皆能逐痰利窍，但此凉心祛风除热，治小儿惊痫风热，痰涌失音，较之竹沥，其性和缓而无寒滑之患也。

《外科证治全生集》：治小儿惊风，每取二钱，加雄黄、牵牛末各一钱，研匀面和为丸，粟米大，每服五丸，薄荷汤送下，治失音不语。

竹　沥

甘、大寒，入心、胃经。

清热滑痰，镇惊透络，便泄忌用。

【文献记载】《千金方》：治中风口噤，以竹沥配姜汁饮之。《兵部集方》，治咳逆短气，胸吸吸，咳出涕唾臭脓，独用淡竹沥服。《梅师方》治子烦，《千金方》治时气烦躁，均单用一味竹沥。

《名医别录》：治暴中风，风痹，胸中大热，止烦闷，消渴，劳复。

《本草衍义补》：中风失音不语，养血清痰，风痰虚痰在胸膈，使人癫狂，痰在经络四肢，及皮里膜外，非此不达不行。

朱震亨：竹沥滑痰，非助以姜汁不能行。

《经效产宝》治妊娠因夫所动，胎动困绝，及孕妇子烦，产后虚汗，《兵部手集》治小儿口噤体热，《师梅方》治产后中风，口噤身直，面青手足反张，俱用竹沥一味温饮之。

《中药学讲义》：石菖蒲五分，配竹沥一两内服，对流脑呕吐具有满意效果。

《罗氏会约医镜》：热多用竹沥，寒多用荆沥，并宜姜汁助送，则不凝滞。

竹 茹

甘、微寒，入胃经。

清热止呕，涤痰开郁。

【文献记载】《名医别录》：治呕哕温气寒热吐血崩中。

《本草经疏》：甘寒解阳明之热，则邪气退而呕哕止矣；甘寒又能凉血清热，故主吐血崩中及女劳复也。

《本经逢原》：清胃腑之热，为虚烦、烦渴、胃虚呕逆之要药。

《药品化义》：为宁神开郁佳品，主治胃热噎膈，胃虚干呕、热呃、咳逆、热痰恶心、伤酒、呕吐痰涎酸水、惊悸怔忡，心烦躁乱，睡卧不宁，此皆胆胃热痰之症，悉能奏效。

甄权：止肺痿唾血鼻衄，治五痔。

李时珍：伤寒劳复，小儿热痫，妇人胎动。

《医学衷中参西录》：味淡，性微凉，善开胃郁，降胃中上逆之气使之下行，故能治呕吐，止吐血衄血。《金匮》治妇人乳中虚烦乱呕逆，有竹皮大丸，竹皮即竹茹也。且凉而能降，又能清肺利痰，宣通三焦水道下通膀胱，为通利小便之要药，与竹叶同功，而其力尤胜于叶。又善清肠中之热，除下痢后重腹痛。为其凉而能宣，损伤瘀血肿痛者，服之可消肿愈疼，融化瘀血，醋煮漱口，可止齿龈出血。

《外台秘要》：疗虚烦不可攻方，青竹茹二升，以水四升，煮取三升，去渣，分温五服。

猴 枣

苦、咸，寒，入心、肺、肝、胆经。

即猴胆及肠管结石，豁痰镇惊，清热解毒。

用于痰热喘嗽、惊痫、小儿急惊、痈疽、瘰疬、痰核等症，常与清热化痰、安神定惊药配伍，寒痰无实热者忌用。

礞 石

甘、咸，平，入肺、肝经。

下气坠痰，镇肝止痉。用于顽痰癖结，或积痰惊痫等症。

【文献记载】《本草经疏》：治积痰惊痫，咳嗽喘急。

《本草纲目》：能消一切积聚痰结。

《本经逢原》：今人以王隐君滚痰丸通治痰怪症……不知痰因脾胃不能运化积滞而生，胶固黏稠者，诚为合剂，设因阴虚火炎，煎熬津液，液结成痰，如误投之，则阴气愈虚，阳火弥炽，痰热未除而脾胃先为之败矣。

胖大海

甘、淡，入肺、大肠经。

开肺气，清肺热，清肠通便。

用于肺气闭郁，痰热咳嗽，肺热声哑，及热结便秘之头痛目赤，轻度发热等症。如海蝉散，治肺热声哑，即本品配蝉蜕。

【文献记载】《本草纲目拾遗》：治火闭痘，服之立起，并治一切热症劳伤吐衄下血，消毒去暑，时行赤眼，风火牙痛，下食，痔疮漏管，干咳无痰，骨蒸内热，三焦火证，诸疮，皆效。

《本草正义》：善于宣肺气，并能通泄皮毛。开音治瘖，爽嗽豁痰。

《中医杂志》（1987年9期）：河南三门峡市交口乡卫生院侯平年介绍，胖大海治细菌性痢疾。胖大海15克，开水200毫升，将大海冲开，红痢加白糖15克，白痢加红糖15克，服汁并食胖大海肉。一般1~3剂可愈。

海浮石

咸、平，入肺经。

清肺化痰，软坚散结。

用于痰热咳嗽、痰稠腻及咯血等症，又用于结核瘰疬，多作丸散配入复方应用。《仁斋直指方》治砂淋小便涩痛，本品为末，生甘草汤调服。

【文献记载】《日华子本草》：煮汁饮，止渴治淋。

《本草衍义补》：清金降火，消积块，化老痰。

《本草纲目》：消瘿瘤结核，疝气，下气，消疮肿。

《医学从众录》：治小儿天哮，一切风湿燥热，咳嗽痰喘，并治大人等症。海浮石、飞化石、杏仁各四钱，薄荷二钱半，共为细末，每服二钱，百部煎汤调下。

海蛤粉

苦、咸，平，入肺、胃经。

清热化痰，软坚散结。

用于顽固性痰满喘咳，或痰火郁结，胸胁疼痛之症。如丹溪海蛤丸，治痰饮胸痛，以海蛤同瓜蒌仁研和为丸。又咸能软坚，《证治准绳》治瘿气，含化丸，用海蛤、海藻、昆布、瓦楞子、五倍子、诃子、五灵脂及猪靥等药。又如节斋化痰丸，治痰郁，用天冬、黄芩、橘红、海蛤粉、瓜蒌仁、芒硝、香附、瓜蒌、连翘、青黛。此外，又用于水气浮肿、小便不利、带下等症。外用敛疮疡。多入丸散剂。

【文献记载】《本经》：主咳逆上气，喘息烦满，胸痛寒热。

《药性本草》：治水气浮肿，利小便，治咳嗽上气，项下瘿瘤。

《日华子本草》：疗呕逆，胸胁胀急，腰痛五痔，妇人崩中。

何氏：气肿湿肿，用海蛤、海带、海藻、海螵蛸、昆布、荔枝壳等份，流水煎服，日二次。

《普济方》：陈通患水肿垂死，诸医不治，一妪令以大蒜十个捣如泥，入蛤粉丸梧子大，每食前白汤下二十九，服尽，小便下数桶而愈。

李时珍：海蛤粉者，海中诸蛤之粉，所以别江湖之蛤粉蚌粉也。今人指称但曰海粉蛤粉，寇氏所谓众蛤之灰是矣。近世独取蛤蜊粉入药，然货者亦多众蛤也。大抵海中蚌蛤蚶蛎，性味咸寒，不甚相远，功能软散，小异大同，非若江湖蚌蛤无咸水浸渍，但能清热利湿而已。今药肆中有一种状如线粉者，谓之海粉，得水则易烂，盖后人因名售物也。然出海中沙石间，故功亦能化痰软坚。

《伤寒论》：文蛤散治伤寒用冷水噀之烦热不渴者。文蛤五两为末，每服方寸匕，沸汤下（《沈存中笔谈》云，文蛤即今吴人所食花蛤也）。

《中医药文摘汇编》：治百日咳，蛤壳煅研，加入适量蜂蜜，1~3岁，每日服1钱，4~6岁，每日服2钱，7~10岁，每日服3钱，6日为1疗程，3个疗程痊愈。

《医学从众录》：青黛蛤粉丸治咳嗽吐痰鼻面发红者，一服即愈。青黛水飞干研三四钱，蛤粉三钱，二味炼蜜为丸如指头大，临卧口噙三丸。

昆 布

咸、寒，入胃、肾经。

消痰结，散瘿瘤，亦用于水肿。

【文献记载】《名医别录》：十二种水肿，瘿瘤聚结气，瘘疮。

《药性本草》：利水道去面肿，治恶疮鼠瘘。

《本草从新》：顽痰积聚。

海 藻

苦、咸，寒，入肝、胃、肾经。

消痰痞，散瘿瘤，与昆布相近。

【文献记载】《肘后方》：治项下瘰疬，独用浸酒服。丹溪用本品与黄连为末，时时舐咽，治瘿气初起。亦常用治癫疝。

《本经》：主瘿瘤结气，散颈下硬核痛，痈肿，癥瘕坚气，腹中上下雷鸣，下十二种水肿。

《中药学讲义》：海藻与昆布之主要药理作用，由于其含碘化物。碘又为甲状腺素之主要成分，可以纠正由缺碘而引起之甲状腺功能不足，同时亦可暂时降低甲状腺功能亢进之新陈代谢率，而使其症状减轻。

《新中医》（1978 年）：孙洪民"海藻甘草同用的体会"中说：两药同用加入治动脉硬化的高血压方剂中，收到迅速、持久的效果，可能是因为海藻和甘草共同发挥了软化血管、降低胆固醇的作用，使血压下降的缘故。

第三节 止咳平喘药

杏 仁

苦杏仁，苦、温、有小毒；甜杏仁，甘、平、无毒，入肺、大肠经。

杀虫治疮，止咳定喘，润肠通便。比较来说，苦杏仁宜于实证，甜杏仁宜于虚证。

【文献记载】《本草求真》：杏仁既有发散风寒之能，复有下气除喘之力，缘辛则散邪，苦则下气，润则通秘，温则宣滞行痰，杏仁气味俱备，故凡肺经感受风寒而见喘嗽咳逆，胸满便秘……无不可以调治。

李东垣：年虚人大便燥秘不可过泄者，脉浮在气，杏仁陈皮；脉沉在血，桃仁陈皮。所以俱用陈皮者，以其尹阳明病与手太阴俱为表里也。

《外科证治全生集》：咳嗽，甜杏仁一两，泡去皮尖，内有双仁者弃之，买新镭钵，新研槌，将杏仁捣烂如泥，分为三服，每服内加冰糖三钱，共入盖碗，另用泉水，煎滚冲入，盖片刻俟温，连仁末服下，早晚各一次，三服而愈。如以杏仁同煎无效。

《医学传灯》：索粉不化，宜加杏仁，狗肉亦用。

苏 子

辛、温，入肺经。

止咳平喘，下气消痰，利气宽肠。

【文献记载】《名医别录》：下气，除寒温中。

《本经逢原》：诸香皆燥，惟苏子独润……性能下气，故胸膈不利者宜之……为除喘定嗽、消痰顺气之良剂。但性主疏泄，气虚久嗽，阴虚喘逆，脾虚便滑者，皆不可用。

紫 菀

辛、苦，温，入肺经。

止咳化痰。

【文献记载】《本经》：主咳逆上气，胸中寒热结气，去蛊毒，痿躄，安五脏。

《名医别录》：疗咳唾脓血，止喘哮。

《日华子本草》：消痰。

《本草图解》：消痰定喘，止血疗咳。

《顾氏医镜》：辛温暂用之品，阴虚肺热者不宜专用，需与二冬、桑皮等共之。

《本草正义》：紫菀柔润有余，虽曰苦辛而温，非躁烈可比，专能开泄肺郁、定喘降逆，宣通窒滞。其味微辛则入气分，其色紫则入血分，故能疏肺家气血。凡风寒外束，肺气壅塞，咳呛不爽，喘促哮吼，及火气燔灼，郁为肺痈，咳唾脓血，痰臭腥秽诸症，无不治之。而寒饮盘踞，浊涎胶固，喉中如水鸡声者，尤为相宜。

《本草通元》：小便不通及尿血者，服一两立效。

《图经本草》：久嗽不瘥，紫菀、款冬花各一两，百部半两，为末，每服三钱，姜三片，乌梅一个，煎汤调下，日二服。

《张氏医通》：若右寸独数大，小便点滴而下者，此金燥不能生水，气化不及州都，生脉散去五味子，易大剂紫菀，可一服而愈。

张山雷：凡小便不利之候，多有由于气化不宣者，古人说之气癃，不调其气，但与渗利，亦必不效。惟紫菀疏泄肺气，则上窍开而下窍亦泄。石顽谓其通调水道，其用在是，非仅以其温润也。

款冬花

辛、温，入肺经。

止咳下气。《济生方》百花丸，本品与百合共研末为丸，治痰嗽带血。崔知悌疗久嗽，用款冬花蜜拌使润，置容器中加热使烟出，以管吸烟，为治咳的特殊用法。但辛温之品，易散气动热，对咳血或肺痈咳脓血者慎用。

【文献记载】《本经》：主咳逆上气，气喘，喉痹，诸惊痫，寒热邪气。

《名医别录》：主喘息。

《本经逢原》：润肺消痰，止嗽定喘……肺痿肺痈，咸宜用之。

《本经疏证》：《千金》、《外台》，凡治咳逆久咳，并用紫菀、款冬者，十方而九。然其异在《千金》、《外台》亦约略可见。盖凡唾脓血失音者，及风寒水气盛者，多不甚用款冬，但用紫菀；款冬则每同温剂补剂用者为多。

《医学从众录》：款冬冰糖汤治小儿吼嗽大人咳嗽。款冬花三钱，冰糖五钱，二味放茶壶内泡汤，当茶吃。

马兜铃

苦、微辛，寒，入肺、大肠经。茎叶根名天仙藤。

苦寒降泄，清肺降气，止咳平喘。

常用于肺热咳嗽或肺气壅逆喘咳等症。因能清泄肺与大肠的热邪，故虚寒性的喘咳及脾弱便泻者不宜用。

【文献记载】《药性本草》：主肺气上急，坐息不得，咳逆连连不止。

《开宝本草》：治肺热咳嗽，痰结喘促，血痔漏疮。

李时珍：寒能清肺热，苦能降肺气。钱乙补肺阿胶散用之，非取其补肺，乃取其清热降气也。邪去则肺安矣。其中所用阿胶糯米，则正补肺之药也。汤剂中多用亦作吐，故崔氏方用以吐蛊，其不能补肺，又可知矣。

《中药学讲义》：据临床报道，马兜铃有降压作用，用治高血压病，临床症状和自觉症状均能获得改善，甚至消失。其根青木香，毒性较马兜铃小，降压强度大，持续时间长。

《罗氏会约医镜》：肺湿肿喘，马兜铃煎服。

又：或蛊毒蛇毒，于饮食中得之，以一两煎服则吐。

《岳美中医案集》：马兜铃开豁痰结。

枇杷叶

苦、平，入肺、胃经。

化痰止咳，和胃降气。

常用于肺热咳嗽，呕哕口渴等症。寒嗽及胃寒者忌用。

【文献记载】《名医别录》：疗卒呕不止，下气。

《食疗本草》：煮汁饮主渴疾，治肺气热嗽，及肺风疮，胸面上疮。

《日华子本草》：治呕吐不止，妇人产后口干。

《本草纲目》：和胃降气，清热解暑毒，疗脚气。气药味厚，阴中之阴，治肺胃之病，大都取其下气之功耳。治胃病以姜汁涂炙，治肺病以蜜水涂炙乃良。

《医学从众录》：枇杷蜜汤，治痰火。枇杷五十叶去毛，水五十杯煎至五六杯，再重汤炖至三四杯，每用三茶匙，调冬蜜一茶匙服下。

《新中医》（1985年6期）：梁翰芬经验：余用喻氏清燥救肺汤，多用蜜炙干叶，甘露饮则用鲜叶，大抵治肝宜干叶，治胃宜鲜叶，而鲜叶用量，多在二两以上。

又：广州名医傅星垣，患湿热便秘半月，脉濡数，舌灰黄，清之则借以为援，攻之阻而不下，惟有肃肺一法，于是用鲜枇杷叶八两为主，一剂而便通。

百　部

甘、苦，微温，入肺经。

润肺止咳。新久咳嗽皆效，但伤胃滑肠，脾虚便溏者禁用。又能灭虱杀虫。现代科学研究，能减退呼吸中枢之兴奋以镇咳，兼有杀菌作用。

【文献记载】《名医别录》：主咳嗽上气。

《药性本草》：治肺热润肺。

《本草拾遗》：治疥癣，去虫蚕蛟毒。

《本草备要》：能润肺，治肺热咳嗽，杀蛔蛲蝇虱。

《医碥》：百部膏：百部根二十斤，捣取汁煎如饴，加蜜二斤，服方寸匕，日三。虽三十年久嗽可治。

李时珍：百部亦天门冬之类，故皆治肺病杀虫，但百部气温而不寒，寒嗽者宜之；天门冬性寒而不热，热嗽者宜之，此为异耳。

《中医验方汇选》汉沽市联合诊所武履谦大夫介绍：百部草膏，治慢性肺结核。百部半斤，水八斤，熬十沸后滤过，药渣亦用布包拧干，收起药汁，渣入水三斤，煎十沸，再滤再拧。两次药汁合在一起，慢火熬膏，如饴状。饭前白水送下一二匙。最好同时兼服人参养荣汤加蛤蚧一对，数剂即愈。有人曾服此膏六料，共百部三斤。

第十八章　收敛药

山茱萸

酸、涩、微温，入肝、肾经。

补益肝肾。能秘精气，治肝肾不足，腰酸眩晕，阳痿遗精，小便频数，以及女子月经不止等症。此外，有敛汗固脱之功，治大汗欲脱。命火炽盛及素有湿热，小便不利者忌用。

【文献记载】《本经》：主心下邪气寒热，温中，逐寒湿痹，去浊。

《名医别录》：强阴益精，安五脏，通九窍，止小便利。

《药性本草》：疗耳鸣，补肾气，兴阳道，坚茎，添精髓，止老人尿不节……止月水不定。

《日华子本草》：暖腰膝，助水脏。

《医学衷中参西录》：山萸肉味酸性温，大能收敛元气，振作精神，固涩滑脱。因得木气最厚，收涩之中，兼具条畅之性，故又能通利九窍，流通血脉，治肝虚自汗，肝虚胁痛腰痛，肝虚内风萌动。

《圣济总录》：核能滑精，故去之。

《医学衷中参西录》：友人毛仙阁之哲嗣印棠，年二十余，于孟冬得伤寒症，调治十余日，表里皆解。忽遍身发热，顿饭顷，汗出淋漓，热顿解，须臾又热又汗，若是两昼夜，势近垂危。仓促迎愚诊治，及至见汗出，浑身如洗，目上窜不露黑睛，左脉微细模糊，按之即无。此肝胆极虚，而元气欲脱也。盖肝胆虚，其病象为寒热往来，此症之忽热忽汗，亦即寒热往来之意。急用净萸肉二两煎服，热与汗均愈其半，遂为疏方：用净萸肉二两，生龙骨、生牡蛎各一两，生杭芍六钱，野台参四钱，炙甘草二钱，连服两剂，病若失。

又：山茱萸之性，以之止汗固脱，犹在人意中，以之治心腹肢体痛，实出人意外。然山茱萸主寒湿痹，本经原有明文，凡心腹肢体有所疼痛，皆其气血之痹而不行也。遵本经之旨以制方，而果能投之即效，读本草者，曷弗注意于《本经》哉。

《医学衷中参西录》：受业张方舆注：有王凤卜者，病寒热，医者不知其为肝虚之寒热也，以柴胡、枳实等药投之。服后约半小时，忽全身颤抖不止，怔忡烦乱，余持其脉，则手颤不能循按。问何以遽尔致此，曰服药使然。索方视之，曰：此必其肝阴素虚者也。更用柴胡枳实劫肝散气，祸不旋踵矣。忆寿师之言，乃急取生杭萸肉一两，煎汤送服朱砂细末五分而安。（按：此可见：肝与胆，虚与实，萸肉与柴胡，俱为对立面）。

赤石脂

甘、酸、涩，温，入胃、大肠经。止泻止血。

用于久泻不止兼有出血的症状，及崩漏带下。《外台秘要》治痈疮久不敛合，用以生肌收口。《太平圣惠方》赤石脂散，本品配伍侧柏叶、乌贼骨烧煅为末，治妇人漏下数年不瘥。解砒毒，赤石脂六两，百草霜一撮，共末，凉水冲服。

【文献记载】《本经》：主泄利，肠澼脓血，下血赤白。

《名医别录》：疗腹痛肠澼，下痢赤白，女子崩中漏下，难产，胞衣不出。

《本草纲目》：补心血……厚肠胃，除水湿，收脱肛。

《千金翼方》：赤石脂散，治痰饮吐水无时，其源为冷饮过度，脾胃气羸，饮食入胃变冷水，反吐不停。赤石脂三斤，上一味为散，服方寸匕，酒饮并可下，渐加三匕，尽三斤，终身不吐水，又不下利，补五脏，令人肥健。有人患饮，诸药不瘥，服此一斤即愈。（《本事方》云：此方试之神效）。按：此系收涩肠胃黏膜之功。凡肠胃病久，黏膜损伤，以致诸药不效者，取此重以镇逆，涩以固脱，以土补土，久病缓治。痰多者，并可吸痰混合而下大肠。方简药贱，值得推广。

禹余粮

甘、涩，平，入大肠、胃经。

重镇固涩，止泻止血。作用与赤石脂相似，用于久泻久痢、崩漏带下诸证。

【文献记载】《本经》：主下赤白。

《药性本草》：主崩中。

《本草纲目》：催生，固大肠……手足阳明血分药，主下焦前后诸病。

乌　梅

酸、平，入肝、脾、肺、大肠经。

敛肺涩肠，生津安蛔。

用于久咳不止及久痢滑泄。《世医得效方》一服散，本品与罂粟壳、半夏、杏仁、苏叶、甘草、生姜配伍，治久咳。又能生津治消渴，消食，擦牙开噤，蚀外伤胬肉。

【文献记载】《本经》：下气，除热烦满，安心，止肢体痛，偏枯不仁，死肌，去青黑痣，蚀恶肉。

《名医别录》：止下利，好唾口干。

《本草拾遗》：止渴……止吐逆，除冷热痢。

《日华子本草》：和建茶干姜为丸服，止休息痢大验。

《本草纲目》：敛肺涩肠，止久嗽泻痢……蛔厥吐利。

《杂病广要》引《程星海》：进士董公，壬戌释褐时，牙龈流血不止，百方罔效，予教用煮乌梅去核取肉，捣成大丸，含患处，数丸而愈。

《本草纲目》：方云起臂生一疽，脓溃百日方愈，中有恶肉突起，如蚕豆大，月余不消，因阅本草，得《刘涓子鬼遗方》，用乌梅肉烧存性研敷。试之，一日夜去其大半，再上一日而平。乃知世有奇方如此，遂留心诸方，始基于此方也。

《太平圣惠方》：治小儿头疮积年不愈，乌梅肉，烧灰研细，以生油调涂之。

《草医草药简便方汇编》：治化脓性指头炎，乌梅肉加适量的食醋研烂，或用乌梅二分，凡士林一分，制成软膏外敷，每日敷药一次。此方对脉管炎引起的指（趾）头溃疡也有效。

肉豆蔻

辛、温，入脾、胃、大肠经。

收敛固涩，温中行气。

用于脾胃虚寒，正气渐衰的久泻不止。面裹煨去油，可增加温中止泻之功。又开胃下气止痛，用于脾胃虚寒的食欲不佳，胸腹痛。

【文献记载】《开宝本草》：主温中消食，止泄，治积冷心腹胀痛，霍乱中恶。

《海药本草》：主脾胃虚，冷气，并冷热虚泄。

《日华子本草》：调中下气，开胃。

《本草纲目》：土爱暖而喜芳香，故肉豆蔻之辛温，理脾胃而治吐利。痢疾用此涩肠，为伤乳泄泻之要药。

五味子

酸、温，入肺、肾经。

敛肺滋肾，生津敛汗。

【文献记载】《本草正义》：五味子酸而性温，本是温和之温，与温燥不同。生津止渴，润肺胃而益肾阴，功用皆在阴分。孙真人谓五六月宜服五味子汤，以益肺金之气，在上则滋源，在下则补肾。《名医别录》以除热为一大纲。甄权亦谓除热气，日华子谓其除烦热，其意固在虚热一边，非本以治实火之大热证。独寇宗奭惑于《本经》性温一说，竟谓治肺虚寒，不取其除热一说，而又曰今食之多致虚热，盖用之不当，酸收太过，闭而生热，是为不善用药之咎。惟东垣又谓此为火热必用之药，治嗽以之为君，则又大有语病矣。丹溪谓黄昏嗽乃火气浮入肺中，不宜用凉药，宜五味子、五倍子敛而降之。寿颐按：此即阴火上冲激肺之嗽，宜以收摄肺肾为治，然惟脉虚舌红无痰者乃合，若舌腻有痰，亦当知所顾忌。

《本经》：益气咳逆上气，劳伤羸瘦，补不足，强阴，益男子精。

李杲：生津止渴，治泻痢，补元气不足，收耗散之气，眸子散大。

朱丹溪：久嗽不止，五味子五钱，甘草一钱半，五倍子、风化硝各二钱，为末，干噙。

《千金方》：阳事不起，新五味子一斤，为末，酒服方寸匕，日三服。忌猪鱼蒜醋，尽一剂，即得力。百日以上，可御十女。

《中国药用植物图鉴》：用治咳嗽、喘急、口渴、自汗、盗汗、遗精、久泻久痢、神经衰弱、疲劳过度、心肌无力等症。

《中药学讲义》：五味子有增加心脏血管系统张力和心脏收缩力的作用，有直接兴奋呼吸中枢的作用。对肝炎恢复期转氨酶高而久不恢复者，有明显效果。对中枢神经系统有明显的刺激与强壮作用，可作为神经衰弱、精神分裂症以及催产和提高视力的药物。

乌贼骨

咸、微温，涩，入肝、肾经。

收敛止血，止带固精。

【按语】治血崩赤白带下，亦治遗精早泄。近来与浙贝母组成的乌贝散，治胃痛吞酸有效。但伤阴助热，故阴虚多热者忌用。

【文献记载】《本经》：主女子漏下赤白，经汁血闭，阴蚀肿痛，寒热癥瘕，无子。

《名医别录》：止疮多脓汁不燥。

《日华子本草》疗血崩。

《本草纲目》：主女子血枯病，伤肝唾血下血，治疟消瘿，研末敷小儿疳疮，痘疮臭烂，丈夫阴疮，烫火伤，跌伤出血……同鸡子黄涂小儿重舌鹅口；同蒲黄末敷舌肿出血如泉；同槐花末吹鼻，止衄血；同麝香吹耳，治聤耳有脓及耳聋。

《本经经解》：气温可以燥湿，味咸可以消肿也。

《罗氏会约医镜》：口咸，知母，海螵蛸煎服。

《叶氏摘方》：小儿痰齁，多年海螵蛸末，米饮服一钱。

《经验方》：小便血淋，海螵蛸末一钱，生地黄汁调服。

《广东医学》（1964年2期）：以乌贼骨1斤焙干研末，砂糖1斤，调匀，成哮喘散。成人每次5~8钱，1日3次，儿童酌减。治疗慢性哮喘病8例，

7 例痊愈，1 例好转。

《中药通报》1955 年：治疗下肢溃疡。先将乌贼骨放火上烤至淡黄色为止，去硬壳后研成极细末，装瓶备用。在换药时先用 0.1% 高锰酸钾液或温开水将溃疡洗净擦干，再将此粉撒满创面，盖上纱布。注意切勿使创口被水浸湿。2~3 天换药 1 次，直至结痂。用本品后，一般溃面发紫，渗出液很多，然后逐渐溃面变红，渗出液减少，新生肉芽组织长成，最后结痂而愈。

《福建省人民医院等四单位内部资料》：甘草、乌贼骨粉剂治疗胃或十二指肠溃疡，效果良好。甘草、乌贼骨各等份，分别研成粉末备用。用法：甘草粉每日 3 次，每次 1 克，饭前 15 分钟口服；乌贼骨粉每日 3 次，每次 2 克，饭前 30 分钟口服。

《续名医类案》：任脉虚而带下不摄者，往往投滋补而不应，余以海螵蛸一味为粉，广鱼鳔煮烂杵丸，绿豆大，淡菜汤下，久服无不收功，真妙法也。

芡　实

甘、涩，平，入脾、肾经。

补脾止泻，固肾涩精。适用于泄泻久利，梦遗滑精，赤白带下，小便不禁。

【文献记载】《本经》：主治湿痹腰脊膝痛，补中，除暴疾，益精气，强志，令耳目聪明。

《本草纲目》：止渴益肾，治小便不禁，遗精，白浊，带下。

《本草经百种录》：鸡头实生于水中，而其实甘淡，得土之正味，乃脾肾之药也。脾恶湿而肾恶燥……淡渗甘香不伤于湿，质黏味涩，而又滑泽肥润，则不伤于燥。凡脾肾之药，往往相反，而此则相成，故尤足贵也。

《本草求真》：功与山药相似。然山药之补本有过于芡实，而芡实之涩，更有胜于山药。且山药兼补肺阴，而芡实则止于脾肾而不及于肺。

莲　子

甘、涩，平，入脾、肾、心经。

养心益肾，补脾固肠。

用于心肾不交，下焦虚损不能固密之遗精白浊、崩漏带下，及久痢虚泄。《丹溪心法》治久痢噤口，《本草纲目》附方治脾泄肠滑，均用莲肉炒研为末，陈仓米煎汤调下。

【文献记载】《本经》：主补中养神益气力，除百疾。

《日华子本草》：安心止痢，治腰痛及泄精。

《本草纲目》：交心肾，厚肠胃，固精气，强筋骨，补虚损……止脾泻久痢，赤白浊，女人带下崩中诸血病。

附：莲须

甘、平，入心、肾经。

清心固肾、涩精止血，用于肾虚崩带、滑精、遗精、尿频、遗尿等症。

李时珍：清心通肾固精，乌须发，悦颜色，益血，止血崩吐衄，其功大抵与莲子同也。

《大明本草》：石莲子，止热去渴，安心止痢，止腰痛及泄精。

李时珍：石莲子，交心肾，厚肠胃，固精气，强筋骨，补虚损，利耳目，除寒湿，止脾泄久痢，赤白浊，女人带下崩中，诸血病。

《普济方》：白浊遗精，莲肉、白茯苓等份为末，白汤调服。

《丹溪心法》：久痢噤口，石莲肉炒为末，每服二钱，陈仓米调下，便觉思食，甚妙。加入香连丸尤妙。

《中国药用植物图鉴》：石莲子系成熟的莲子堕入淤泥，经久坚黑如石，故名。为热毒噤口痢的要药。市上另有一种苦石莲，较石莲子小，黑色，系豆科植物，不可代用。

附：莲子心

苦、寒，入心经。

《温病条辨》：莲心苦甘咸，倒生根，由心走肾，能使心火下通于肾；又迴环上升，能使肾水上潮于心。

《本草纲目》：血渴、产后渴，生研末，米饮服二钱，立愈。

《是斋百一选方》：劳心吐血，莲子心七个，糯米二十一粒，为末酒服。

《医林集要》：小便遗精，莲子心一撮为末，入朱砂一分，每服一钱，白汤下，日二服。

《医学从众录》：有梦而遗精者，于补肾摄精方加莲子心一钱，酸枣仁二钱，所以治其妄梦也，多效。

《中国药用植物图鉴》：莲子心能治高血压、清热。

桑螵蛸

甘、咸，平，入肝、肾经。

补肾助阳，固精缩尿。

用于肾阳不足之遗尿、小便频数、遗精早泄。尤常用于小儿遗尿。《外台秘要》，本品同龙骨为末，盐汤服，治遗精白浊。

【文献记载】《本经》：主伤中、疝瘕、阴痿、益精生子，女子血闭腰痛，通五淋，利小便水道。

《名医别录》：疗男子虚损，五脏气微，梦寐失精遗尿。

《药性本草》：炮熟空心食之，止小便利……男子身衰精自出，及虚而小便利者，加而用之。

《江苏药材志》：炒用（炒透）才能发挥固涩作用，生用易致泄泻。

《外台秘要》：遗精白浊，盗汗虚劳，桑螵蛸、炙白龙骨等份为末，每服二钱，空心盐汤下。

《太平圣惠方》：小便不通，桑螵蛸炙黄三十枚，黄芩二两，水煎二分服。

《千金翼方》：妇人遗尿，桑螵蛸酒炒为末，姜汤服二钱。按：产书用本方治妇人转胞，小便不通，产乳书用本方治妊娠遗尿。

《罗氏会约医镜》：桑树生者良。如他树生者，以桑皮佐之。桑皮能行水达肾经。

《本经逢原》：桑螵蛸，肝肾命门药也，功专收涩，故男子虚损，肾虚阳痿，梦中失精，遗尿白浊方多用之。《本经》又言通五淋，利水道，盖取其泄下焦虚滞也。

覆盆子

甘、酸，微温，入肝、肾经。

滋养肝肾，兼具收涩，故能涩精缩尿。

适用于小便频多遗尿，遗精早泄，精亏阳痿等症。丹溪五子衍宗丸用之，治精亏阳痿（惯遗精者，以莲子易车前子更效）。

【文献记载】《本草衍义》：益肾脏，缩小便。

《本草图解》：起阳治痿，固精摄尿，强肾无燥热之偏，固精无凝涩之害。

《药性本草》：男子肾精虚竭，阴痿能令坚长，女子食之有子。

《本草备要》：益肾脏而固精，补肝虚而明日，起阳痿，缩小便。

金樱子

酸、平，入肾、膀胱、大肠经。

涩精固肠。

【文献记载】《蜀本草》：主治脾泻下痢，止小便利，涩精气。

《本草求真》：涩可止脱，甘可补中，酸可收阴，故能善理梦遗崩带遗尿。

《本经逢原》：阴虚多火之人误服，每致溺涩茎痛，不可不慎。

《中药学讲义》：据报道，用金樱子治疗子宫脱垂 203 例，有效率为 76%。

五倍子

酸、咸，寒，入肺、肾、大肠经。

敛肺降火，涩肠止泻，敛汗止血。

【按语】用于肺虚久咳，消渴盗汗，久泻久痢，便血脱肛，滑精遗尿等症。《世医得效方》治消渴，《集灵方》治盗汗，《本草纲目》治滑痢，均单用本品取效。楼全善五倍子与茯苓为丸服，治遗精滑精，张景岳玉关丸，五倍子、诃子、枯矾五味子，治久泻便血。久咳可与五味子、罂粟壳等敛肺药同用。研末外敷，或煎汤熏洗，可用于疮癣肿毒、皮肤湿烂、肛脱不收、子宫下垂等症。有收湿解毒消肿敛疮之功。本品即盐肤木叶上的燥虫瘿。

【文献记载】《本草纲目》：其味酸咸，能敛肺止血，化痰止渴收汗；其气寒，能散热毒疮肿；其性收，能除泄痢湿烂。

《医碥》：五倍涩精，敏于龙骨、牡蛎。

朱震亨：五倍子属金与水，嚼之善收顽痰，解热毒，佐他药尤良。黄昏咳嗽，乃火气浮入肺中，不宜用凉药，宜五倍五味敛而降之。

《集灵方》：自汗盗汗，五倍子研末，津调填脐中，敷定，一夜即止也（《杨起简方》治小儿夜啼，亦用此方。）

《普济方》：聤耳出脓，五倍子末吹之。

《事林广记》：中河豚毒，五倍子、白矾末等份，以水调下。

《太平惠民和剂局方》：玉锁丹，治肾经虚损，心气不足，思虑太过，真阳不固，凝有余沥，小便白浊如膏，梦中频遗，骨节拘痛，面黧肌瘦，盗汗虚烦，食减乏力，此性温不热，极有神效。用五倍子一斤、白茯苓四两、龙骨二两，为末，水糊丸，梧子大，每服七十丸，食前盐汤送下，日三服。

附：百药煎

酸、咸，微甘。

李时珍：百药煎功与五倍子不异，但经酿过，其体轻虚，其性浮收，且味带余甘，治上焦心肺咳嗽痰饮热渴诸病，含嚼尤为相宜。

《濒湖医案》：定嗽化痰，百药煎片黄芩、橘红、甘草各等份，共为细末蒸饼丸，绿豆大，时时干咽数丸佳。

《经验方》：乳结硬痛，百药煎末，每服三钱，酒一盏，煎数沸，服之。

《圣济总录》：下痢脱肛；百药煎一块，陈白梅三个，木瓜一握，以水一盏，煎半盏，日二服。又治风热牙痛，百药煎泡汤嚼嗽。

《医学衷中参西录》：秘真丸，治诸淋症已愈，因淋久气化不固遗精白浊者，五倍子一两，去净虫粪，粉甘草八钱，共轧细末，每服一钱，竹叶煎汤下，日再服。

《医学从众录》：文蛤津脐膏，治遗精。文蛤研细末，用女儿津贴脐内，立止。亦治盗汗。

《资生经》：王执中忽有遗沥之患，阅方书有用五倍子末酒调服者，服之愈。

《续名医类案》：巢氏云，小儿滞颐者，涎流出而渍及于颐间也，一法百药煎含咽，其涎自不出，亦截法也。

《吉人集验方》：口舌生疮用五倍子研末掺之，吐出涎水，便可饮食，极效。

罂粟壳

酸、涩，平，入肺、大肠、肾经。

敛肺涩肠，固肾止痛。

治久咳久泻久痢滑精，一切筋骨心腹诸痛。《宣明方》以醋炒罂粟壳配乌梅，名百劳丸，治久咳虚咳。蜜炙能减缓作用，醋炙能加强疗效。

【文献记载】《本草求真》：功专敛肺，涩肠固肾，凡久泻久痢脱肛，久嗽气乏，并心腹筋骨诸痛者最宜。

《经验方》：水泄不止，罂粟壳一枚，去蒂膜，乌梅肉、大枣肉各十枚，水一盏，煎七分，温服。

《易简方》云：粟壳治痢如神，但性紧涩，多令呕逆，故人畏而不敢服，若用醋制，加以乌梅，则用得法矣。或同四君子药，尤不致闭胃妨食，而获奇功也。

银 杏

甘、苦，平，有小毒，入肺经。

甘苦收涩，敛肺祛浊。故治喘嗽有痰，湿浊带下。

【文献记载】《本草纲目》：熟食温肺益气，定喘嗽，缩小便，止白浊；生食降痰，消毒杀虫；嚼浆涂鼻面手足，去皱及疥癣疳䘌阴虱。其气薄味厚，性涩而收，色白属金，故能入肺经，益肺气，定喘嗽，缩小便。生捣能浣油腻，则其去痰浊之功，可类推矣。

《本经逢原》：生嚼止白浊，降痰，消毒，杀虫。

《张氏医通》：曾见白浊人，服凉药不效，一味生白果即愈者，以其专祛湿浊污垢故也。

《外科证治全生集》：治白浊。牛舌头草，即野甜菜，又名秃菜根，近水池处最多，取根煎汤当茶饮，或以汤煮粥食，至愈乃止。或用生白果三枚捣烂，滚豆腐浆冲服。

《串雅》：截尿。举子廷试用之。临期用银杏五十枚，清晨煎汤饮之，便可终日不溺。

《种福堂方》：治白浊。用头生鸡子一个，开一小孔，入生白果肉二枚，饭上蒸熟，每日吃一个，连吃四五次即愈。

《中药学讲义》：据有关资料，白果中毒可出现头痛、发热、抽搐、烦躁不安、呕吐、呼吸困难等表现。可急用生甘草二两煎服，或用白果壳一两煎服。

《疑难急症简方》：白浊，生白果十枚，日服取效。

浮小麦

甘、咸，凉，入心经。

止虚汗，退劳热。

【按语】小麦皮性凉，面性热，浮小麦皮多面少，且有以皮入皮之义，故能敛汗。

【文献记载】《卫生宝鉴》：浮小麦文武火炒为末，米饮送服，或煎汤代茶饮，治虚汗盗汗。

《证治准绳》：浮麦散，浮小麦炒香，水煎服，治胃虚自汗。

《本草备要》：止虚汗盗汗，劳热骨蒸。

《本经逢原》：轻虚象肺，能敛盗汗，取其散皮腠之热也。

明　矾

酸、寒，入脾经。

收敛燥湿，止血止泻，祛痰解毒。

【按语】内服多生用，外用多煅成枯矾。用于久泄不止，便血崩漏带下，痈肿疮毒。李迅痈疽方，黄矾丸，即明矾配黄蜡，温酒调服，治痈疽肿毒。《仁斋直指方》治牛皮癣疮，石榴根蘸明矾末搽之，有止痒之效。《圣济总录》治聤耳浊汁，枯矾黄丹为末，吹患处。《邓笔峰杂典方》，化痰丸，治风痰痫病，生白矾与细茶为末，蜜丸服，久服痰自大便中出。此外，稀涎千缗汤、白金丸皆用之。每用二分至一钱，外用适量。

纸被矾则不濡染，其燥湿之功可见。

【文献记载】《本草纲目》：矾石之用有四：吐利风热之痰涎，取其酸苦涌泄也；治诸血痛脱肛阴挺疮疡，取其酸涩而收也；治痰饮泄利崩带风眼，取其收而燥湿也；治喉痹阴蚀中蛊、蛇虫伤螫，取其解毒也。

《鲟溪单方选》：中砒霜毒，明矾大黄研末，新汲水调灌。

《张杲医说》：蝎螫，矾石一两，醋半升煎之，投矾末于醋中，浸螫处。

《中医杂志》（1962年5期）：治疗睾丸鞘膜水肿。在无菌操作下，以注射器抽尽鞘膜内之液体，针头不动，取下针筒，另接上装满明矾液的针筒，徐徐注入适量药液。经治5例，均一次即愈。明矾液，即明矾10克，溶于1%奴夫卡因液100毫升中，过滤消毒备用。

《中医药文摘汇编》：治狂躁性精神病，明矾煎剂。明矾、冰糖各120克，水600毫升，混合浓煎得200毫升，每100~200毫升空腹顿服。治疗3例均出现不同程度之呕吐反应，呕吐在服药后1个半小时内出现，2例呕吐后出现1~3次水样腹泻，短时吐泻即止，呈困倦状态而入睡。吐出物为黏稠液体，含有少量食物。

《山东医刊》：治习惯性便秘，明矾磨成花生米大小的长形栓块，放肛门内，每晚睡前一次，连用7天为1疗程，治愈率76%。

《神效名方》：治急心痛。醋一盏，加生白矾一小块，如皂子大，同煎至七分，温服立愈。

《经验秘方》：治心疼痛。白矾一钱，为细末，用热末茶半盏调服。

《寿世保元》：治癣疮效方，用马蜂窝一个，仰放炭火上，用枯矾末渐渐填满下面，火炙令焦，为末，醋调涂癣上，即愈。

《医媵》：《秋灯丛话》载，莱郡刘某，遇僧授海上方多效，其解砒毒，尤为甚验。戚某屡求不与之。乃置酒延刘。食毕扃其户，谓曰，尔已中砒毒矣，速语我方，为尔疗。刘不信，倾觉腹中溃动，曰，何恶作剧如是！可疾取白矾三钱来。戚如言取之，调水饮之，立解。因恶其吝也，榜其方于通衢。

《罗氏会约医镜》：绞肠痧，用生明矾末，一半凉水，一半开水，调服二钱，立愈。

又：便血不论新久，用白矾七八分，大人一钱五分，研细末，调入鸡子内，煎熟，切作细块，空心白汤吞下。

又：蜡矾丸，治一切痈疽，托里止痛，护脏腑，勿使毒气内攻，老少皆宜。黄蜡一两，溶开，离火，入生白矾末一两为丸，用温水进三服，各四五十九，至三四两之上，其效自见。或止用白矾，为丸以葱汤送三钱。三五服后，再服仙方活命饮二剂，诸恶毒自愈，若服金石毒药发疽者尤效。

《广笔记》：治缠喉风，明矾三钱，巴豆去壳七粒，溶矾入巴豆，烧至矾枯，去巴豆研细，吹入喉中，流出热涎即开。

刺猬皮

苦、平，入大肠、胃经。

味苦降泄，炒炭又有收敛之功，故有行瘀止血止痛之效，治痔有专长。内服，亦可外用，但以内服为主。

【文献记载】《疡医大全》：猬皮丸，治痔漏，本品配槐角子、当归，研末蜜丸服。《肘后方》治肠痔有虫，本品烧末，生油调涂。《外台秘要》治五痔下血，本品与熏黄熟艾烧烟熏之。此外，亦治肝胃气痛，取其行瘀止痛。

《本草衍义》：治五痔下血，本品配穿山甲、肉豆蔻，为散服。

《本经》：主五痔阴蚀，下血赤白，五色血汁不止，阴肿，痛引腰脊。

《名医别录》：疗腹痛疝积。

《药性本草》：治肠风泻血，痔痛有头，多年不瘥，炙末饮服方寸匕。烧灰吹鼻止衄血。

《本经逢原》：主五痔阴蚀，取其锐利破血也；酒煮治阴肿痛引腰背，取筋脉能收纵也。

《中医杂志》（1962年）：刺猬皮散治疗7例遗精病均获痊愈。刺猬皮一具，用两块瓦合复，外用泥封，火灼，研成细末，分3份，每日睡前服1份，热黄酒送下，连服3天为1剂。1例1剂即愈，1例2剂愈。

《杨氏家藏方》：肠风下血，白刺猬皮一枚，铫内焙焦，去皮留刺，木贼半两，炒黑为末，每服二钱，热酒调下。

《寿域方》：五色痢疾，猬皮烧灰，酒服二钱。

《本草纲目》：衍义云，五痔下血，刺猬皮合穿山甲等份，烧存性，入肉豆蔻一半，空腹热米饮服一钱妙。又《外台秘要》用刺猬皮三指大，熏黄如枣大，熟艾一钱，挖地作坑，调和取便熏之，取口中有烟气为佳。火气稍尽，即停三日，将息更熏之，三度永瘥，勿犯风冷羹腥，将养，切忌鸡鱼诸生冷，二十日后补之。

《医林改错》：治遗精梦遗，不梦而遗，虚实皆效。刺猬皮一个，瓦上焙干，为末，黄酒调蜜服。实在效，真难吃。

《圣济总录》：治小儿阴癫日夜疼痛方：刺猬皮一个，烧存性，研细，临卧热酒调下一钱匕。

内蒙古《中草药新医疗法资料汇编》：治前列腺炎、肾结石，刺猬皮2个，焙干研末，分40包，早晚用米汤各送服1包。服药过程中可有尿道刺痛感，勿顾虑。

茄根（枯茎叶治同）

《开宝本草》：冻疮皲裂，煮汤渍之良。

李时珍：散血消肿，治血淋，下血，血痢，阴挺，齿匿，口蕈。

《经验良方》：血淋疼痛，茄叶熏干为末，每服二钱，温酒或盐汤下，隔年者，尤佳。肠风下血，用米饮下。

《简便方》：久痢不止，茄根烧灰，石榴皮等份为末，以砂糖水服之。

《乾坤生意》：女阴挺出，茄根烧存性，为末，油调在纸上，卷筒安入内，一日一上。

《中国药用植物图鉴》：茄根为收敛止血药，有利尿止血的功效。外用洗冻疮。

《本草衍义补遗》：茄子老裂者，烧灰治乳裂。

《串雅》：治脱疽。此症发于脚趾，渐上至膝，色黑，痛不可忍，逐节脱落而死。用秋月冷露茄子裂开者，阴干，烧存性，研末，水调，涂之即愈（原注云：庚生按，此方极神验）。

第十九章　驱虫药

使君子

甘、温，入脾、胃经。

【按语】杀虫消疳。尤专驱蛔，微有泻性，每用一钱五分至三钱。可单用研末空腹时服。大量服用能引起呃逆、眩晕、呕吐等反应。不可与茶同服，服之亦能引起呃逆。《全幼心鉴》治小儿蛔痛，单用使君子仁嚼服。《儒门事亲》治脾疳，本品配芦荟，增强泻下排虫之力。

【文献记载】《开宝本草》：治小儿五疳，小便白浊，杀虫，疗泻痢。

《本草纲目》：健脾胃，除虚热，治小儿百病疮癣。

《医镜》：忌饮热水，犯之即泻。

《新中医》（1985 年 7 期）："治疗肝吸虫病"，使君子壳肉一同煎服，当用量超过 30 克／日时，仍可引起膈肌痉挛，临床上出现呃逆（停药后可自行消失）。当剂量减少至 25 克／日以下时，便没有此不良反应出现。

《名医绝招》：吴佩衡介绍，服使君子仁致呃逆，使君子壳煎汤可解。

苦楝皮

苦、寒，有毒，入肝、脾、胃经。

【按语】杀蛔虫效力比使君子强大而可靠，鲜者佳，性寒有毒，不宜持续服用。《斗门方》，苦楝皮作散，每次米饮服二钱，治小儿蛔虫。《简便方》，本品制成膏剂，每次温酒服一匙，治小儿蛔虫。《经验方》，本品与芜荑研末，水煎服，治小儿蛔虫。《集简方》，本品同鸡卵煮熟，空心食之，治小儿蛔虫。

【文献记载】《名医别录》：疗蛔虫，利大肠。

《本草纲目》：治小儿蛔虫，用楝木皮削去苍皮，水煮汁，量儿大小服之。

《日华子本草》：治游风热毒，风疹恶疮疥癣，小儿壮热，并煎汤浸洗。

《中药学讲义》：据报道，苦楝皮对蛔虫有麻痹致死作用，效力慢而持久，对钩虫亦有驱除作用。鲜皮远较干皮为好。与茵陈配合，亦可治胆管蛔虫。煎剂及栓剂，用治滴虫性阴道炎有显著疗效。一般中毒反应有面红、头晕、头痛、恶心、呕吐、腹痛、腹泻、冷汗、嗜睡、胸闷、药疹、四肢麻木等。严重反应可有抽搐、心律紊乱，甚而致死。对活动性肺结核、心脏病、贫血及体弱者，应慎用或禁用。

鹤 虱

苦、辛，平，有小毒，入肝经。

用于多种肠寄生虫病。入丸散，不宜作煎剂。最近证实能杀绦虫。

【文献记载】《新修本草》：主治蛔虫蛲虫，为散，以肥曜汁服方寸匕，亦人丸散用。

《开宝本草》：虫心痛，以淡醋和半匕服。

《名医类案续编·齿门》：牙痛：钱季诚方，用鹤虱一枚，撮置齿中；高监方，以鹤虱煎米醋漱口，或用防风鹤虱煎水噙漱，及研末塞痛处，皆有效。

芜 荑

辛、苦，温，入肝、脾、胃经。

消疳杀虫。用于蛔虫及疳泻等症。

【文献记载】《千金方》：治脾胃有虫，食即作痛，单用本品和面炒黄色，为末，米饮送服。《本事方》，杀诸虫，生芜荑、生槟榔为末，蒸饼丸服。《杜任方》，治小儿虫痛，胃寒虫上诸证，危恶与痫相似者，白芜荑与干漆（烧存性）配伍。

《本经》：主五内邪气，散皮肤骨节中淫淫温行毒，去三虫，化食。

《名医别录》：逐寸白。

《海药本草》：杀虫止痛，治妇人子宫风虚，孩子疳泻冷痢，得诃子、豆蔻良。

《日华子本草》：治肠风痔漏，恶疮疥癣。

《全幼心鉴》：婴孩风后失音不能言，肥儿丸。芜荑、炒神曲、炒麦芽、炒黄连各一钱为末，猪胆汁打糊丸，黍米大，每服十丸，木通汤下。黄连能祛心窍恶血。

槟　榔

辛、苦，温，入胃、大肠经。

【按语】能杀多种肠寄生虫，而以杀寸白虫的功效最好。在杀虫后，并能以泻下作用驱除虫体。此外，又能利气消痰水。用于食积气滞，腹胀便难及疟痢等证。古方多用以治脚气疼痛，如《梅师方》、《广利方》，均有单用本品治脚气疼痛的记载。《千金方》单用本品为末服，除寸白虫。气虚下陷衰弱患者不宜用。

【文献记载】《名医别录》：消谷逐水，除痰癖，杀三虫伏尸寸白。

《新修本草》：治腹胀，生捣末服，利水谷道。

《本草纲目》：治泻痢后重，心腹诸痛，大小便气秘，痰气喘急，疗诸症，御瘴疠。

《千金方》：呕吐痰水，白槟榔一颗，煨热，橘皮二钱半，炙为末，水一盏，煎半盏，温服。

《中药学讲义》：槟榔切片放置1月后作煎剂驱虫，疗效减低。肝脏有实际病变，肝功能减退时，服用槟榔应当慎重。

雷　丸

苦、寒，有小毒，入胃、大肠经。

善除寸白虫，亦能驱蛔，近年又有用于钩虫者。一次量1~2钱，日服二三次，最好连服三五天，宜丸散。经验方，下寸白虫，单用雷丸水浸去皮，切为末，五更初食炙肉少许，以稀粥饮服一钱。

【文献记载】《本经》：主杀三虫，逐毒气，胃中热。

《名医别录》：结积蛊毒，白虫寸白自出不止，久服令人阴痿。

《本草备要》：功专消积杀虫。

《农村医生手册》：对各种绦虫都有效，而且无毒性。用法为雷丸粉20克，加冷开水少许调服，1日3次，连服3日。本药遇热失效，故不宜用煎剂。用药期间，无特殊饮食规定，也不必服泻药。

贯　众

苦、微寒，有毒，入肝、脾经。

苦寒清湿热，味苦性寒，治热性出血。

【按语】可用于湿热疮毒及瘟疫壮热疿腮肿痛等症。对于蛲虫、寸白虫有疗效，多同其他杀虫药配成复方，近年用贯众为主药配成贯众汤，可治钩虫病。《千金方》贯众研末，油调涂治漆疮作痒。《太平圣惠方》疗头疮，白秃，贯众烧末，油调涂，或以贯众、白芷研末，油调涂。瘟疫流行，民间常用之同石菖蒲、苍术、雄黄浸入水缸中，以免传染。如《集简方》，治女人血崩，贯众半两，酒煎服之。《妇人大全良方》，治产后亡血过多，心腹痛者，用贯众好酒醋蘸湿，慢火炙香熟，候冷为末，每服二钱，空腹时米饮送下。虚寒证及孕妇不宜用。

【文献记载】《本草正义》：贯众苦寒沉降之质，故主邪热而能止血，并治血痢下血，甚有捷效，皆苦以燥湿，寒以泄热之功也。然气中浓厚，故能解时邪热结之毒。《名医别录》除头风，专指风热言之，凡大头瘟疫，肿连耳目，用泄散而不遽应者，但加入贯众一味，即邪势透泄而热解神清矣。

《玉海藏方》：痘疮不快，用快斑散，贯众、赤芍各一钱，升麻、甘草各五分，入淡竹叶三片，水一盏半，煎七分，温服。

《普济方》：鼻衄不止，贯众根末，水服一钱；诸般下血，肠风酒痢，血痔，鼠痔下血，黑狗脊（贯众），黄者不用，须内肉赤色者，去毛剉焙为末，每服二钱，空心米饮下；或醋糊丸梧子大，每米饮下三四十九；或烧存性出火毒，为末，入麝香少许，米饮服二钱。

《太平圣惠方》：年深咳嗽，出脓血，贯众、苏木等份，每服三钱，水一盏，生姜三片，煎服，日二服。

李时珍：能解毒软坚，王海藏治夏月痘出不快，快斑散用之，云贯众有毒，而能解腹中邪热之毒，病因内感而发之于外者多效，非古法之分经也。

《积德堂方》：解轻粉毒，齿缝出血臭肿，贯众、黄连各半两，煎水，入冰片少许，时时漱之。

《集简方》：血痢不止，贯众五钱，煎酒服。

《中医杂志》（1961 年 8 期）：贯众、五灵脂各 3 钱，炒黑研末，开水冲服，治疗崩漏症 8 例，多在 5 天内止血，效果良好。作者认为该方适用于崩漏瘀血色紫有块，小腹胀痛，脉沉有瘀血者。如气虚血崩，亦可与归脾汤同用。孕妇胎漏禁用。

《中医杂志》（1981 年 8 期）：贯众饮治急性睾丸炎。贯众 60 克，去毛洗净，加水 700 毫升，煎至 500 毫升，每日早晚各服 250 毫升，或分次当茶饮。治疗 45 例，13~45 岁等，3 天内治愈者 23 例，4 天内治愈者 18 例，5 天内治愈者 4 例。

《中医杂志》（1992 年 1 期）："贯仲治乳糜尿有效"。对湿热下注、脾肾双亏、过度劳累等引起者，均可分为血性或非血性两种。对湿热下注型的血性乳糜尿可单独应用，但须生熟两种同用；生者、醋炒者各 30 克，每日 1 剂，水煎 2 次，口服。连服 5 日为 1 疗程，多在两剂后好转，1~2 个疗程乳糜尿消失。过劳、大病之后伤及脾肾的血性乳糜尿，可用前方加山药 20 克、熟地黄 12 克、芡实 15 克、金樱子 12 克。非血性患者，可酌加黄芪 30 克、鹿角霜 15 克、蛇床子 15 克。

石榴根皮

酸、涩、温，有毒，入肝、胃、大肠经。

杀寸白及蛔虫，单用即效。亦用于久泻久痢，取其收涩之效。今人亦用石榴根果皮止利。一次量半钱至三钱。

【文献记载】《名医别录》：疗蛔虫寸白。

《本草纲目》：止泻痢带下，功与皮同。

《中药学讲义》：石榴根皮煎剂治疗绦虫病，有满意疗效。但因对胃黏膜有刺激作用，如有胃炎时，不宜服用。

附：酸石榴

《医学衷中参西录》：酸为石榴之正味，故入药必用酸者。其性微凉，能敛抑肝火，保合肺气，为治气虚不摄、肺劳喘嗽之要药。又为治肝虚风动、相火浮越之要药。若连皮捣烂煮汤饮之，又善治大便滑泻、小便不禁、久痢不止、女子崩带，以其皮中之液最涩，故有种种诸效也。

榧 子

甘、涩，平，入肺、胃、大肠经。

杀虫，缓泻去积。

【文献记载】《外台秘要》：榧子百枚，胃弱者五十枚，去皮，火煨后嚼服，经宿虫下。

《名医别录》：常食治五痔，去三虫。

《本草经集注》：疗寸白虫。

《本草衍义》：多食滑肠，五痔人宜之。

《本草图解》：消谷进食，杀虫化积，止嗽助阳，疗痔止浊。

《生生编》：治咳嗽白浊，助阳道。

大 蒜

辛、温，入脾、胃经。

解毒杀虫。

【按语】《外台秘要》治疮疡；《兵部手集方》治毒疮肿，号叫，卧眠不得，人不能别者，取独头蒜两颗，捣烂，麻油和，厚敷疮上，干即易之。又可切片贴疮上作灸。《秘录方》用蒜切片揩擦小儿白秃，连擦数日，有效。内服治痢疾泻下。

《普济方》与黄丹配合治冷痢。《千金方》单用本品捣贴两足心，治泄泻暴痢，下痢噤口，及小儿泻痢。对于食蟹中毒者，干蒜煮汁饮之。与菌蕈煮食，防中毒。近年研究成果：①制成乳剂，外涂溃疡；②生食，并用50％大蒜浸液作存留灌肠，治阿米巴痢疾及杆菌痢疾；③用大蒜液，气管滴注，治肺结核；又可用于钩虫病。

【文献记载】《名医别录》：散痈肿䘌疮，除风邪，杀毒气。

《新修本草》：下气消谷化肉。

《随息居饮食谱》：生者辛热，熟者甘温，除寒湿，辟阴邪，下气暖中，消谷化肉，破恶血，攻冷积，治暴泻腹痛，通关格便秘，辟秽解毒，消痈杀虫，外灸痈疽，行水止衄。

《医学从众录》：治中暑。大蒜一把，同新黄土研烂，以新汲水和之，滤去渣，灌入即活。

《张氏医通》：凡小便不通，用独蒜涂脐法：以独头蒜一枚，栀子三枚，盐少许，捣烂，摊纸贴脐，良久即通；未通，涂阴囊上立效。

《罗氏会约医镜》：治气实于中而表里俱胀者，用大蒜，以滚水煮微热，留性，少蘸盐醋以佐食，大能消胀，亦佳法也。

又：气虚水肿，用大蒜煮半熟，入蛤粉捣为丸，食前白汤下二十丸，小便下数桶而愈，随服补脾药。

《中西医结合杂志》（1990年4期）：阮有民等报道：川椒大蒜泥治疗顽癣45例，均获痊愈。药物配制：川椒（去籽）25克，紫皮大蒜100克，先将川椒研粉，再与大蒜捣成药泥，装瓶备用，用时，先用温水浸泡、洗净、搽干患处，再以棉签敷上药泥，用棉球反复揉搓，使药物渗入皮肤，每天1~2次，10天为1疗程。皮损基本痊愈后，用羊蹄50克，加水煎成1000毫升洗搽患处，每周2~3次，坚持2~3个月，巩固疗效。体癣、头癣、足癣、甲癣、手癣均有效。

南瓜子

甘、温。

杀虫。近代实验研究显示，对绦虫、血吸虫有疗效，且无毒性。可单用生用，连壳研细，净水调服；或加蜜糖调服。亦可配合其他驱虫泻下药煎服。

第二十章 其他

硫 黄

酸、温，有毒，入肾、心色经。

外用散痈杀虫，内服补火助阳。

内服一日量 0.5~2 钱。入丸散。《外科正宗》真君妙贴散，本品合荞麦面、白面，清水拌成薄片，阴干研末，分别用于顽硬恶疮，漫肿不作脓，或皮破血流湿烂，以及天泡、酒刺等症。《急救良方》硫黄一味为末，用鸡子清熬，香油调擦，治疥疮有虫。内服用于脏寒引起的冷秘，如《局方》半硫丸，治老人冷秘虚秘。《普济方》，硫黄一两为末，溶黄蜡拌丸服，治五脏虚冷，腹痛虚极之证。此外，又用于命门火衰所致的腰膝冷弱，阴痿；及肾气不纳所致喘逆和虚寒腹痛等症，可配桂附等温肾药同用。

【文献记载】《本经》：主妇人阴蚀、疽痔、恶血、坚筋骨，除头秃。

《药性本草》：生用治疥癣及疗寒热咳逆；炼服主虚损泄精。

《本草图解》：秉纯阳之精，益命门之火，热而不燥，能润肠结。

《外科证治全生集》：合掌散，治遍身癞疥疮毒，并治阴囊痒，绣球风。硫黄一两，铁屑一钱，红砒六分，共研极细如面，以葱汁调和，涂入大碗内，勿使厚，以碗复于瓦上，取艾置碗下，熏药。熏干，敲碗声，与空盏无异为度。将药刮下，再研极细，临用，以右手中指罗门，拈满香油，在包内拈药，涂入左手心中，两手合掌数摩，止有药气，不见药形，以两手掌擦疮，每日早晚二次，三日扫光，再擦三四日，永不复发。

《云南医学杂志》（1965 年 3 期）：治遗尿症。生硫黄末两半，鲜葱根七个。先将药捣烂，合硫末拌匀，于晚睡前将脐部常规消毒，然后把药敷于脐部，外以崩带轻轻包扎，防止夜间脱掉，明晨取下，次日晚可继用一次。作者用本方治疗 15 例，10 岁左右者 12 例，成人 3 例，均经敷药 1~9 次后痊愈。后经随访，未再复发。

《种福堂方》：治痛风历节，四肢疼痛，用醋磨硫黄敷之。

《续名医类案·肿胀门》：肿胀如鼓，喘不能卧，生吞硫黄，每服三分，以腐皮裹咽，日数服，不三日，其胀如失。

雄 黄

辛、温，有毒，入肝、胃经。

解毒杀虫。

《千金方》治疗疮恶肿，刺四边及中心，以雄黄末敷之。《积德堂方》本品配蟾酥为末，葱蜜捣丸如小米大，以针刺破疮顶插入。《医宗金鉴》雄黄、白矾研末，名二味拔毒散，治风湿诸疮红肿痛痒，及疥癣等疾。内服驱虫，如钱乙安虫丸、沈氏尊生牵牛丸内均用之。沈氏尊生丸雄黄同五灵脂为末，酒调服二钱，并以药末涂患处，治蛇咬伤。内服一次量 0.5~1 分，不能持续服用。阴血亏虚者不宜用。

【文献记载】《本经》：主寒热鼠瘘恶疮，疽痔死肌，杀百虫毒。

《名医别录》：疗疥虫蟨疮，目痛，鼻中息肉。

《本草纲目》：治疟疾寒热，伏暑泄利，饮酒成癖，惊痫，头风眩晕。

《鲟溪单方选》：雄黄毒，防己煎汤饮。

《外科证治全生集》：天蛇头，患生指上，形似蛇头，红肿者，取白萝卜一段，挖孔，入雄黄三分，蒸半熟，套指。或取乌梅仁嚼烂涂指。

《外科证治全生集》：名腰黄，透明者佳。水飞治恶疮死肌，消痈毒，化腹中瘀血。

《中医验方汇选》：治缠腰丹，明雄黄一钱五分，生龙骨一钱五分，蜈蚣一条炙，共研细，香油调涂，一日二次，四日可愈。（按：即蛇串疮。）

《千金翼方》：治丈夫阴肿如斗，核中暴痛欲死者，雄黄末，矾石研各一两，甘草一尺，水一斗，煮二升，洗之如神。

《女科临证集要》：经来房事相撞：雄黄飞净 9 克，好酒冲服，一次即愈。

《傅青主男科》：黄水疮，雄黄防风煎汤，洗之即愈。

砒 石

辛、酸、大热，大毒，入肺经。

外用蚀疮祛腐，内服祛痰止喘。

【文献记载】《灵苑方》：治瘰疬，本品研末，合浓墨汁做丸，梧桐子大，铫内炒干，每用针破，将药半丸，贴之自落，蚀尽为度。

《验方》：金枣散，用红砒，大枣去核，煅灰研末，外敷治走马牙疳。

《验方》：枯痔散，红砒、枯矾、朱砂、乌梅肉，共研末敷痔疮突出。

《卫生宝鉴》：一剪金方，本品同醋煮硫黄、绿豆等份为末做丸，如豆大，空腹服，疗疟疾。

《本事方》：紫金丹，本品配淡豆豉，治痰饮遇寒即发，喘哮气急，不能平卧之症。

《开宝本草》：疗诸疟，风痰在胸膈，可作吐药，不可久服，伤人。

《本草纲目》：除齁喘积痢，烂肉，蚀瘀腐瘰疬，蚀痈疽败肉，枯痔杀虫。

《本草图解》：炼成霜，其毒尤烈，人服至七八分即死。得酒倾刻杀人，虽绿豆冷水亦难解矣。入丸药中劫齁喘痰疟，诚有立地奇功，需冷水吞之，不可饮食，静卧一日，即不作吐，少物引发即吐也。惟宜生用，不可经火。

《医碥》：肛门阴肿肾茎痒甚，抓破，好了又痒，人言（砒石）熬醋洗，立愈。

《外科证治全生集》：鹅掌风，手足掌指皮上，硬而痒燥烈者是。用红油于有风之处，日以火烘油，搽二三次，至愈乃止。红油方，红砒一钱，敲细如糈，以麻油一两，煎至砒枯烟绝为度，去砒留油。凡有风之处，每日以烘油搽二三次乃愈。按：近时有用花椒枝煮水浸洗，洗后用猪胰子一枚同砒石共捣烂，不断在掌中搓滚者，效果亦好。

《外科证治全生集》：治冷哮。江西白豆豉一两，白砒一钱，皆为末。用饭三钱研烂，入末为丸，如莱菔子大，每取七粒，白汤送下。童子服可除根，有年者经寒即发，服后定不哮。

又：赤霜散，治走马牙疳，延烂穿腮，不堪危险者。红枣一枚去核，入如黄豆大红砒一粒，丝线扎好，放瓦上炙，烟尽为度，取以闷熄，冷透研细，加入冰片一分再研，吹之速效。久烂之孔，生肌亦速。

《中医验方汇选》：治牙龈溃烂出血及一切牙疳。白砒一块，约三钱重，用细铁丝缠住，手持一端置火内烧红，淬人一杯茶水内，如此煅淬，至茶水变灰黑色为度。先以清水漱口，然后将药水含口中稍漱随即吐出，连漱三口即可。每日一二次（儿童不可用，恐咽下）。

水　银

辛、寒，有毒。

攻毒杀虫。

【按语】古时曾内服以镇逆降痰，止呕潜阳，又可下胎，今人罕作内服，多用于外科。《千金方》单用水银搽白癜风痒。《外台秘要》水银胡粉同用，治虫癣瘙痒。《肘后方》前方加黄连，敷一切恶疮。又，外科解毒提脓之要药三仙丹，即水银、火硝、白矾升炼而成。外用剂中，一般浓度不宜超过50％。孕妇忌用。头疮不可用，以免吸收中毒。

【文献记载】《本经》：主疗漏痂疡、白秃、杀皮肤中风，堕胎。

《日华子本草》：安神镇心，治恶疮涡疥，杀虫，催生，下死胎。

《本草纲目》：镇坠痰逆，呕吐反胃。

轻　粉

辛、寒、燥烈，有毒。

外用杀虫攻毒，内服逐水通便。

【按语】《外科正宗》：轻粉青黛珍珠，为末外掺，治下疳腐烂作痛。《岭南卫生方》，轻粉大风子肉等份为末，治杨梅疮癣。近世用轻粉、石膏为末，分量1:10，空腹服，祛梅毒。舟车丸中用之，治水肿便闭。本品内服有强烈毒性反应，服时宜作丸，或装于胶囊中，服后要漱口，以防口腔糜烂。一次量5~6厘，不可过量，不可持续服用，以防中毒，孕妇忌用。

【文献记载】《本草拾遗》：通大肠，转小儿疳并瘰疬，杀疮疥癣虫，及鼻上酒渣，风疮瘙痒。

《本草纲目》：治痰涎积滞，水肿鼓胀，毒疮。

《本草图解》：其气燥烈，其性走窜，善劫痰涎，消积滞，故水肿风痰湿热杨梅疮毒服之，则涎从齿龈而出，郁邪渐开而愈。若服之过剂，及用之失宜，则毒气被逼，窜入经络筋骨，莫之能出，变为筋挛骨痛，发为痈肿痔漏，经年累月，遂成废疾，因而夭亡，用者慎之。

铅　丹

辛、微寒，入心、脾、肝经。

外用拔毒生肌，内服坠痰截疟。本品系铅与硝、硫黄制成。能与植物油化合为制膏药的基础剂。《仁存堂方》本品与青蒿同研，为末服，治疟。《刘涓子鬼遗方》单用本品治疟。内服一次量不超过五分，以防中毒。外用适量。

【文献记载】《本经》：主吐逆胃反，惊痫癫疾。

《药性本草》：煎膏用，止痛生肌。

《本草衍义》：治疟及久积。

《本草纲目》：坠痰杀虫。

《日华子本草》：镇心安神，止吐血及嗽，敷疮长肉，及烫火疮。

《松峰说疫》：丹蒿散，治温疟不止。黄丹五钱炒，青蒿童便浸晒干二两为末，每剂服二钱。寒多酒服，热多茶服。

《种福堂方》：治孕妇下痢。鸡蛋一枚，破一孔，如指大，以银簪脚搅匀，加入黄丹三钱五分，用纸封口，放在饭锅上蒸熟食之。

《中医药信息》（1990 年 2 期）：铅丹有毒，故只宜小量而暂用之，若需久服者，后世多以生铁落或磁石代之，既稳妥，疗效亦佳。现代内服一次量为 0.5~1 克。可用煎剂，亦可入丸散。

樟　脑

辛、热，有毒，入心经。

外用除湿杀虫，温散止痛，内服辛香走窜，开窍辟秽。

治疥癣痒疮，及跌仆损伤，瘀滞肿痛。可作散酒。有似冰片的芳香开窍、辟秽化浊作用，适用于热病中恶卒倒、神识昏迷等症，可与麝香同用。内服 1~5 分，外用适量，孕妇忌服。

【文献记载】《本草纲目》：通关窍，利滞气，治中恶邪气，霍乱心腹痛，寒温脚气，疥癣风瘙，龋齿，杀虫辟蠹。

硼　砂

甘、咸、凉，入肺、胃经。

外用解毒防腐，内服清热消痰。

【文献记载】《疡医大全》：四宝丹，冰片、甘草、硼砂、雄黄，蜜水调涂，治鹅口疮。

《外科正宗》：冰硼散，冰片、硼砂、玄明粉、甘草共研末，治咽喉口齿诸病。内服每次五分至一钱，外用适量。

《日华子本草》：消痰止嗽，破癥结喉痹。

《本草纲目》：上焦痰热，生津液，去口气，消障翳，除噎膈反胃，积块瘀肉，阴溃骨鲠，恶疮及口齿诸病。味甘微寒而气凉，色白而质重，故能去胸膈上焦之热。《素问》云，热淫于内，治以咸寒，以甘缓之是也。其性能柔五金而去垢腻，故治噎膈积聚，骨鲠结核。恶露阴溃用之者，取其柔物也；治痰热眼目障翳用之者，取其去垢也。

《外科证治全生集》：闪颈促腰，用硼砂研粉，以骨镈蘸津蘸粉点两目，泪出稍松，连点三次，立时痊愈。

《医学衷中参西录》：明目蓬硝水，治眼疾暴发，红肿疼痛。或皆多胬肉，或渐生云翳，及因有火而眼即发干昏花者。硼砂五钱，芒硝三钱（硝中若不明亮，用水化开，澄去其中泥土），右药和凉水多半盅，研至融化，用点眼上，一日约点三十次。若陈目病一日点十余次。冬月须将药盏置热水中，候温点之。

《鲟溪单方选》：中砒霜毒，硼砂一两，研末，鸡子清七枚调灌。

《中药学讲义》：据报道，内服硼砂一钱，每日三次，治癫痫有效。

《罗氏会约医镜》：衄血不止，以硼砂一钱，水服，立止。

炉甘石

甘、平，入胃经。

有防腐解毒、退翳吸湿作用。外用于目赤烂及生翳膜，或目赤多泪，及疮疡脓水淋漓，或久不收口。

【文献记载】《杂病治例》：本品童便淬制，与牡蛎共为末塞患部，治漏疮久不收口。邵真人治下疳阴疮，醋淬炉甘石，合儿茶为末，麻油调敷。

《本草纲目》：止血消肿毒，生肌，明目祛翳，退赤，收湿除烂，同龙脑点治目中一切诸病。

《中药学讲义》：据报道，醋煅炉甘石五钱，火硝八分，冰片一分，研极细和匀点眼，对翼状胬肉有较好的疗效。

斑　蝥

辛、寒，有毒。

对皮肤有强烈刺激作用，能引起皮肤发红，继则起水泡。又能腐蚀恶肉死肌，故用于疮疽瘰疬。内服破血。《外台秘要》，本品炒酥研末，调蜜敷疮。《沈氏遵生方》：同玄明粉内服，治癥瘕如孕。《广利方》：斑蝥去翅足，微炙，每日蜜水吞服一枚，治瘰疬。因有剧毒，近世内服者少。孕妇忌服。

【文献记载】《本经》：主寒热鬼疰、蛊毒、鼠瘘疮疽，蚀死肌，破石癃。

《名医别录》：血积，伤人肌，治疥癣，堕胎。

《本草纲目》：治疝瘕，解疔毒，制犬毒、沙虱毒、轻粉毒。专主走下窍，直至精尿之处，蚀下败物，痛不可当。

《莳溪单方选》：服斑蝥腹痛呕吐，灌鸡子清。

《厦门医药》1966年2期：斑蝥膏治疗风湿痹症75例，痊愈14例，显著进步21例，好转29例，无效11例。治寒湿顽固性头痛21例，痊愈8例，显著进步5例，好转7例，无效1例。用斑蝥1只，去足翅头，研细，加入适量凡士林（凡士林75%，斑蝥25%），调匀成膏。取适量斑蝥膏，摊于消毒纱布，敷贴于最明显的痛点上，用胶布固定，但不要太紧，以免限制水泡的发展。约8~12小时后，可出现小水泡，去纱布，用消毒针穿破，挤出水液，再用普通消炎膏（常用红霉素软膏）贴之，以防感染。三五天后疮面愈合，形成瘢痕，瘢痕越明显，疗效越好。

《罗氏会约医镜》：斑蝥内服下败物，痛甚，以木通导之。黄连、黑豆、葱、茶，能解其毒。

《续名医类案》：瘰疬，鸡子七个，每个入斑蝥一枚，饭上蒸熟，每日空心食一枚。

猪胆汁

《寿世保元》：小便不通，用猪胆汁投热酒中，服之立通。

《寿世保元》：男子酒渣鼻，雄猪胆每日早以好酒调服一个，不过半月，如旧。

《寿世保元》：治鱼口疮方，用猪胆一枚，投热酒一碗，温服，即内消。

《寿世保元》：外消肿毒方：猪苦胆三个，生姜半斤取自然汁，好醋一盏，右三味，合和一处，以好京墨磨浓，涂抹肿处，立消。

《中草药方剂选编》：治肝硬化腹水。鲜苦猪胆一个，豆腐浆（用卤点后滤出的浆水）一大碗，温后徐徐饮之。如无鲜胆，可用干者放温水中泡开。其他病引起的腹水亦有效。

《圣济总录》：消渴无度。雄猪胆五个，天花粉一两，同煎成丸芡子大，每含化二丸，咽下，日二服。

蟾　酥

甘、辛、温，有毒，入胃经。

攻毒散肿，又能通窍止痛。

用于痈疽，外涂内服均可。治心衰神迷。亦常用于避疫方中，对于中恶吐泻腹痛昏迷不醒者亦用之。如验方蟾酥丸，蟾酥、茅术雄黄、丁香、牙皂、麝香、朱砂为丸，治霍乱吐泻。内服每次 1~2 厘，孕妇忌用。外用注意不可入目。

【文献记载】《药性本草》：端午日取眉脂，以朱砂、麝香为丸，如麻子大，治小孩子疳瘦，空心服一丸，如脑疳，奶汁调，滴鼻中，甚妙。

《本草衍义》：治齿缝出血及牙痛，以纸纴少许，按之立止。

《本草纲目》：疗发背疔疮，一切恶肿。

《本草纲目》：破伤风病，用蟾二两半，切剁如泥，入花椒一两，同酒炒熟，再入酒二盏半，温热服之，少顷，通身汗出，神效。

大风子

祛风燥湿，攻毒杀虫。

常用于风癣疥癞、杨梅疮毒等。阴虚血热者忌服。《卫生方》，大风子煅末存性，加轻粉为末，麻油调涂，治大风疠疾及杨梅疮毒。《普济方》，大风子油配苦参末，酒糊为丸服，治大风诸癞。

【文献记载】《本草纲目》：治风癣疥癞，杨梅诸疮，攻毒杀虫。

《中医验方汇选·外科第一集》：治酒渣鼻，水银五分，胡桃肉三钱，大风子十个去壳，共捣如泥，青布包好，用线扎住，时时搽患处。又方：大风子八钱去壳，胡桃肉二钱，水银五分，樟脑五分，猪板油二钱，先捣前二味如泥，再入水银捣匀，最后加入樟脑、猪板油，捣成软膏，每日一次搽患处，治愈率80%以上。

《罗氏会约医镜》：湿热阴痒，外用杏仁（用红灰煨），大风子各二钱捣化，少加麻油数滴，纳入阴中，二三次即愈。

儿　茶

苦、涩、平，入肺经。

清热收湿，敛疮止血，定痛。

【文献记载】《本草纲目》：清膈上热，化痰生津，涂金疮一切诸疮，生肌定痛，止血收湿。

《本草求真》：味苦微涩，性凉无毒，功专清膈上热，化痰生津，收湿凉血，生肌。凡一切口疮喉痹，时行瘟瘴，烦躁口渴，并一切吐血衄血便血尿血血痢，及妇人崩淋，经血不止，阴疳痔肿者，服之立能见效。

《寿世保元》：小儿小便不通者，膀胱火盛也，儿茶末一钱，萹蓄煎汤送下。

无名异

《山东中医杂志》（1986年1期）："中药疗效谈"一文指出，无名异研细粉，醋调糊状，敷患处，治疗甲沟炎，不用拔甲，有排脓、止痛、消肿、收口之效……主要成分二氧化锰，属强氧化剂，能杀菌消毒。用醋调后即用，氧化作用强，其效显著，若调后隔一段时间再用，其氧化作用消失，其效即无。

血 竭

甘、咸、平，入心包、肝经。

行瘀止痛，敛疮生肌。

能行瘀滞而缓疼痛，故用于金疮或折跌瘀血凝滞作痛。程钟龄七厘散方中用之，治跌打损伤，遍身疼痛。《医宗金鉴》生肌散中用之，治疮口不合。内服一次 3~8 分。

【文献记载】《新修本草》：疗心腹卒痛，金疮出血，破积血，止痛，生肌，祛五脏邪气。

《海药本草》：伤折打损，一切疼痛，血气搅刺，内伤血聚，并宜酒服。

《日华子本草》：敷一切恶疮疥癣久不合。

《本草求真》：血竭味甘，虽能和血收口、止痛生肌，然味咸则消，却能引脓。性专入肝经血分破瘀，故凡跌仆损伤，气血搅刺，内伤血聚，并宜同酒调服。

刘河间：血竭除血痛，为和血之圣药。乳香、没药虽主血病而间入气分，此则专于血分者也。

《济急仙方》：臁疮不合，血竭末敷之，以干为度。

《种福堂方》：治干血痨奇验方，此症过三年者不治。白鸽子一双，去毛肝肠，入血竭，一年一两，二年二两，三年三两，以线缝住，用无灰酒煮数沸，令病人食之，瘀血即行。如心中慌乱者，食白煮肉一块即止。

番木鳖

苦、寒，大毒，入肝、脾经。

通经络，消结肿，止疼痛。

内服一次量 1.5~3 分，不可持续服用。若服过量，可出现肢体颤动，甚至麻痹，不省人事。中毒轻，尚在初期，可用香油一盏，和白砂糖灌之。如见颤动中毒较重者，急用肉桂二钱，煎汤服之，有缓解之效。

【文献记载】《本草纲目》：伤寒热病，咽喉痹痛，消瘰块，并含之咽汁，或磨水噙咽。

《本经逢原》：治热病喉痹作痛，和山豆根、青木香，磨汁咽之。

《集简方》：病欲去胎，苦实巴豆儿研膏，纳入牝户三四寸。

木槿皮

甘、平，入大肠、小肠经。

清热杀虫治癣。

用根皮。《经效方》，醋调涂钱癣。《简便方》，以槿皮浸液，磨雄黄，治癣疮有虫。无湿热者忌用。

【文献记载】《本草拾遗》：止肠风泻血，痢后热渴。

《本草纲目》：治赤白带下，肿痛疥癣。

《本草经疏》：木槿皮味苦气寒，清热滑利之药，苦寒能除诸热，滑利能导积滞，令人用治癣疮，多取川中所产者。

《本草纲目拾遗》：杀虫，为治癣良药。

羊蹄

苦、寒。

清热解毒，杀虫治癣。

根入药。《外台秘要》：羊蹄根，猪脂和盐少许，捣涂疥癣有虫。《千金方》与《集简方》均以羊蹄根汁分别与矾石、轻粉同用涂搽，治疥癣。

【文献记载】《本经》：主头疮疥瘙痒，除热，女子阴蚀。

《名医别录》：浸淫疽痔，杀虫。

《日华子本草》：治癣，杀一切虫，醋磨贴肿毒。

《图经本草》：新采者磨醋涂癣效，亦作丸服。

《中药学讲义》：据报道，羊蹄治疗血小板减少症有显效。

露蜂房

甘、平，有毒，入肝、胃经。

攻毒杀虫。

痈疽溃后忌用。嚼、搽或漱，治齿痛。《普济方》，本品配乳香、细辛煎水含漱，或与全蝎同研擦牙。《太平圣惠方》，治头上癣疮，蜂房研末，猪脂调涂。《梅师方》，本品煎汁，溶甚消于内，涂搽治瘾疹瘙痒。

【文献记载】《名医别录》：合乱发蛇皮烧灰，以酒服二方寸匕，治恶疽附骨痛。

《日华子本草》：露蜂房煎水漱牙，治风虫牙痛。又可洗乳痈恶疮。

《本草纲目》露蜂房，阳明药也。外科齿科及他病用之者，亦皆取其以毒攻毒，兼杀虫之功耳。

《济众方》：乳痈汁不出，内结成肿名妬乳，用蜂房烧灰，研，每付二钱，水一小盏，煎六分，去渣温服。

《子母秘录》：脐风湿肿久不瘥者，蜂房烧末敷之效。又，小儿下痢赤白，蜂房烧末，饮服五分。又，不拘大人小儿二便不通，蜂房烧末，酒服二三钱，日二服。

《外科证治全生集》：露天有蜂子在内者佳，炙研能拔毒，疗久溃，止痛。同头发蛇蜕烧灰，日以酒送钱许，治脏腑历节恶疽疔毒。以炙存性酒拌服，治失禁遗尿。煎汤洗毒孔，无蜂者不效。

《中药学讲义》：内服 1~2 钱，毒性甚强，能致急性肾炎。

《妇科临证集要》：崩中漏下五色：蜂窝焙枯，研末，1.5 克，温酒下，甚效。

《金匮诠解》：有温阳强壮之力，对顽痹之关节肿僵硬痛，甚则变形者，乃必用之药。

据滋云，治湿疹方中加露蜂房有效，有用五钱或一两，亦甚平妥。（此当是煎服之故）。

绿萼梅花

微酸、涩。

清头目，利肺气。

祛痰壅滞上热。安神定魄，解先天痘毒，为防痘、稀痘及解痘毒之圣药。

【文献记载】《本草纲目拾遗》：治瘰疬，鸡蛋开一孔，入绿萼梅花将开者七朵，封口，饭上蒸熟，去梅花，食蛋，每日一枚，七日痊愈。

《赤水玄珠》：唇上生疮，白梅瓣贴之，神效。如开裂出血者即止。

九香虫

咸、温。

【文献记载】李时珍：膈脘滞气，脾肾亏损，壮元阳。《摄生方》乌龙丸，治上证，久服益人。其方九香虫一两半生焙，车前子微炒、陈皮各四钱，白术焙五钱，杜仲酥炙八钱，右为末，炼蜜丸梧桐子大，每服一钱五分，以盐白汤或盐酒服。早晚各一服。此方妙在此虫。

《中医杂志》（1963 年 7~8 期）：主要适应证有三：①为肝胃气痛而痛有定处，如锥如刺，呈阵发性者，其部位局限于两胁及脘部；②为慢性肝炎之肝郁气滞或肝郁血瘀型而胁痛不已者；③为背部痹痛剧烈难受，而仅限于背部如着痹，他处不痛者，或虽走窜，但仍限于背部者。服本品后约5 分钟，即先胃部有气攻冲如奔豚状，旋乃发生肠鸣，但不嗳气或矢气，约 1 小时后，痛渐缓而趋停止。因本品性温，又有补脾肾壮元阳之功，故凡肝胆火盛、阴虚舌红者，均须慎用，或佐补心养阴柔肝之品始妥。一般煎剂用一钱至二钱，丸散剂用一至三分即可。

鸡　子

甘、平。

【文献记载】孟诜：小儿发热，以白蜜一合，和三颗搅服，立瘥。

李时珍：卵白象天，其气清，其性微寒，卵黄象地，其气浑，其性温，卵则兼黄白而用之，其性平。精不足者补之以气，故卵白能清气，治伏热目赤咽痛诸疾；形不足者，补之以味，故卵黄补血，治下痢胎产诸疾。卵则兼理气血，故治上列诸疾也。

《集成方》：治年深哮喘，用鸡子略敲损，浸尿缸中三四日，煮食，能去风痰。

《肘后备急方》：心气作痛，鸡子一枚打破，醋二合调服。又治身面肿满，鸡子黄白相和，涂肿处，干再上。

鸡子白

甘、微寒。

【按语】 鸡子白的作用，可以凉润二字赅之。

【文献记载】《名医别录》：目热赤痛，除心下伏热，止烦满咳逆。

李时珍：和赤小豆末涂一切热毒红肿腮痛神效。

寇宗奭：产后血晕，身痉直，口目向上牵急，不知人，取鸡子一枚，去壳分清，以荆芥末二钱调服即安，甚敏捷。乌鸡子尤善。

《鳝溪单方选》：服斑蝥腹痛呕吐，灌鸡子清。

《中医验方选》：烫火伤无论轻重，鸡子一个用清，与白酒五钱和匀，敷患处，每日三四次，伤面大者，可按比例增加。

《本草纲目》云：生肌迅速，永除瘢痕。

《存存斋医话》：痰火年久不愈，鸡蛋豆腐浆冲服，久则自效。一幼童喉风证，时止时发，后有人教服鸡蛋，顶上针一孔，每日生吞一枚，不及十枚愈不复发。

《交流方》：解马钱子中毒，鸡子十个，去黄用白饮之。

鸡子黄

甘、温。

【按语】 鸡子黄的作用全在补阴除热。外用则取其润泽杀虫。《集验方》用鸡子黄油和腻粉搅匀，搽烫火伤上，能永除瘢痕。唐瑶《经验方》用以搽杖伤已破。此外，《普济方》治小儿痢疾，用鸡子黄乳汁搅服。

【文献记载】《日华子本草》：炒取油，和粉敷头疮。

李时珍：卒干呕者，生吞数枚良。小便不通者，亦生吞之，数次效。补阴血，鲜热毒，治下痢，甚验。

李时珍：鸡子黄气味俱厚，阴中之阴，故能补形，昔人谓其与阿胶同功，正此意也。其治呕逆诸疮，则取其除热引虫而已。

苏颂：鸡子黄入药最多，而发煎方特奇。刘禹锡传信方云，乱发鸡子膏，治孩子热疮。用鸡子五枚煮热，去白取黄，乱发如鸡子大相和，于铁铫中炭火熬之。初甚干，少顷即发焦，乃有液出，旋取置碗中，以液尽为度，取涂疮上，即以苦参末粉之。顷在武陵生子，蓐内便有热疮；涂诸药无益而日益剧，蔓延半身，昼夜号啼，不乳不睡。因阅本草发髲条云：合鸡子黄煎之，消为水，疗小儿惊热下痢。注云，俗中妪母为小儿作鸡子煎，用发杂熬之，良久得汁，与小儿服去痰热，主有病。又鸡子条云，疗火疮，因是用之。果如神效也。

《事林广记》：小儿头疮，煮熟鸡子黄，炒令油出，以麻油腻粉搽之。（按：外科亦用此油加冰片二分研细滴耳，治耳内流脓水。）

《汤液本草》：和常山末为丸，竹叶汤服，治久疟不瘥。合须发煎消为水，疗小儿惊热下痢。

《张氏医通》：血淋，生鸡子黄每日清晨沸汤调服二枚，其血自清。

芭蕉根

【文献记载】《汤液本草》：主痈肿，捣汁涂之良。

《百一方》：治发背，根汁涂之。

《冷庐医话》：芭蕉根治疗走黄甚效。震泽钮某患疗，食猪肉走黄，肿甚，其妻向余室人求方，令取芭蕉根捣汁一宫碗灌之。即肿消而痊。不独可治疗，凡热毒甚者，亦能疗之。唐妪患热疖，至秋未已，自头至足，连生不断，令饮一茶盅，热毒渐消而愈。

蛴螬

微寒、咸。

【文献记载】《续传信方》：治喉痹，取虫汁点在喉中，下即喉开也。

曲阜县医院介绍：治破伤风，用针管吸取蛴螬脑部白汁，每个取出两滴，开水冲服。曾配合其他中药治疗四例破伤风，均有良好效果。其中只有一人服后有呕吐反应。从一条开始，大人可服七八条。

《寿世保元》：治小儿脐风，用蛴螬一条，将尾发两根剪断，自然出水，滴入脐内，少顷即愈。

《寿世保元》：治破伤风，初觉有风，急取热粪堆内蛴螬虫二三个，用手捏住，待虫口中吐出水，抹破处，身穿稍厚衣裳，待少时，疮口觉麻，两胁微汗出，立效。如风紧急，速取此虫三五个，剪去尾，肚内黄水自出，涂疮口，再滴些少热酒饮之，汗出立愈。

白丁香

【文献记载】《外科精义》：白丁香为细末，每付二钱，治妇人吹乳，初觉身热头痛寒热，及胸乳肿硬，是其候也。热酒调服，能下其乳汁，通其血脉，肿硬立消。甚者不过三服。白丁香用直者。

清风藤

【文献记载】李时珍：治风湿流注，历节鹤膝，麻痹瘙痒，损伤疮肿，入药酒中用。

《普济方》：风湿痹痛，清风藤三两，防己一两，咬咀，入酒一瓶煮饮。

《集简方》：青风藤膏治一切诸风。青藤出太平获港上者，二三月采之，不拘多少，入釜内微火熬七日夜，成膏收入瓷器内。用时先备梳三五把，量人虚实，以酒服一茶匙毕，将病人身上拍一掌，其后遍身发痒不可当，急以梳梳之，要痒止即饮冷水一口便解，风病皆愈也。避风数日良。

卷 柏

辛、平。

【文献记载】《大明本草》：生用破血，炙用止血。

《仁存方》：大肠下血，卷柏、侧柏、棕榈等份烧存性为末，每服三钱，酒下。亦可饭丸服。

苏颂：脏毒下血，地柏与黄芪等份，烧存性为末，米饮每服二钱。蜀人甚神此方。（时珍曰：地柏亦卷柏之生于地上者。）

《内科学讲义》：卷柏五钱至一两，水煎服，对慢性心力衰竭患者有效。

白药子

辛、温。

【文献记载】甄权：消肿毒喉痹，消痰止嗽，治渴并吐血。

马志：刀斧折伤，干末敷之，能止血痛。

李时珍：散血降火，消痰解毒。

《续名医类案》：妊娠伤寒保胎，白药子为细末，鸡子清调摊棉纸上，如碗大，自脐贴至脐下胎生存处，干即以湿水润之，临产者，慎勿忘此。

黄药子

苦、平。

消肿解毒，凉血止血、止咳平喘。

【文献记载】《开宝本草》：诸恶肿疮瘘，喉痹，蛇犬咬毒，研水服之，亦含亦涂。

李时珍：凉血降火，消瘿解毒。

《斗门方》：项下瘿气，黄药子一斤，洗剉，酒一斗浸之，每日早晚常服一盏，切忌一切毒物及戒怒。仍以线逐日度之，乃知其效也。

《太平圣惠方》：吐血不止，黄药子一两，水煎服。

《集简方》：天泡水疮，黄药子末搽之。

《中药学讲义》：黄药子治甲状腺肿有一定的疗效。近年亦有配制酒剂，用于肿瘤有疗效。但据临床初步观察报道，本品长期服用能伤害肝脏。对此应做进一步观察研究。疮痈肿毒、咽喉肿痛、毒蛇咬伤、咳血吐血、崩漏出血、咳嗽气喘等俱可单用、煎服或入复方用。

《山东中医杂志》（1985 年 2 期）："中医信息"栏：黄药子含有呋喃去甲基二萜类、薯蓣毒皂苷、薯蓣皂苷等成分，多服或久服对肝脏不利，通常日服 30 克，连服 7 天以上即易引起肝脏损害。

蓖麻子

甘、辛，平，有小毒。

多外用，内服不可轻率。

口目歪斜，蓖麻仁捣膏，左贴右，右贴左即正。

【文献记载】《德生堂方》：风气头痛，用蓖麻油纸剪花，贴太阳穴。

《圣济总录》：治鼻窒不通，蓖麻子仁三七粒，大枣一枚捣匀，绵裹塞之，一日一易，三十日闻香臭也。急喉痹塞，牙关紧急不通者，以蓖麻子仁研烂，纸卷作筒，烧烟熏吸即通。或只取油作燃尤妙。

《集简方》：催生下胎，不拘生胎死胎，蓖麻子二个，巴豆二个，麝香一分，研贴脐中并足心。又下生胎，一月一粒，温酒吞下。

《卫生易简方》：治齁喘咳嗽，蓖麻子去壳炒，拣香甜者食之，需多服见效，终身不可食炒豆。

急性子

微苦，温，有小毒。

【文献记载】《摘玄方》：治噎食不下，凤仙花子酒浸三宿，晒干为末，酒丸绿豆大。每服八粒，温酒下，不可多用。

《集简方》：用凤仙子二钱研末水服，勿近牙，治难产催生，外以蓖麻子随年数，捣涂足心。

《摘玄方》：取牙齿，用金凤花子研末，入砒少许，点痛牙根，取之。

木鳖子

甘，温。

【文献记载】《大明本草》：醋磨，消肿毒。

《太平圣惠方》：耳卒热肿，木鳖子仁一两，赤小豆、大黄各半两，为末，每以少许，生油调涂之。

《普济方》：风牙肿痛，木鳖子仁磨醋搽之。

《济急方》：酒疸脾黄，木鳖子醋磨服一二盏，见利效。

《张氏医通》：治肛门肿痛，木鳖子肉四五枚，研极细，沸汤泡洗，另用少许涂患处。

《罗氏会约医镜》：痔痛，用木鳖仁雌雄各五个，研做七丸，碗覆湿处，勿令干。每夜一丸，开贴痔上，自消。（此方亦载于《本草纲目》。）

《山东中医杂志》（1985年1期）：宁阳第一人民医院王福兴报道：木鳖子15克，研细备用。另煎升麻、乌梅、枳壳各30克，水洗患处，洗后擦干，再用上述药液将木鳖子末调成糊状，涂于患处，送入复位。再令患者躺半小时即可。治脱肛44例，有效率达90.9%，对青少年治愈率高。

马鞭草

苦、微寒，无毒。

【文献记载】《大明本草》：治妇人血气肚胀，月候不匀，通月经。

朱震亨：治金疮，行血活血。

李时珍：捣涂痈肿，及蠼螋尿疮，男子阴肿。

《集验方》：男子阴肿大如升，核痛，人所不能治者，马鞭草捣涂之。

《千金方》：疟痰寒热，马鞭草捣汁五合，酒二合，分二服。

《卫生易简方》：鼓胀烦渴，身干黑瘦，马鞭草剉曝干，勿见火，以酒或水同煮至味出，去渣温服。

《太平圣惠方》：妇人经闭，结成瘕块，肋胀大欲死者，马鞭草根苗五斤，剉细，水五斗，煎至一斗，去渣，熬成膏，或服半匙，热酒化下，日二服。

《中医杂志》（1980年3期）：芮仲三用马鞭草治疗因感染、创伤或药物刺激所致牙周膜炎和智齿冠周炎共110例，疗效显著。方用马鞭草30克，水煎服。每日1剂，早晚各1次，3日为1疗程，可续服二三疗程。同时可用朵贝尔液漱口，或2%碘甘油外涂。剧痛时可加用止痛片。

《怪疾奇方·淋浊梅毒门》：血淋，马鞭草根，不拘多少煎汤，入砂糖少许服之。

鼠麴草（佛耳草）

甘、平。

治寒嗽及痰，除肺中寒，大升肺气（李杲），少用款冬花为使，过食损目。

【文献记载】《日华子本草》：调中益气，止浊除痰，压时气，去热嗽。

朱震亨：治寒痰嗽宜佛耳草，治热痰嗽，宜用灯笼草。

李时珍：东垣云治寒嗽，言其标也，日华云治热嗽，言其本也。大抵寒嗽多是火郁于内而寒复于外也。

《陈氏经验方》：三奇散，治一切咳嗽，不问新久，昼夜无时，用佛耳草五十文，款冬花二百文，熟地黄二两焙研末，每用二钱，于炉中烧之，以筒吸烟咽下，有涎吐去。予家一获久病此，医治不效，偶在沅州得一婢，用此法两服而愈也。

李杲：补中益气汤加减法。咳嗽，如春月天温，只加佛耳草、款冬花各五分。

《中国药用植物图鉴》：能止咳化痰，治气喘及支气管炎等症。民间以酒泡服，冶筋骨痛。又名追骨风、清明菜。

甜瓜子仁

甘、寒，无毒。

【文献记载】《名医别录》：腹内结聚，破溃脓血，最为肠胃内壅要药。

《寿域神方》：腰腿疼痛，甜瓜子三两，酒浸十日，为末，每服三个，空心酒下，日三。（《鳟溪单方选》亦载此方）

《太平圣惠方》：肠痈已成，小腹肿痛，小便似淋，或大便艰涩下脓，用甜瓜子一合，当归炒一两，蛇蜕一条，㕮咀，每服四钱，水一盏半，煎一盏，食前服，利下恶物为妙。

【按语】威海市王家河村于传斌，1956年患坐骨神经痛，诸药不效，刺泻腿静脉血，甚黑暗。后用甜瓜子四两炒黄研末，胡桃微炒研末，鸡腿一付焙干研末，共合黄酒冲服出汗，效果良好。

苎麻根

甘，寒。

【文献记载】《名医别录》：安胎，贴热丹毒。

《大明本草》：治心膈热，漏胎下血，产前后心烦，天行热疾，大渴大狂。

朱震亨：大能补阴而行滞血。

《太平圣惠方》：小便血淋，苎根煎汤频服大妙。亦治诸淋。

《梅师方》：妊娠胎动，忽下黄汁如胶，或如小豆汁，腹疼不可忍者，苎根去黑皮切二升，银一块，水九升，煮四升，每服以水一升，入酒半升，煎一升，分作二服。一方不用银。

《外台秘要》：五色丹毒，苎根煮浓汁，日三浴之。

《医学正传》：痰哮咳嗽，苇根煅存性为末，生豆腐蘸三五钱食即效。未瘥可以肥猪肉二三片蘸食甚妙。

《中国药用植物图鉴》：有利尿、收敛、安胎作用。治淋病、脱肛、肠出血和孕妇胎动、腹痛下血等；并治跌打损伤、风湿麻木。

鸡冠花

甘、凉。

【文献记载】李时珍：痔漏下血，赤白，下利，崩中，赤白带下，分赤白用。

《集效方》：妇人白带，白鸡冠花晒干为末，每日空心酒服三钱，赤带用红者。

《集简方》：赤白下痢，鸡冠花煎酒服。赤用赤，白用白。

《集效方》：经水不止，红鸡冠花一味，晒干为末，每服二钱，空心酒调下。忌鱼腥猪肉。

《李楼奇方》：产后血痛，白鸡冠花，酒煎服之。

《太平圣惠方》：粪后下血，白鸡花并子炒，煎服。

《辨证奇闻》：治白带，鸡冠花一两（鲜者三两），白术一两，水煎二剂即愈。（此方可代完带汤。）

《寿世保元》：小便桶内，起泡盈桶，此肾水衰也，用红鸡冠花为末，每付三钱，空心温酒调下。

地骷髅

【文献记载】《本草纲目拾遗》：大通肺气，解煤炭熏人毒。

《海昌方》：万应丹，治黄疸变为膨胀，并小儿疳疾结热，噤口痢疾，结胸伤寒，伤力黄肿，并脱力黄各症。用人中白，以露天不见粪者方佳，火煅醋淬七次，一两，神曲，白卜子地骷髅，即土中萝卜各五钱，砂仁二钱，以上俱炒，陈香橼一个，共为末，蜜丸，桐子大，每服三五七丸，或灯草汤下，或酒下。

《鲆溪单方选》：地骷髅，煎浓饮，治浑身水肿，或湿热腹胀。

玫瑰花

温、甘、微苦，入肝、脾经。

和血行血，理气，治风痹，噤口痢。

玫瑰阴干煎服。

【文献记载】《百草镜》：治肿毒初起，乳痈初起，及郁证，俱用本品一味，或陈酒煎服，或焙研酒冲服，或冲汤代茶服。

《少林拳经》：谓玫瑰花能治跌打损伤。

《救生苦海》：治吐血玫瑰膏，用玫瑰花一百朵，初开者，去心蒂，河水二碗，煎半，再用河水一碗煎半，去渣，和匀，共有碗半，复煎至一碗，白糖一斤，收成调膏，不时服之。

《百草镜》：治新久风痹，玫瑰花去净蕊蒂，阴干，三钱，红花、全当归各一钱，水煎去渣，好酒和服，七剂除根，永不再发。

《救生苦海》：风痹药酒，用白槿花、大红月季花、玫瑰花去蒂各一两，闹羊花五钱，风茄花五朵，龙眼肉、北枣肉各一两，绍酒五壶，浸封七日，隔水煮之。坛上置白米一撮，米熟成饭为度，取出，每服二三杯，盖暖卧，避风即愈。

金果榄

苦、大寒。

解毒，咽喉急痹，口烂，目痛耳胀，热嗽，岚障吐衄，俱可磨服；疽痈发背，焮赤疔瘥，蛇蝎虫伤，俱可磨涂。

【文献记载】《柑园小识》：能祛内外热结，遍身恶毒，消瘅疬双单蛾及齿痛，切薄片含之，极神效。磨涂疗疮肿毒，立消。

《百草镜》：咽喉一切症，煎服一二钱即效。如喉中痛烂，用三钱为末，加冰片一分吹之。

透骨草

形如牛膝，《本草纲目》有名二，透骨草非一物。

治风气疼痛，不拘远年近日。

【文献记载】《医学指南》：治腿痛难忍，胡桃肉四个，酸葡萄七个，斑蝥一个，铁线透骨草三钱，水煎，热服，出汗愈，不问风湿皆效。

《中医验方汇选》：治鹅掌风。豆浆两大碗，入川椒五钱，透骨草五钱，熬五六滚，待温凉适宜时，洗患处，约两小时，连用二三次可愈。

蟋　蟀

【文献记载】《本草纲目拾遗》：性通利，治小便闭。

《药性考》：治跌扑伤小肚，尿闭不出。

《养素园集验方》：蟋蟀一枚，煎服立验。

《慈航活人书》：小儿遗尿，全蟋蟀一个，焙末，滚水下，照岁服。如儿十一岁者，每次服一个，服至十一个为止。

《集验良方》：男妇小水不通，痛胀不止，蟋蟀一个，阴阳瓦焙干为末，白滚汤下。小儿半个即通。

《任城日钞》：促织可治水蛊，昔有人患水蛊，百治不效，一日偶饮开水，水中先有促织一对在内，其人仓卒，一并吞之，越数日，其病渐消。后传此方数人，无不验者。一对不愈，连服二三对自效。

蚱　蜢

辛、平，微毒，窜而不守。

治急慢惊风，百日咳。

【文献记载】《本草纲目拾遗》：灰色而小者不入药，大而青黄色者入药。有尖头方头二种。性窜烈，能开关透窍。治咳嗽惊风破伤，疗折损冻疮，瘕疹不出。

《王氏效方》：鸬鹚瘟，其症咳嗽不已，连作数十声，类哮非哮，似喘非喘，小儿多患此。取谷田内蚱蜢十个，煎汤服，三剂愈。（按：《百草镜》亦载此方。）

《养素园集验方》：痧胀，蚱蜢五六个，煎汤温服。

李民表方：小儿惊风，蚱蜢不拘多少，煅存性，砂糖和服，立愈。

《百草镜》：急慢惊风，霜降后稻田中取方头黄身蚱蜢，不拘多少，与谷并入布袋内风干，常晒，勿令受湿虫蛀。遇此症用十个或七个，加钩藤、薄荷叶各一钱，煎汤灌下。渣再煎服，重者三剂愈。（据云，山东王虫尤妙，每服只须二个。）

山羊血

【按语】陆祚蕃《粤西偶记》试山羊血法，取鸡血半杯，投一粒，过宿变成水，或以久凝臭鸡血一块投入山羊血，反变鲜血乃真。据此可知山羊血有溶解血栓，化瘀生新的作用，所以黎峒丸太乙神针内俱用之。

【文献记载】《本草纲目拾遗》：性温味咸无毒，《逢原》云，为和血散血之药，其治跌仆损伤，单用酒服取醉，醉醒其骨自续。每用不过分许，不可过服，虽不耗伤元气，而力能走散阴血。然必初患便服，得效虽速，若过三五日，血凝气滞，无济于治矣。

《集验方》：治急心痛，山羊血一分，烧酒化下。

《经验方》：吐血不止，临卧时用广西真山羊血，每服三分，能引血归元，不过二三服，其血自止。

陈芥菜卤汁

【文献记载】《本草纲目拾遗》：味咸性凉，治肺痈喘胀，用陈久色如泉水缓缓呷之。下痰清热定嗽，真能起死回生。以芥卤贮瓮中，埋入行处，三五年取用。

《外科证治全生集》：余每见此症吐脓，其色皆白，故称肺疽。用犀黄丸，治无不效。有赤贫者患之，以陈芥菜卤，每晨取半杯，滚豆腐浆冲服，服则胸中一块，塞上塞下，塞至数次，方能吐出，连吐恶脓，日服至愈。凡患此症者，终身戒食鸭蛋、白鲞、红萝卜、石首鱼、着甲鱼，食则复发难治。

老鹳草

苦，微辛。

祛风，疏经活血，健筋骨，通脉络。

损伤痹症，麻木皮风，浸酒常饮，大有效。或加桂枝、当归、红花、芍药等味。入药用茎。

【文献记载】《验方新编》：治再生障碍性贫血，老鹳草30克（鲜者加倍）、冰糖 15 克，水煎服，日 1 剂，2 次分服，1 月为 1 疗程。用治 6 例，2 例 1 个疗程痊愈，2 例 2 个疗程痊愈，1 例合并小儿肾炎疗效较差，1 例效果不显。

木蝴蝶

治肝气痛。用二三十张，铜铫上焙燥研细，好酒调服。又治下部湿热。

【文献记载】《中国药用植物图鉴》：为消炎及镇痛药，治干性气管炎、咳嗽不止、胃神经痛、胃痉挛、肝气痛、百日咳及咽喉失音等证。外用贴敷痈疽、湿疮有效。

《中医杂志》（1991 年 8 期）：单味木蝴蝶止咳。小儿每日 5~12 克，成人每日 12~20 克，水煎，顿服或分次服。疗效：显效在 2~3 天。

松萝茶

消积滞油腻，清火下气除痰。

【文献记载】《本经逢原》：专于化食。

《集效方》：羊癫疯，好松萝茶末八两，生矾末四两，米粥捣为丸，临发日清晨，及常日，各服三钱，米汤下。

陈仓米

久埋地下之仓米，黑如漆坚如石者。炒研治膈证如神。

【文献记载】《不药良方》：烧灰和蜜服之，治卒心痛。

石楠叶

辛、苦，平。

【文献记载】《本经》：养肾气，内伤阴衰，利筋骨皮毛。

《名医别录》：疗脚弱，五脏邪气，除热，女子不可久服，令思男。

《药性本草》：能添肾气，治软脚烦闷痛，杀虫，逐诸风。

李时珍：浸酒饮，治头风。

《普济方》：小儿通睛。小儿误跌，或打着头脑，受惊，肝系受风致瞳仁不正，观东则见西，观西则见东，宜石楠散吹鼻通顶。石南一两，藜芦三分，瓜丁五七个，为末，每吹少许入鼻，一日三度。内服牛黄平肝药。

《太平圣惠方》：乳石发动烦热，石楠为末，新汲水服一钱。

《中国药用植物图鉴》：为强壮药，又为利尿剂，有镇痛解热作用。治头风，疗脚弱，养肾气，利筋骨，治月经不调等。

草棉籽

辛，热。

【文献记载】《集验方》：治肠红，棉籽炒为末，白糖拌，米汤和服。

《许氏方》：治血淋不止，炒末，白酒送下二钱。

《百草镜》：治赤白带下，棉花籽炒黑去壳为末，米糊丸，每服三钱，赤带砂糖汤下，白带白糖汤下。又治血崩不止，棉花籽烧灰存性，酒下立止。郎兴祖治吹乳，棉花籽一两打碎，酒水同煎服。

《祝氏效方》：治阳痿不起，棉花籽水浸晒干，烧酒拌炒，去壳用仁，半斤，破骨脂盐水炒，韭子炒，各二两，为末，葱汁为丸，梧子大，每服二钱，空腹酒下。

《百草镜》：花可止血，壳可治膈。膈食膈气，用棉花壳，八九月采，不拘多少，煎当茶饮之，三日即愈，忌食鹅。

《药性考》：子热补虚，暖腰治损，油毒昏目，涂疥癣。

《慎斋遗书》：汗出不止，致成痿症，用小麦炒煎汤服，或用棉籽仁炒，泡汤服。盗汗，棉籽仁煎汤服。

《本草正义》：治便血、淋血、崩、带、痔、漏等，皆和血之义，而无寒凉积瘀之患，又为补肾起痿、养老扶弱等用，则又温养之法，而无刚燥暴烈之虞。温和滋润，颇为纯粹。

棉花壳

治膈食、膈气。

【文献记载】《百草镜》：棉花壳八九月采，不拘多少，莫当茶饮之，忌食鹅。

《本草正义》：棉花壳可以治膈者，性温能行，可泄痰瘀也。

蜗 牛

咸、寒，有小毒。

【文献记载】《名医别录》：贼风喝僻，大肠脱肛，筋急及惊痫。

《药性本草》：生研汁饮，止消渴。

李时珍：治小儿脐风撮口，利小便，消喉痹，止鼻衄，通治耳聋，治诸肿毒痔漏，制蜈蚣蝎虫毒，研烂涂之。

李时珍：蜗牛所主诸病，大抵取其解热消毒之功。

《谭埜翁试验方》：耳腮疼肿，及喉下诸肿，用蜗同麦研敷之。

《丹溪方》：痔疮肿痛，蜗牛浸油涂之，或烧研敷之。

《危氏方》：瘰疬已溃，蜗牛烧研，轻粉少许，用猪脊髓调敷之。

木 耳

甘、平，有小毒。

【文献记载】《惠济方》：眼流冷泪，木耳一两，烧存性，木贼一两，为末，每付二钱，以清米泔煎服。

《普济方》：血痢，木耳炒研酒服五钱。亦可以井花水或以水煮盐醋食之，以汁送下。

《医林改错》：木耳散，治溃烂诸疮，其效如神，切勿轻视。木耳一两，焙干研末，白砂糖一两，和匀，以温水浸如糊敷之。

《本草纲目》：颖曰，一人患痔，诸药不效，用木耳煮羹食之而愈。极验。

石 灰

【文献记载】《汤液本草》：主疥癣骨疽金疮，风化者良。

《外台秘要》：治风疹，以浆调，热扫之，随手差。孙真人治疥，淋石灰水，温洗之。千年者尤佳。

《松峰说疫》：白虎丸。千年古石灰，不拘多少，刮外杂色泥土，研细水飞，糊丸，梧子大。此药能顺散血，消痰化滞，凡霍乱痧，皆可以通融治之。痧见青筋，用烧酒送五十丸。惟青筋多生冷寒湿所致，宜烧酒送。若热证或用冷茶冷水送，气滞用陈皮，食积用麦芽水送，随证变通可耳。

《外科证治全生集》：流火。患生小腿，红肿热痛，不溃不烂，世之医家，惟以刀镰血出，或以鳝鱼血涂，总无痊愈之日，时常发作。治法，当以矿灰化于缸水内，次日水面上定结一层如薄冰者，取起，以桐油对调腻厚，每日拂上三次，三四日痊愈，后不复发。医时忌食猪肉。

《鳞溪单方选》：干霍乱，千年石灰，砂糖水调服二钱，或淡酢汤调亦可。又方，紫苏煎服。

《中药通报》（1959 年 2 期）：清凉膏，新出窑石灰块，用水化为石灰乳，取上清加适量香油，调乳状膏，清凉止痛解毒，治烫伤。

《中医验方汇选》：除疣效方，生石灰块，出矿不见水，未化成粉者，研极细，两指撮一撮，压疣顶上，不离手用次指按住研之，至粉化，再撮再研，如此数次，疣即渐小干化，一二日内即脱落。若过大者可用丝线束其根，减少血流，然后施术，亦可按法治愈。

《罗氏会约医镜》：白带，石灰一两，白茯苓二两，为末，水丸，白水下三十丸，神效。

又：血风湿疮，用陈石灰研末搽之，即愈。

《续名医类案》：刀疮药方，端午取韭菜捣汁，和石灰杵碎为饼，阴干。以治诸伤，敷创处即止，虽骨破亦合。

松　花

一名松黄，甘、温。

【文献记载】《本草纲目》：润心肺益气，除风止血。

朱震亨：多食发上焦热病。

《普济方》：头旋脑肿，三月收松花并蘽五六寸如鼠尾者，蒸切一升，以生绢囊贮，浸三升酒中五日，空心暖饮五合。

《松峰说疫》：松花散治瘟毒热痢神效。松花二三钱，煎薄荷汤，入生蜜调服，以愈为度。取松花法：于四月初旬，看松稍所抽嫩条，周围如绿豆大而长带黄色者，趁硬连条摘去，摊在布被单上晒之，即有面落下如蒲黄，瓷器收贮，每隔数日，取出放盆内一晒，必深秋乃止，否则穿发。取不可早，早则蕊嫩而少黄面。又不可迟，迟则花蕊飞而成空壳矣。看其穗硬而带嫩黄色，大于绿豆则取之。

《慎斋遗书》：一小儿作泻，服利药太过，致浑身发热，喜卧冷地，盖因肾虚泻泄而肝火起，胃中亦燥也。用松花一钱，炒黄色安肾，则肾水足而火不起，红釉二钱安胃消积，而生发之气旺。分二服，白糖调下。

又：凡泻宜四君子汤，热加松花，寒加炮姜，渴加葛根五味，表热表虚，加白芷黄芪。

《广州部队常用中草药手册》：胃及十二指肠溃疡，慢性便秘，松花粉一钱，冲服。

《浙江民间常用草药》：尿布皮炎，松花粉撒患处。

十大功劳叶

甘，平。

【文献记载】《冷庐医话》：周乙藜尝患偏体发细瘰甚痒，以枸骨叶（即功劳叶）煎汤代茶服之获效。《本草汇》称其祛风湿、活血气、利筋骨、健腰脚，《本经逢原》称其活血散瘀，又能填补体脏，固敛精血。今方士每用数斤去刺，入红枣二三斤，熬膏蜜收，治劳伤失血痿软，往往获效，以其能调养气血而无伤中之寒也。

《中国药用植物图鉴》：清凉滋养强壮药，攻效与女贞子相似，适用于结核性潮热、骨蒸、腰酸、膝软、头晕耳鸣等症；又可治肺痨、止咳化痰、退虚热、杀虫、止血等。

鸡矢白

微寒。

下气，通利大小便。

治心腹鼓胀，消癥瘕，疗破伤中风，少儿惊啼。

【文献记载】《普济方》：鸡矢醴，治鼓胀，其脉沉实而滑，旦食不能暮食，小便短涩。用腊干鸡矢白半斤，袋盛，以酒醅一斗，渍七日，温服三盅，日三服。或为末服二钱亦可。（《宣明方》用鸡矢桃仁大黄各一钱，水煎服。《正传》用鸡矢炒研，沸汤淋汁，调木香槟榔末二钱服。）

《积善堂经验方》：牵牛酒，治一切肚腹四肢肿胀，不拘鼓胀气胀湿胀水胀等，用干鸡矢一升炒黄，以酒三碗煮一碗，滤汁饮之。少顷，腹中气大转动利下，即自脚下皮皱消也。未尽，隔日再作。仍以田螺二枚，滚酒煮食。后用白粥调理。

《经效产宝》：产后遗尿不禁，鸡矢烧灰，酒服方寸匕。又治产后中风，口噤瘛疭，角弓反张，黑豆二升半，同鸡矢白一升炒熟，清酒一升半，浸取一升，入竹沥服。取汗。

桑寄生

苦、平，入肝、肾经。

补肝肾，除风湿，强筋骨，益血安胎，养血通络。

适用于风湿关节疼痛，特别是血不养筋，肝肾不足，腰膝疼痛及偏枯脚气等证。又能养血止漏而防早产。

【文献记载】《本经》：主腰痛，小儿脊强，痈肿，充肌肤，坚发齿，长须眉，安胎。

《名医别录》：去女子崩中，内伤不足，产后余疾，下乳汁，主金疮，去痹。

《药性本草》：主怀妊漏血不止，令胎牢固。

《日华子本草》：助筋骨，益血脉。

《杨子建护命方》：毒痢脓血，六脉微小，并无寒热，宜以桑寄生二两，防风、大芎二铢半，炙甘草三铢，为末，每服二钱，水一盏，煎八分，和渣服。又治下血止后，但觉丹田元气虚乏，腰膝沉重少力，桑寄生为末，每服一钱，非时白汤点服。

《中国药用植物图鉴》：为强壮药、安胎药，并有消肿、催乳作用。用于腰膝部神经痛、高血压、血管硬化性四肢麻木，对于怀孕之腰痛最有效。

《中药学讲义》：据有关文献，本品为降压剂及利尿剂，对血管硬化性高血压及瘀血性肾炎等均有良效。对原发性高血压有效。

天仙藤

苦、温。

【文献记载】李时珍：理气活血，治心腹痛。

《孙天仁集效方》：疝气作痛，天仙藤一两，好酒一碗，煮至半碗，服之。

《妇人大全良方》：妊娠水肿；始自两足，渐至喘闷；似水，足趾出水，谓之子气。乃妇人素有风气，或冲任有血风，不可作水，妄投汤药，宜天仙藤散主之。天仙藤洗、微炒，香附子炒，陈皮、甘草、乌药等份为末，每服三钱，水一大盏，姜三片，木瓜三片，紫苏三叶，煎至七分，空腹服，一日三服，小便利，气脉通，肿渐消，不需多服。上方温酒调服，亦治一切血气腹痛。

《仁斋直指方》：痰注臂痛，天仙藤、白术、羌活、白芷梢各三钱，片仔姜黄六钱，半夏制五钱，每服五钱，姜五片，水煎服，仍间服千金五苓丸。（此方《中医药文摘汇编》142 页亦曾介绍。）

《经验妇人方》：产后腹痛，儿枕痛，天仙藤五两炒焦为末，生姜汁童便酒调服。

鹿衔草

补虚益肾，祛风除湿，活血调经。

治虚弱咳嗽，劳伤吐血，风湿性关节痛，崩漏白带，外伤出血。又名破血丹，甘温，入肝肾经，用量：内服 0.5~1 两。一说味苦微寒，《素问·病能论》与泽泻术并用，以治身热懈惰汗出如浴，恶风少气之酒风。

白花蛇舌草

清热，利湿，解毒。

治肺热喘咳、扁桃体炎、咽喉炎、阑尾炎、痢疾、黄疸、盆腔炎、附件炎、痈肿、疔疮、毒蛇咬伤、小儿疳积、癌肿。内服药汤，1~2 两。

密佗僧

《名医类案》：一人惊气入心络，不能言，以密佗僧研末一匕许，茶调服，遂愈。

药名笔画索引

五　画

九 画